DAMIT IHR KIND GESUND WIRD

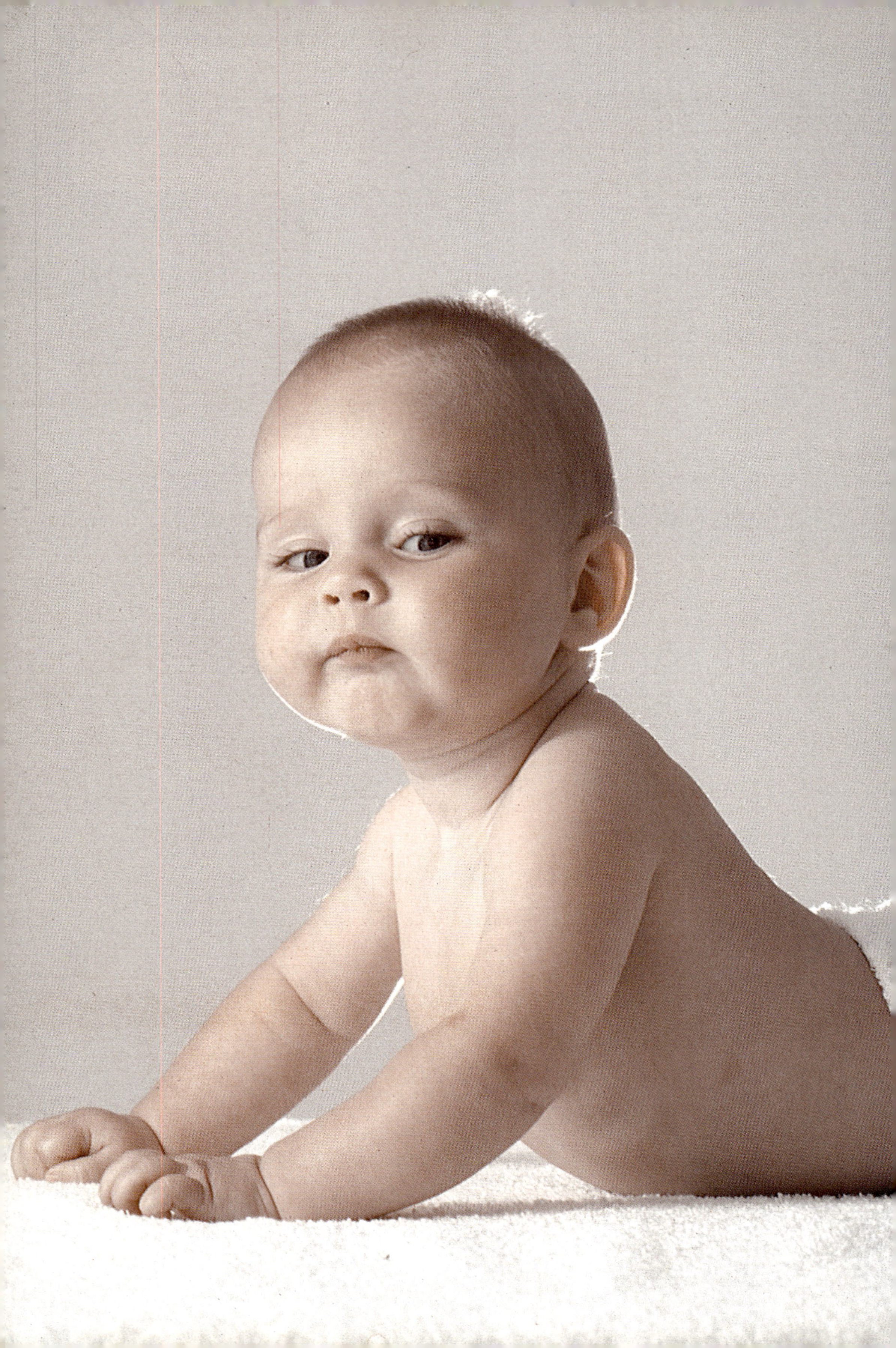

Julian Scott

DAMIT IHR KIND GESUND WIRD

Krankheiten natürlich behandeln mit Heilpflanzen, Homöopathie, Bach-Blüten und Massage

Übersetzung aus dem Englischen
Inga-Maria Richberg

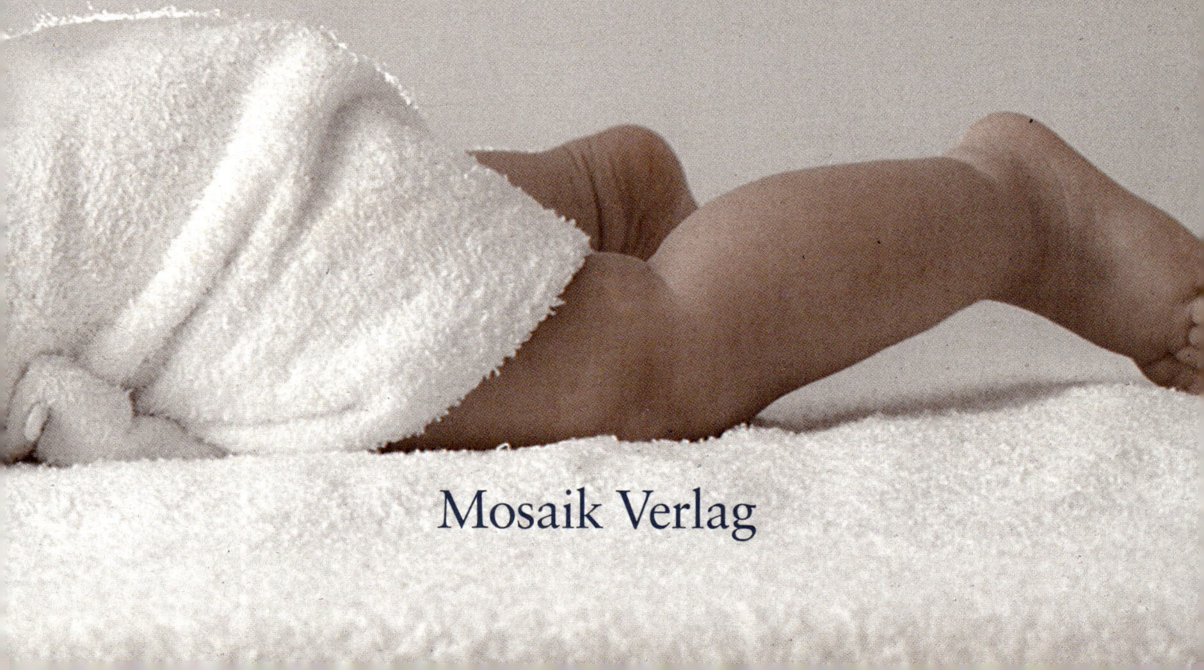

Mosaik Verlag

A GAIA ORIGINAL

Design: Ellen Moorcraft
Illustrationen: Sheilagh Noble
Umschlagfoto: Fausto Dorelli
Homöopathische Beratung:
Siam Chow Kwan Yun
Gesamtleitung: Joss Pearson
und Patrick Nugent

Natürliche Therapien sind im allgemeinen sicher und effektiv. Aber es ist trotz aller Mühen, wissenschaftlich erprobte Ratschläge zu geben, unmöglich, individuelle Reaktionen auf bestimmte Behandlungen vorwegzunehmen. Sie sollten daher *immer* die Vorsichtsmaßregeln beachten, die in Teil 2 zu jedem einzelnen Vorschlag gemacht werden. Wenn Sie Zweifel haben, fragen Sie einen erfahrenen Arzt, Heilpraktiker oder einen Spezialisten für Naturheilkunde. Weder der Verlag noch der Autor können Verantwortung für irgendeinen Vorschlag in diesem Buch übernehmen.

Die Originalausgabe dieses Buches erschien 1990 im Verlag Unwin Hyman Ltd., London, unter dem Titel *Natural Medicine for Children*
Redaktion: Dr. Dieter Struss, München

Der Mosaik Verlag ist ein Unternehmen der Verlagsgruppe Bertelsmann

München 1990 / 5 4 3 2 1
Umschlaggestaltung: Mascha Blöhmer
Satz: Filmsatz Schröter GmbH, München
Druck und Bindung: Mateu Cromo Artes Gráficas, S.A. Madrid
Printed in Spain
ISBN: 3-570-02420-2

Dieses Buch widme ich
Oliver, Nicholas und Lucilla,
außerdem Merlin und Milano

Julian Scott MA, PhD verfügt über große Erfahrung in der natürlichen Medizin, besonders was die Anwendung von Heilkräutern und -pflanzen und Akupunktur bei Kindern betrifft. Er hat am Institut für Traditionelle Chinesische Medizin in Nanjing studiert, sich auch um die Zusammenhänge zwischen Krankheit und Diät bemüht und gründete die Foundation for Traditional Medicine Children's Clinic, wo er regelmäßig Kinder behandelt (und, falls notwendig, auch deren Eltern).

Fachberatung
Dr. John Latham MA (Oxon) BM, BCh, DObst, RCOG ist Hausarzt in Südengland. Er kümmert sich besonders um die Beziehungen zwischen orthodoxen Medikamenten und natürlichen Heilmitteln.

Susan Scott ist eine erprobte Fachkraft in der Alexander-Technik und im Umgang mit Kindern erfahren. Sie hat sich besonders um die Wirkung von Haltung, Bewegung und Gymnastik auf Gesundheit und Entwicklung des heranwachsenden Kindes bemüht.

Dr. Richard Donze DO ist Heilpraktiker in Philadelphia, USA; er tritt ein für die Förderung der Gesundheit durch eine Änderung des Lebensstils und hält Vorlesungen über gesunde Ernährung. Als Vertreter des ganzheitlichen Denkens schreibt er regelmäßig Beiträge für medizinische Zeitschriften und tritt in Rundfunk und Fernsehen auf.

John Ramsell steht dem Bach Centre in der Nähe von Oxford, England, vor.

INHALT

Unterleibsmassage mit dem Handballen

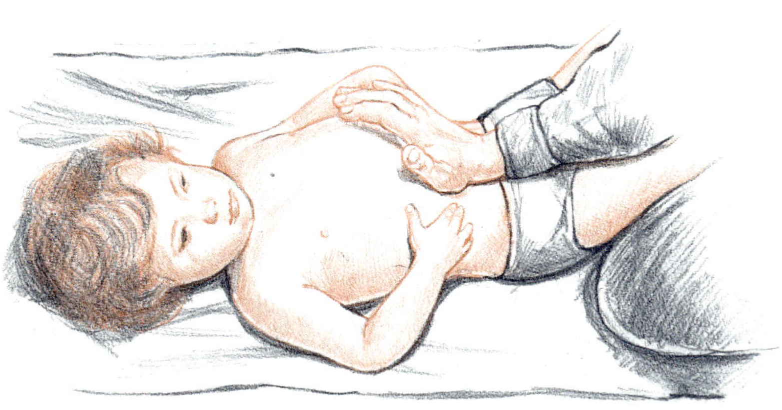

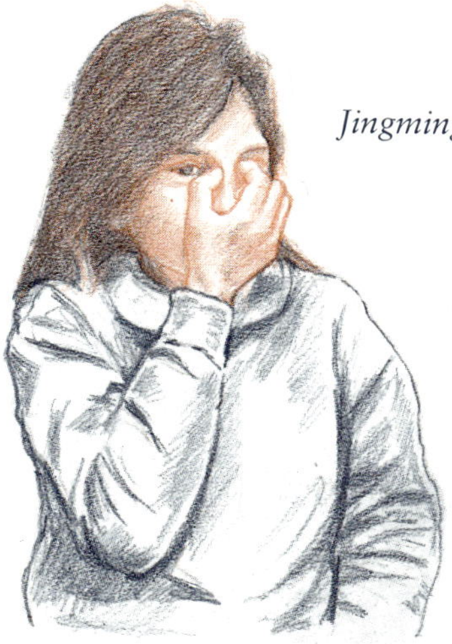
Jingming-Massage

Die Kinderkrankheiten 122

Verdauung und Energie 135

Die Haut 172

Anhang 184

EINLEITUNG

Als Eltern wollen wir natürlich das Beste für unsere Kinder. Wir wünschen uns für sie Gesundheit und hoffen, daß sie sich schnell wieder erholen, wenn sie einmal krank sind. Dieses Buch beschreibt, wie wir unseren Kindern helfen können, gesund zu bleiben. Und es zeigt, wie wir sie im Krankheitsfalle aktiv unterstützen können.

Immer mehr Menschen in unserer modernen Welt glauben, nur ein studierter Mediziner könne Krankheiten behandeln. Daran sind nicht zuletzt manche orthodoxen Schulmediziner schuld, die diesen Glauben nach Kräften unterstützen. In Extremfällen führt das dann dazu, daß manche Menschen sich unfähig fühlen, sich selbst oder ihren Kindern wenigstens bei den leichtesten Beschwerden und Krankheiten zu helfen. Dieses Buch soll diese Lücke schließen. Es vermittelt Ihnen als Eltern das Wissen, wie Sie Ihr krankes Kind zu Hause mit natürlichen, zum Teil jahrhundertelang erprobten Heilmethoden behandeln können. Außerdem zeigt es Ihnen, wie Sie ohne großen Aufwand im Alltag den Grundstein für eine gute Gesundheit und eine widerstandsfähige Konstitution Ihres Kindes legen.

Natürliche Medizin

Viele Menschen empfinden es als unnatürlich, Babys und Kleinkindern starke (synthetische) Medikamente zu geben. Babys reagieren so schnell auf die geringsten Veränderungen, sowohl in ihrem eigenen Körper als auch in ihrer Umwelt, daß eine sanfte Herangehensweise notwendig scheint. Hier kann die Natürliche Medizin helfen.

Natürliche Heilmittel, wie beispielsweise die Heilkräuter, werden seit Jahrtausenden in der Heilkunde verwendet. Sie haben sich als sichere und zuverlässige Heilmittel erwiesen. Und nicht nur das, sie wirken auch auf den Energiezustand (Seite 14): Sie dirigieren die enorme Energie des Kindes und seine Lebenskraft genau dorthin, wo sie zur Heilung gebraucht werden, so daß das Kind die Krankheit überwinden kann.

Dieses Buch soll die Schulmedizin nicht ersetzen, sondern Ihnen helfen, Ihr krankes Kind besser zu verstehen. Und es will Ihnen zeigen, daß es neben der orthodoxen medizinischen Lehre der modernen westlichen Welt noch andere, in vielen Fällen bessere Methoden der Behandlung gibt. Oft können beide Methoden miteinander kombiniert werden, um ein besseres Ergebnis zu erzielen. Wie schon eine uralte chinesische Lebensweisheit sagt: »Auf zwei Beinen zu gehen, ist besser als auf einem.«

DIE CHINESISCHE MEDIZIN

In diesem Buch werden Sie viele Begriffe und Zitate aus der Chinesischen Medizin kennenlernen. Das hat nicht nur damit zu tun, daß sich ein Autor, der in der Chinesischen Medizin ausgebildet wurde, selbstverständlich an den östlichen Heilweisen orientiert. Viele dieser Begriffe und Zitate gelten auch außerhalb der Chinesischen Medizin. Sie verkörpern eine »universelle Wahrheit«, das heißt Antworten auf Probleme, die alle Menschen dieser Welt täglich spüren. Und nicht zuletzt ist ihre Grundlage die Liebe, die wir alle für unsere Kinder empfinden.

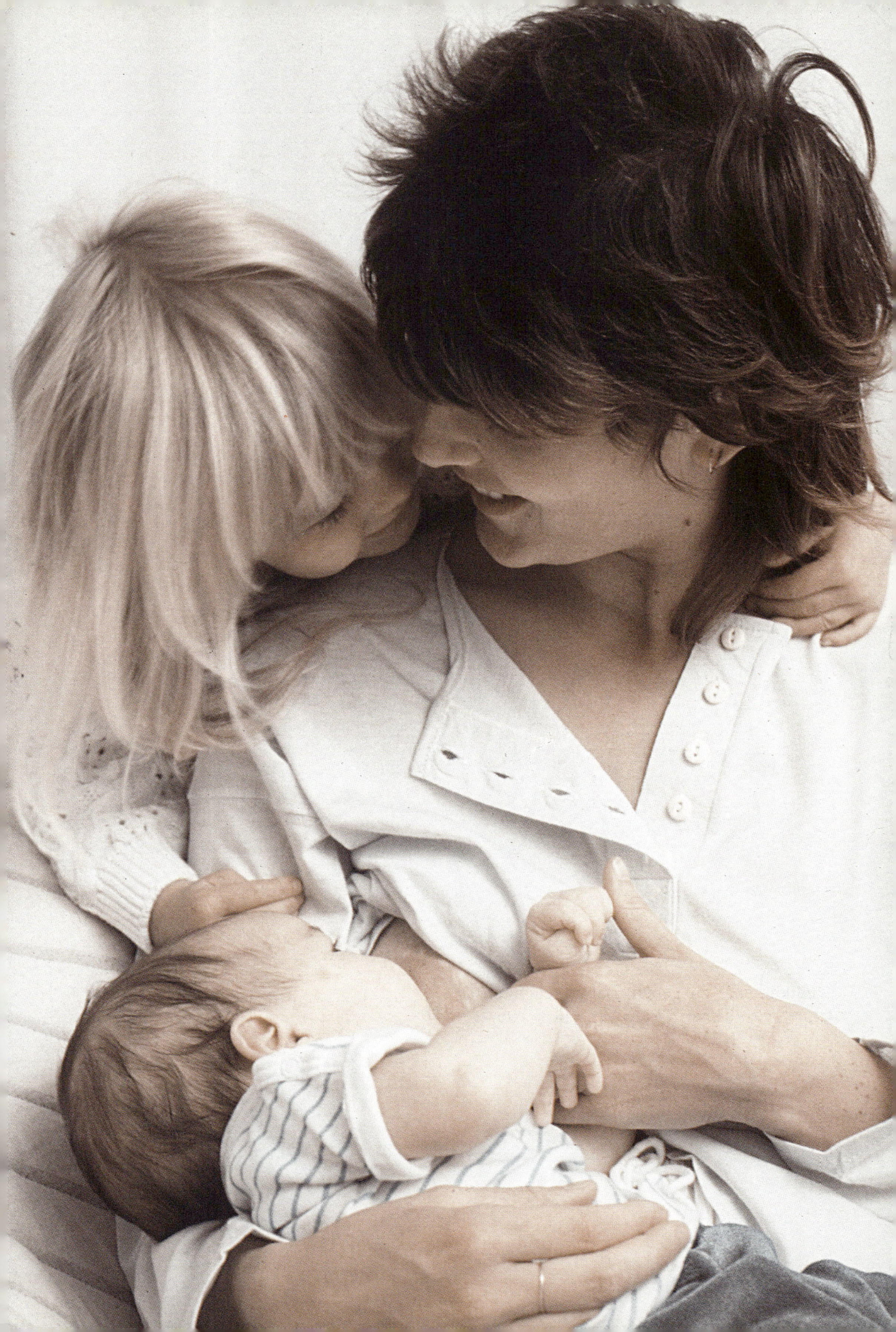

Die Ursachen von Krankheit

Ein zentraler Grundsatz der Chinesischen Medizin besagt, daß jede Krankheit eine Ursache hat. Die Chinesen sehen Krankheit nicht als ein mysteriöses Geschehen, das den Menschen urplötzlich von außen grundlos überfällt. Sie sehen die Krankheitsursachen in Störungen des Körpergleichgewichts und in Reaktionen des Körpers auf Belastungen von außen, etwa durch einen kalten Wind oder seelische Aufregung. Manchmal können die externen Belastungen so stark sein, daß sogar ein starker widerstandsfähiger Körper aus dem Gleichgewicht geworfen wird. Zu anderen Zeiten mag das innere Gleichgewicht schon so zerbrechlich sein, daß die geringste äußerliche Belastung ausreicht, es zu kippen und Krankheit entstehen zu lassen.

Aus diesem Grund werden sowohl im ersten Teil dieses Buches als auch bei den Beschreibungen der einzelnen Krankheitsbilder stets auch die möglichen Ursachen der Krankheit dargestellt. Denn das bessere Verständnis von Krankheit erleichtert und verbessert erfahrungsgemäß die Diagnose und die Auswahl der Behandlungsmethoden.

Die Krankheitsmuster. Eine bestimmte Krankheit weist bei Kindern (wie auch Erwachsenen) gewöhnlich neben den Hauptbeschwerden viele verschiedene kleine Symptome auf. Die westliche Schulmedizin faßt das Erscheinungsbild der Krankheit mit dem Begriff des »Syndroms«. Die Natürliche Medizin verwendet dagegen den Begriff des »Krankheitsmusters« (Seite 21).

Diese Muster überschneiden sich oft mit den Syndromen der Schulmedizin, manchmal scheinen sie ihnen jedoch auch direkt zu widersprechen. Der Grund für diese Unterschiede oder Widersprüche liegt darin, daß die westliche Schulmedizin sich in erster Linie auf den physischen Körper und seine Beschwerden konzentriert; dagegen bezieht die Natürliche Medizin auch den Energiezustand des Körpers und die Gefühle des Menschen wie auch die Symptome auf der geistigen und spirituellen Ebene mit ein. Sie gelten als ebenso wichtig wie der Zustand des physischen Körpers. Diese ganzheitliche Sichtweise der Natürlichen Medizin ermöglicht es, viele Symptome, die scheinbar völlig zusammenhanglos nebeneinander stehen, zu erklären.

Anleitung zum Gebrauch dieses Buches

Diagnose. Wenn Sie den Eindruck haben, Ihr Kind könnte krank sein, und besonders, wenn Sie dieses Buch zum ersten Mal benutzen, richten Sie sich nach dem Inhalts- und dem Stichwortverzeichnis. Schlagen Sie gleich den Teil 3 (Behandlung von Krankheiten im Kindesalter) auf, in dem die einzelnen Krankheitsbilder genau beschrieben sind. Vergleichen Sie die dortgenannten Symptome und Beschwerden mit denen Ihres Kindes, um die Diagnose zu stellen. Wenn ein oder mehrere Symptome fehlen oder Sie sich unsicher fühlen, wenden Sie sich bitte an einen qualifizierten Fachmann, am besten einen in Naturheilkunde versierten Kinderarzt.

Auswahl der Therapie. Lesen Sie die allgemeinen Hinweise im Text und die verschiedenen empfohlenen Therapieformen. Für jede einzelne Krankheit sind drei bis fünf verschiedene Behandlungen vorgeschlagen, weil manche Eltern mit der einen oder der anderen besser zurechtkommen. Sie wissen instinktiv genau, welche und wie sie sie am besten benutzen. Auch reagieren manche Kinder auf die eine Therapie besser als auf die andere. Beim ersten Mal sollten Sie mit der Therapie beginnen, die Ihnen am meisten zusagt, und nur dann wechseln, wenn sich keine Besserung zeigt. Mit der Zeit werden Sie an Erfahrung gewinnen und dadurch die Therapieformen herausfinden, die Ihrem Kind im allgemeinen am besten helfen.

Gabe des Heilmittels. Wenn Sie sich sicher fühlen, das richtige Heilmittel gewählt zu haben, schlagen Sie Teil 2 (Die natürlichen Heilmethoden) nach. Dort finden Sie die allgemeinen Informationen über die verschiedenen Zubereitungsformen der natürlichen Heilmittel. Lesen Sie diesen Teil sorgfältig und notieren Sie sich alle Hinweise über Dosis, Einnahmezeiten, Gegenanzeigen und mögliche Vorsichtsmaßnahmen.

Wenn Sie mehr über ein bestimmtes Heilmittel wissen wollen, etwa die Wirkungen einer Heilpflanze oder eines homöopathischen Mittels, sehen Sie unter seinem Namen im Stichwortverzeichnis nach und lesen Sie die entsprechende Seite in Teil 2.

Hintergrundwissen. Teil 1 (Gesund leben) enthält eine allgemeine Einführung in die Natürliche Medizin insbesondere für Kinder. Nach der Lektüre dieses Teils werden Sie mehr darüber wissen, wie Sie Ihr Kind vor Krankheit schützen können und wie Sie ihm helfen können, wenn es krank ist.

Anwendung und Wechsel der Therapie. Grundsätzlich sollten Sie nur eine Behandlungsmethode anwenden. Bleiben Sie bei der einmal gewählten Methode, etwa Heilpflanzen oder Bach-Blüten oder Homöopathie. Wenn sie keine Besserung bewirkt, wählen Sie zunächst ein anderes Mittel aus ihrem Programm. Geben Sie niemals Heilmittel verschiedener Therapiemethoden gleichzeitig, etwa Belladonna (Homöopathie) und Katzenminze (Heilpflanze) bei hohem Fieber. Erst wenn sich das Krankheitsbild ändert, die Krankheit in ein anderes Stadium kommt, können Sie auch daran denken, die Methode zu wechseln.

SCHWERE KRANKHEITEN

Dieses Buch enthält eine ganze Reihe von Hinweisen, was zu tun ist, wenn sich eine Krankheit verschlimmert. Doch: Eltern sollten niemals ein Risiko für die Gesundheit ihres Kindes eingehen. Wenn Sie sich unsicher fühlen – egal aus welchem Grund –, hören Sie auf Ihre innere Stimme: Wenden Sie sich so schnell wie möglich an einen Arzt. Ob Sie einen schulmedizinisch ausgebildeten oder einen Arzt für Naturheilkunde wählen, ist in solchen Momenten ziemlich gleichgültig: Suchen Sie fachkundige Hilfe lieber zu früh als zu spät!

Das heißt aber nicht, daß Sie sofort das nächstgelegene Krankenhaus aufsuchen müssen. Rufen Sie zunächst den Arzt an, schildern Sie ihm die beobachteten Krankheitssymptome. Machen Sie sich vorher kurze Notizen etwa über Fieber, Ausschlag, Erbrechen, Stuhlgang und Urin (Geruch, Farbe, Konsistenz). Meist wird der Arzt schon am Telefon einschätzen können, ob Sie mit dem Kind in seine Praxis kommen können oder ob er besser zu Ihnen kommt. Halten Sie sich an die Empfehlungen des Arztes, experimentieren Sie nicht zusätzlich mit eigenen Mitteln, auch nicht aus der natürlichen Hausapotheke.

Sofortige ärztliche Hilfe: In den folgenden Fällen müssen Sie sofortige ärztliche Hilfe suchen (Rettungsdienst/Notarzt/das Kind selbst in die Klinik bringen):

- ☐ Das Kind bekommt keine Luft mehr.
- ☐ Es läuft blau an.
- ☐ Es windet sich in Krämpfen.
- ☐ Es ist bewußtlos.
- ☐ Unfälle beim Spielen/Straßenverkehr.
- ☐ Verdacht auf Vergiftung.
- ☐ Verbrennungen und Verbrühungen.
- ☐ Insektenstiche (Wespe/Biene/Hornisse) im Mund- und Rachenbereich sowie bei Insektenstich-Allergie.

TEIL I

GESUND LEBEN

Die Natürliche Medizin stellt die Lebenskraft und das Leben in den Mittelpunkt. Daher orientiert sich auch ihre Sprache an den Gefühlen und Erfahrungen des (kranken) Menschen, etwa bei der Beschreibung der Krankheitsbilder oder der Heilmittel.

Krankheit ist eine Zeit des Übergangs, in der der Kranke all seine verfügbare Energie dazu verwendet, die Krankheit zu überwinden und das Gleichgewicht seines Körpers wieder herzustellen. Die Lebenskraft oder die Selbstheilungskräfte sind die treibende Kraft, die letztlich die Krankheit besiegen. Sie zu unterstützen und zu steigern, ist die Aufgabe der natürlichen Heilmittel. Auch wir Eltern können unseren Kindern dabei helfen, ihre Lebenskraft in die richtigen Bahnen zu lenken, um die Überwindung der Krankheit zu unterstützen und zu beschleunigen.

Lebenskraft und Energiezustand

Die Idee der Lebenskraft hat in der westlichen Schulmedizin nur einen recht geringen Stellenwert. Sie ist jedoch der Schlüssel zum Verständnis der Natürlichen Medizin. Je nach Kulturkreis hat die Lebenskraft die verschiedensten Namen, in diesem Buch werden wir sie »Energie« nennen.

Energie ist keine materielle Substanz, wie etwa Wasser oder Luft. Dennoch ist sie genauso unverzichtbar für das Leben. Durch sie unterscheidet sich ein lebendiges Wesen von lebloser Materie. Energie ist es auch, die Kinder schon morgens um sechs Uhr aus dem Bett hüpfen läßt – während manche Eltern aus Mangel an dieser Energie noch im Bett liegen.

Energie ist ferner die Kontrollinstanz des Körpers. Eine aufkommende Krankheit zeigt sich zuerst in Störungen des Energieflusses, und zwar schon lange bevor die ersten sichtbaren Krankheitssymptome auftreten. Das ist übrigens der Grund dafür, warum wir uns so unwohl und unbehaglich fühlen, bevor wir richtig krank werden. Dementsprechend versucht die Natürliche Medizin zuallererst, den ungehinderten Fluß der Energie wieder herzustellen. Ist das geschehen, so fühlen wir uns gleich leichter und zuversichtlich, obwohl die körperlichen Symptome noch sehr viel länger brauchen, um zu verschwinden.

Bei uns Menschen belebt die Energie den physischen Körper und stellt gleichzeitig die Verbindung zwischen dem Körper, der Seele und dem Geist her. Sie durchdringt den ganzen Körper und ist auch außerhalb als »Aura« eines jeden Menschen sichtbar. Die Chinesische Medizin nimmt an, daß die Energie dem Mittelpunkt des Körpers entspringt und über bestimmte Bahnen (ähnlich den Nervenbahnen) in Arme und Beine strömt. Die Chinesen kennen diese Bahnen bereits seit Jahrtausenden. Studenten der Chinesischen Medizin lernen sie bereits in den ersten Unterrichtsstunden kennen.

Im folgenden erfahren Sie, wie Eltern den Grundstein für die Gesundheit ihres Kindes legen können, indem sie ihm Energie und emotionale Zuwendung geben und ihm gesunde Lebensgewohnheiten (Essen, Sport, Ruhe, Entspannung und Schlaf) beibringen. Diese Hinweise wenden sich an alle Eltern, ob jung oder alt, Großfamilien, Kleinfamilien oder Alleinerziehende. In welcher Umgebung sie auch immer leben, alle Kinder haben ein tiefes Bedürfnis nach Aufmerksamkeit und Liebe: Eltern oder andere enge Bezugspersonen entscheiden daher über die Gesundheit und das Gedeihen eines Kindes.

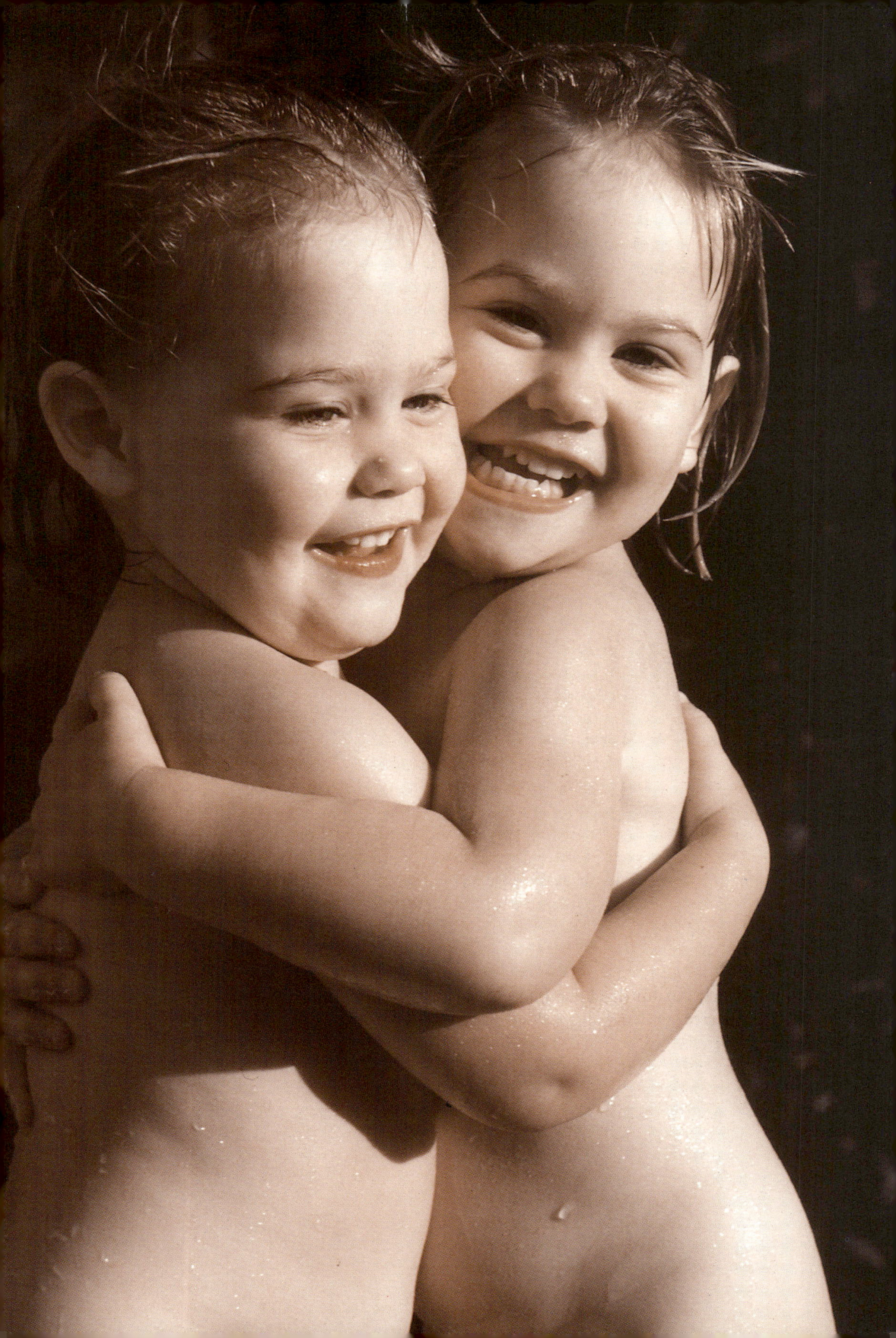

DAS ENERGIEKONZEPT

Das Konzept der »Lebenskraft« oder »Energie« (Seite 12) läßt uns verstehen, warum sich ein Kind meistens wohlfühlt, gelegentlich aber auch krank wird und wie es dann mit Hilfe der Natürlichen Medizin geheilt werden kann. Energie kann auch von Mensch zu Mensch fließen – besonders zwischen Eltern und Kind, weil beide eine starke emotionale und spirituelle Verbindung haben.

Energiefluß zwischen Eltern und Kind

Die Entstehung neuen Lebens, von der Empfängnis bis schließlich zur Geburt, ist ein überwältigendes Ereignis – näher als in diesen Momenten kommen die meisten von uns niemals einem Wunder. Abgesehen von den erstaunlichen physischen Entwicklungen, die sich in der Gebärmutter der werdenden Mutter vollziehen, treffen wir hier auf das Geheimnis des Lebens an sich.

Empfängnis. Während des Liebesaktes werden die Vorbereitungen für ein neues Leben getroffen. Die große Leidenschaft zwischen Mann und Frau in diesem Moment scheint eine solch starke spirituelle Sogwirkung auszulösen, daß eine neue Seele in die Welt »gezogen« wird. Mystiker aus vielen Kulturen dieser Welt berichten, daß sie diesen Sog gesehen oder gefühlt haben. Einige berühmte Maler versuchten, ihn auf ihren Bildern darzustellen.

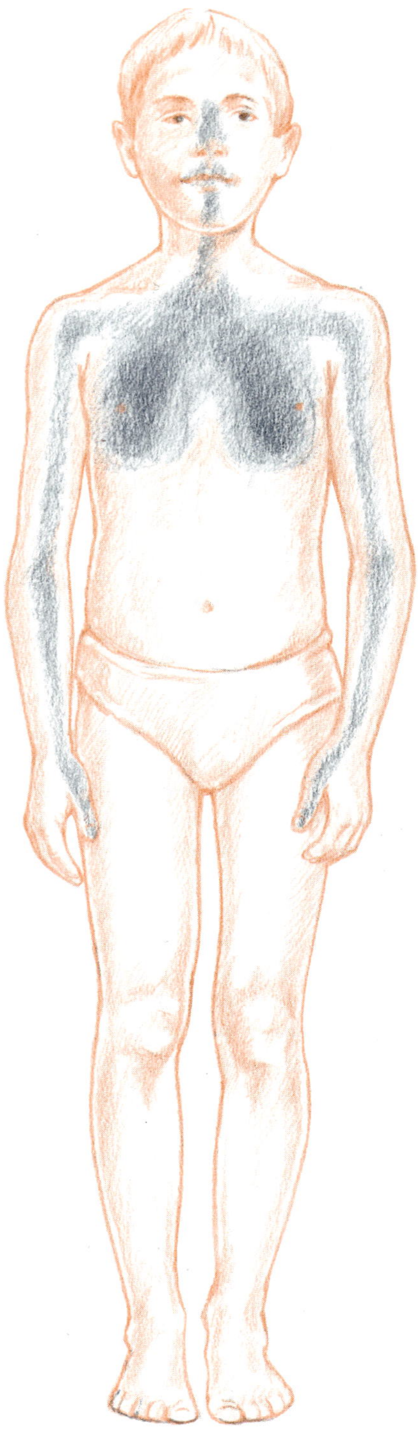

Die Energiekanäle beginnen in der Mitte des Körpers, und zwar im Herzen, in der Lunge und im Verdauungstrakt. Sie verlaufen entlang der Gliedmaßen und erreichen über den Hals auch den Kopf. Die Abbildung zeigt als Beispiel den Verlauf der Lungenkanäle: von den Lungen über den Hals zum Gesicht und über die Arme bis in die Daumen.

Dieser Sog verbindet die beiden Partner auch über den Moment des Liebesaktes hinaus. Kommt es nicht zu einer Empfängnis, läßt die Verbindung in den nächsten Wochen langsam nach. Ist aber ein neues Leben gezeugt worden, bleiben die Partner solange auf einer emotionalen und spirituellen Ebene miteinander verbunden, wie das neue Kind ihre Hilfe braucht – was viele Jahre dauern wird.

Elterliches Energie-Angebot. Während der Schwangerschaft, der Geburt und in den ersten Lebensjahren braucht jedes Kind eine konstante Zufuhr an emotionaler und spiritueller Energie – bereitgestellt von seinen Eltern. Sie ist für sein Wachstum und seine Entwicklung genauso notwendig wie die Ernährung. Obwohl unsichtbar, fließt die Energie zwischen Eltern und Kind in einer unzerstörbaren Verbindung. Viele Eltern haben sie gespürt und als eine warme Welle durch den ganzen Körper beschrieben.

Bei sehr kleinen Kindern sind die Energiebahnen noch nicht vollständig entwickelt. Doch mit Hilfe einer kontinuierlichen Energiezufuhr wird das Kind wachsen und gedeihen und die verschiedenen normalen Krankheiten im Kindesalter überwinden.

Später, wenn ihre Energiebahnen ausgebildet sind, brauchen die Kinder diese Verbindung zu ihren Eltern nicht mehr. Sie bleibt jedoch bestehen und wird aktiviert, wenn das Kind krank wird oder andere Krisen durchlebt. Manche Eltern spüren das »Rufen« ihres kranken, verunglückten oder unglücklichen Kindes: Sie fühlen ein plötzliches Unwohlsein oder ein Gewicht im Magen.

Hinweise für Eltern

Während der Schwangerschaft konzentriert sich die werdende Mutter vor allem auf ihr Kind und weniger auf ihre eigenen Interessen. Viele Frauen wünschen sich in dieser Zeit Ruhe und Geborgenheit. Ihr Bedürfnis nach sportlichen und kulturellen Aktivitäten nimmt oft ab. Manche konzentrieren sich jetzt auf den »Nestbau«. Diese natürlichen, instinktmäßigen Reaktionen der werdenden Mutter garantieren, daß das Kind soviel Energie erhält, wie es braucht. Und es bleibt sogar noch etwas übrig, damit die Mutter ihre Energiereserven für die Zeit nach der Geburt auffüllen kann.

Nach der Geburt hat das Baby einen direkten Draht zu der Energie seiner Mutter (und seines Vaters). Deswegen fühlen sich manche Mütter zu schwach, um die Dinge zu tun, die sie eigentlich möchten, oder ihre Berufstätigkeit fällt ihnen schwer, weil das Kind sie so fordert.

Energieprobleme

Energieblockaden. Bei gesunden Menschen fließt die Energie ungehindert durch den Körper, so daß er problemlos arbeiten kann. Wenn Menschen jedoch krank sind oder unter großen Belastungen leiden, kann der Fluß der Energie gestört sein, sie kann nicht mehr dorthin gelangen, wo sie gebraucht wird. Beispielsweise kann die Energie bei einem übererregten Kind im Magen versacken, so daß sie nicht mehr den Darmtrakt unterstützen kann (Seite 135). Das Kind spürt ein schweres Gefühl im Magen wegen des Energiestaus, und es leidet möglicherweise an Durchfall (Seite 151), weil zu wenig Energie für die Verdauung vorhanden ist.

Energiebedarf während der Krankheit. Ein krankes Kind braucht mehr Energie als sonst. Viele Eltern fühlen sich in dieser Zeit merkwürdig und ungewöhnlich müde. Das liegt daran, daß das Kind ihre Energiereserven aufsaugt, um die Krankheit zu überwinden.

Energieverschwendung. Als Erwachsene lernen wir, mit unseren Energiereserven sorgsam umzugehen. Wir merken, wenn wir müde sind, und richten uns danach. Babys und kleine Kinder haben aber noch nicht gelernt, mit ihrer Energie hauszuhalten, und scheinen sie manchmal zu verschwenden. Manche tollen immer noch herum, auch wenn sie völlig übermüdet sind, und lassen sich durch nichts beruhigen. In solchen Fällen reagieren Eltern oft schnell ärgerlich. Ihnen mag es helfen, daran zu denken, daß ihr Ärger zum Teil daher rührt, weil es auch ihre Energie ist, die das Kind zu verschwenden scheint.

Energiemuster und Gefühle

Gefühle spielen eine wichtige Rolle dabei, die Energie in die richtige Richtung zu lenken. Gewöhnlich sind es die sogenannten »positiven« Gefühle wie Freude und Begeisterung, die die Energiemenge und ihren Fluß erhöhen, während »negative« Gefühle wie Depressionen, Apathie und Furcht ihre Menge verringern und ihren Fluß behindern.

Energie und Gefühle während Krankheit. Wenn wir uns krank fühlen und der Energiefluß in unserem Körper gestört ist, werden wir auch leicht von negativen Gefühlen überwältigt, die wir nur schwer abschütteln können. Auch bei Kindern ist es daher wichtig, auf ihre Gefühle zu achten, wenn sie krank sind und auf natürliche Weise behandelt werden sollen. Das richtige Naturheilmittel kann negative Gefühle zum Verschwinden bringen – das Muster des Energieflusses ändert sich und das Kind erholt sich bald.

Auch Aktivitäten helfen. Eltern haben oft das instinktive Bedürfnis, ihr krankes Kind zu knuddeln und ihm sanfte Lieder vorzusingen, eine bequeme und entspannte Umgebung zu schaffen, ihm Spielsachen und andere interessante Dinge zu bringen usw. Alle diese Aktivitäten dienen dazu, eine warme und positive Atmosphäre zu schaffen, um die negativen Gefühle abzuschütteln und die Energie des kranken Kindes zu stärken.

Gefühle der Eltern

Die Verbindung zwischen Eltern und Kind ist sehr stark. Daher übernimmt ein Kind auch sehr schnell die Gefühle seiner Eltern. Wenn Sie zum Beispiel reizbar sind, wird auch Ihr Kind sehr schnell reizbar reagieren. Wenn die Spannung zwischen Eltern und Kind sehr hoch ist, kann sie den Energiefluß stören und dadurch die verschiedensten Krankheiten hervorrufen. Viele Asthma-Erkrankungen im Kindesalter (Seite 104) sind auf eine zu hohe Spannung zwischen Eltern und Kind zurückzuführen. In manchen Fällen hatten sich auch die Eltern getrennt, ohne dem Kind etwas davon zu sagen. Und trotzdem hat das Kind etwas von der starken Spannung zwischen seinen Eltern mitbekommen und sie übernommen, was schließlich zu Asthma führte.

Kinder können auch Krankheiten von ihren Eltern übernehmen oder sie kopieren. Ich erinnere mich an ein Kind, das unter Asthma litt und auf keine Therapie ansprach. Nach einiger Zeit stellte sich heraus, daß seine Mutter unter schweren Lungenbeschwerden litt, von denen sie selbst aber noch nichts wußte. Die Mutter ließ sich daraufhin selbst behandeln. Im gleichen Maße, wie sich ihre Beschwerden besserten, verringerte sich auch das Asthma ihres Kindes. Wie die Chinesen sagen: »Behandle die Mutter, um das Kind zu heilen.«

Vor der Geburt

Die wichtigste Zeit für die Gesundheit eines Kindes ist die Zeit vor seiner Geburt. Die Grundkondition des Kindes und sein allgemeiner Energiezustand werden bereits in den ersten Schwangerschaftsmonaten geformt.

Die Chinesische Medizin geht davon aus, daß zwar die ererbten Charakteristika eines Kindes bereits im Augenblick der Empfängnis festgelegt werden, daß aber äußerliche Einflüsse auf die Mutter auch das Kind betreffen können. Einige der bekanntesten Einflüsse sind unten aufgeführt. Falls Sie eines der beschriebenen Muster bei Ihrem Kind entdekken, lesen Sie die entsprechenden Seiten in diesem Buch oder konsultieren Sie einen Experten. Oft kann man eine ganze Menge tun.

Angst. Wenn eine werdende Mutter in den letzten Monaten der Schwangerschaft ein traumatisches Erlebnis hat, etwa sich sehr erschreckt oder große Angst erlebt, kann sich diese Furcht auch auf das Baby übertragen. Es wird auch nach der Geburt Angstsymptome zeigen (Das »Angstmuster«, Seite 84). Diese Babys sind gewöhnlich sehr nervös, schlafen schlecht und fürchten sich, wenn sie von ihrer Mutter getrennt sind. Oft zeigt sich bei ihnen auch ein kleiner bläulicher Streifen auf der Nasenwurzel zwischen den Augen.

Hitze. Manchmal leiden werdende Mütter zum Ende der Schwangerschaft unter starken Hitzegefühlen, besonders im Sommer oder wenn sie zuviel »heiße« Lebensmittel gegessen haben (Seite 32). Diese Hitze kann auch das Baby aus dem Gleichgewicht bringen. Es wird ihm dann ebenfalls zu heiß sein, ein gerötetes Gesicht haben und leicht schwitzen.

Gifte. Schadstoffe und Gifte, denen die Mutter während der Schwangerschaft ausgesetzt ist, können auch dem Baby schaden. Zu diesen Giften gehören Autoabgase, Alkohol, Nikotin, Drogen und bestimmte Medikamente. Nikotin und Alkohol zum Beispiel verursachen Wachstumsstörungen beim Kind, so daß es mit Untergewicht auf die Welt kommt. Außerdem wurden eine allgemein schwächliche Konstitution, Krankheitsanfälligkeit und später auch Lernstörungen beobachtet. Die Chinesische Medizin betrachtet auch Apfelsinen als schädlich für Schwangere, weil ein Zuviel das Kind überaktiv machen kann (Seite 164). Grundsätzlich sollten schwangere Frauen alle vermeidbaren Risiken ausschalten und Medikamente nur nach Anordnung des Arztes nehmen, sie aber auch nicht eigenmächtig absetzen.

Krankheit der Mutter. Erkrankungen der Mutter kurz vor und während der Schwangerschaft können ebenfalls dem Baby schaden. Leidet die Mutter zum Beispiel während der Schwangerschaft an Gelbsucht (Hepatitis), besteht die Gefahr, daß ihr Baby mit Leberfunktionsstörungen und Verdauungsproblemen geboren wird (Seite 23).

Probleme bei der Geburt

Die Geburt eines Kindes ist ein sehr wichtiger Moment – und ein großes Geheimnis. Alles, was dem Baby die Umstellung vom Mutterleib auf die neue Welt erleichtern kann, ist sinnvoll. Kinder, deren Geburt schwierig und mit Komplikationen verbunden war, zeigen oft einen schwachen Energiezustand und manchmal Anzeichen von Angst (Seite 21). Auch Kinder, die zu früh auf die Welt kommen, leiden oft an einem »schwachen« Energiemuster (Seite 84).

Übergangsperioden in der Kindheit

Kinder durchlaufen während ihrer Entwicklung immer wieder starke körperliche, gefühlsmäßige und spirituelle Veränderungen. Diese können auch den Gesundheitszustand beeinträchtigen und das Kind für Krankheiten anfällig machen.

4. bis 6. Lebensmonat. In dieser Zeit ist das Verdauungssystem des Babys großen Belastungen ausgesetzt. Jetzt hat das Baby alle Energiereserven aus der Zeit vor der Geburt aufgezehrt, braucht aber immer noch viel Energie. Es wächst, schläft weniger, es ist allgemein viel aktiver und nimmt schnell an Gewicht zu. Oft bekommt es zum ersten Mal feste Nahrung, die ersten Zähne brechen durch, auch werden viele Kinder zum ersten Mal geimpft.

Im allgemeinen zeigen sich diese Belastungen im Muster »Leberstauung« (Seite 23). Bei kräftigen Kindern verschwindet diese Störung jedoch meist schnell wieder, manchmal leidet das Kind nur einige Tage an Appetitmangel. Bei schwächeren Kindern können jedoch stärkere Beschwerden wie Ekzeme, Asthma, Durchfall oder Erbrechen auftreten.

»Schreckliche Zwei«. Viele Kinder kämpfen etwa um den zweiten Geburtstag herum mit emotionalen Schwierigkeiten. Die Kinder spüren plötzlich ihre eigene Individualität und erlernen das Sprechen. Sie haben bereits erkannt, daß sie Sprache zur Verständigung gebrauchen können, verfügen aber erst über einen kleinen Wortschatz und können sich daher nicht verständlich ausdrücken. Darüber ärgern sie sich sehr oft, sie fühlen sich machtlos und winzig. So ist es kein Wunder, daß Zweijährige plötzlich zu blinder Wut und Trotzreaktionen neigen. In dieser Zeit leiden viele Kinder an Halsentzündungen, die sowohl mit dem Aus- als auch mit dem Unterdrücken von Ärger zusammenhängen.

Die Gefühle eines Kleinkindes sind sehr abhängig von den Reaktionen der Menschen in seiner Umgebung. Wir beobachten oft, daß Kinder unsicher oder mürrisch reagieren, wenn auch wir uns unsicher oder mürrisch fühlen. Bach-Blüten wie Holly, Vine und Walnut (Seite 66) helfen oft, diese Übergänge zu erleichtern.

6. bis 7. Lebensjahr. Kinder sind zwischen ihrem 5. und 10. Lebensjahr am gesündesten. Sie haben die meisten Probleme der früheren Kinderjahre überwunden – Schwäche, Kinderkrankheiten, extrem schnelles Wachstum. Und sie haben noch nicht die Schwierigkeiten des Erwachsenwerdens wie Konkurrenzkampf, Pubertät und Überarbeitung kennengelernt. Doch zwischen dem 6. und dem 7. Lebensjahr werfen manchmal die Erwachsenenjahre schon ihre Schatten voraus.

In diesem Alter bemerkt das Kind seine eigene Identität als eigenständige Person mit eigenständigen Meinungen. Zudem wird es sich seiner Gefühle plötzlich bewußt. Vorher waren die Gefühle so sehr Bestandteil der Person, daß sie nicht unterschieden werden konnten. Im Alter von sieben Jahren merkt dann das Kind, daß es bestimmte unterschiedliche Gefühle spürt, etwa Ärger, Zweifel und Angst, die es von nun als etwas anderes als das »Selbst« betrachtet. Jetzt lernt es auch, daß manche Gefühle »besser« sind als andere. Das Kind beginnt bestimmte Gefühle, etwa Ärger und Jähzorn, zu mißbilligen und versucht sie zu kontrollieren.

Außerdem lernt das Kind den Wettbewerb kennen. Es will plötzlich in der Schule glänzen, Spitzenreiter im Sport oder Spiel sein. Daher treten jetzt oft auch die ersten streßbedingten Störungen auf wie Kopfschmerzen, Verdauungsprobleme und Ohrenschmerzen.

Pubertät. Zwischen dem 10. und dem 14. Lebensjahr, der Zeit der Pubertät, erlebt das Kind das Teenagerleben und die damit ver-

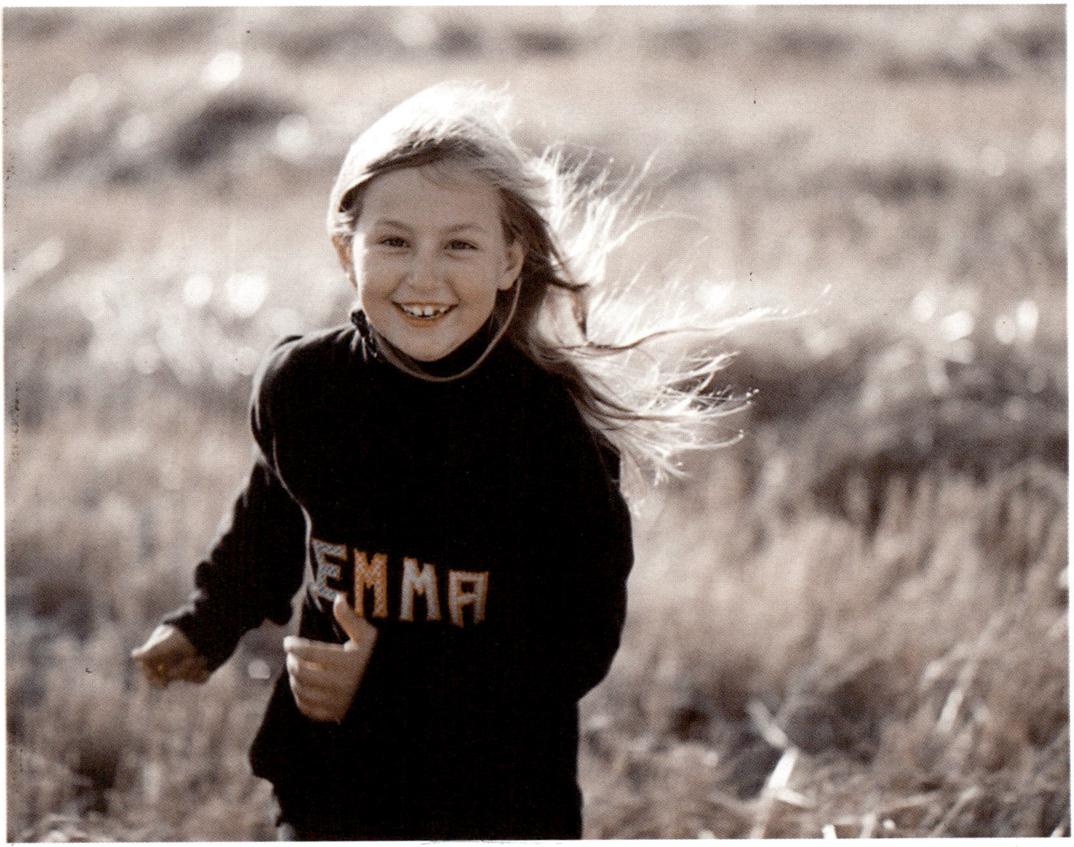

bundenen Probleme. Die Chinesische Medizin bezeichnet diese Übergangszeit als einen »Scheideweg«, eine Möglichkeit, die Gesundheit zu ändern – zum Besseren oder zum Schlechteren. Wenn die Pubertät in einer Zeit geringer Belastungen eintritt, kann die Gesundheit riesige Fortschritte machen. Im anderen Fall besteht die Gefahr, daß Probleme »eingebaut« werden und lange Jahre im Kind schlummern. Besonders Mädchen sollten sich während der Pubertät viel Zeit und Ruhe gönnen und besondere schulische Belastungen während der Menstruation vermeiden. Auch wenn sie dadurch manchmal Hausaufgaben oder ähnliches versäumen, es erspart ihnen auf lange Sicht sicher viele Menstruationsbeschwerden.

Jeder von uns steht in seinem Leben immer wieder einmal vor ganz natürlichen Veränderungen und damit an einem Scheideweg. Aber jede Veränderung bietet die Chance für eine bessere Gesundheit – vorausgesetzt: Wir können Freude und Zufriedenheit annehmen und genießen.

Gewohnheiten und Lebensstil

Jedes Kind braucht besondere Aufmerksamkeit, um eine gesunde Lebensweise zu erlernen. Das ist für die meisten Eltern eine Selbstverständlichkeit. Und wenn doch Gesundheitsprobleme auftreten, sind meist bestimmte Gewohnheiten die Ursache: Dazu gehört die tägliche Routine.

Schlaf. Die Menge Schlaf, die Kinder brauchen, hängt auch davon ab, auf welchem geographischen Längengrad die Region liegt, in der sie leben. In den gemäßigten Zonen Europas und Amerikas brauchen die meisten Kinder mehr Schlaf als ihre Altersgenossen in tropischen Ländern – obwohl natürlich auch andere Faktoren das Schlafbedürfnis beeinflussen. Die folgende Tabelle enthält einige Richtwerte. Kinder, die gerade in einer Wachstumsphase sind, brauchen übrigens mehr Schlaf.

Ein Kind, das erheblich mehr oder weniger schläft, als die Richtwerte angeben, leidet möglicherweise an einer inneren Gleichgewichtsstörung – auch wenn das noch nicht zum Ausbruch einer Krankheit geführt hat. Bei einem Kind, das zu lange schläft, sollten die Eltern auf Symptome wie Lethargie, Übergewicht, verquollene Augen und Appetitmangel achten. Schläft ein Kind zu wenig, sind Hyperaktivität, Untergewicht sowie dunkle und schwarze Ringe um die Augen ein Warnsignal.

DURCHSCHNITTLICHES SCHLAFBEDÜRFNIS

Alter (Jahre)	Nachtschlaf (Stunden)
bis zu 3	13
3 bis 7	12
7 bis 10	11
10 bis 14	10

Regelmäßiger Tageslauf. Schon bald nach der Geburt sollte ein Baby einen regelmäßigen Tagesablauf kennenlernen: Tag und Nacht, Essenszeiten, Spiel und Ruhepausen. Je früher ein bestimmter Rhythmus eingehalten wird, desto besser für die Zukunft. Manche Eltern glauben, ein fester Tagesablauf schränke ihr Kind ein, aber die Bedürfnisse von Eltern und Kinder unterscheiden sich oft. Babys und Kleinkinder, die an einen regelmäßigen Tagesablauf gewöhnt sind, wobei die Regeln natürlich ein wenig flexibel sein müssen, profitieren davon sehr viel – und ihre Eltern auch.

Frische Luft. Wenn möglich sollten alle Babys täglich ein bis zwei Stunden an der frischen Luft sein, Schulkinder brauchen drei bis vier Stunden im Freien täglich. Die modernen Gewohnheiten, die Kinder mit dem Auto in die Schule zu bringen oder Sport in Hallen zu treiben, sind für die Gesundheit nicht sehr förderlich. Für die frische Luft gibt es keinerlei Ersatz. Ohne sie kann sich das »schwache« Krankheitsmuster entwickeln (Seite 21). Auch beim »starken« Krankheitsmuster kann ein Kind, das sich nicht austobt, Energieblockaden bekommen (Seite 15).

Elektromagnetischer Streß. Neue Forschungen haben ergeben, daß starke elektromagnetische Felder das Nervensystem schwächen können. Diese Forschung ist zwar noch in einem frühen Stadium, dennoch ist es denkbar, daß Babys und Kleinkinder besonders anfällig auf den sogenannten »elektromagnetischen Streß« reagieren. Alle Geräte mit einer hohen elektrischen Spannung können eine solche Streßquelle sein, die bekanntesten sind Fernsehgeräte und Computer-Bildschirme.

Eltern mag auffallen, daß ihr Kind nach einer Stunde am Fernseher Anzeichen von Streß zeigt wie Verwirrtheit, Unruhe, Aggression und körperliche Antriebsschwäche. Das alles kann auf die elektromagnetischen Belastungen und die Überstimulation durch die schnellaufenden Bilder der Fernsehprogramme sein.

DIE KRANKHEITSMUSTER BEI KINDERN

Bei der Behandlung mit natürlichen Heilmitteln ist es notwendig, die ganze Person miteinzubeziehen: ihren Körper, ihre Seele und ihren Geist. Krankheiten im Kindesalter entwickeln sich gewöhnlich nach sechs verschiedenen Mustern, die auf den nächsten Seiten ausführlich beschrieben werden. Kurzgefaßt handelt es sich dabei um folgende:

☐ »Starkes« Muster: Das Kind hat gewöhnlich genug Energie.

☐ »Schwaches« Muster: Das Kind leidet an einem allgemeinen Energiemangel.

☐ »Heißes« Muster: Das Kind zeigt Symptome von zu viel Hitze.

☐ »Kaltes« Muster: Das Kind kann die Wärme nicht halten.

☐ »Leberstauungs-Muster«: Das Kind hat eine schwache Verdauung.

☐ »Echomuster«: Dieselbe Krankheit kehrt ständig wieder.

Ein gesundes Kind zeigt gewöhnlich die Symptome aller sechs Muster in mehr oder weniger starker Ausprägung. Wird es jedoch krank, gewinnt in der Regel ein bestimmtes Muster die Oberhand. Ist nicht eindeutig feststellbar, welches Krankheitsmuster im Vordergrund steht, liegt möglicherweise eine leichte Ausprägung des »Leberstauungs-Muster« vor. Hat das Kind bereits Medikamente bekommen, könnten diese die Symptome durcheinandergebracht haben.

»Starkes« und »schwaches« Muster

Im allgemeinen zeigt ein »starkes« Kind während einer Krankheit heftige und eindeutige Symptome. Man hat den Eindruck, als ob eine starke Kraft gegen ein verstecktes Hindernis kämpft. Wenn das Kind, obwohl geschwächt, all seine Energie zur Überwindung der Krankheit einsetzt, entwickelt sich oft hohes Fieber. Genauso ist es bei Magen-Darm-Koliken: Eine große Kraft scheint etwas austreiben zu wollen, was sich festgesetzt hat. Wenn das

STARKES UND SCHWACHES MUSTER IM VERGLEICH

Stark	Schwach
Kind ist gewöhnlich gut aufgelegt	Kind neigt zu Träumerei und Teilnahmslosigkeit
Starkes, hohes Fieber (40 °C)	Schwaches, niedriges Fieber (38 °C)
Scheint heftig gegen die Krankheit zu kämpfen	Scheint sich nur schwach zu wehren
Starke deutliche Schmerzen	Unbestimmte, dumpfe Schmerzen
Kind ist stark und robust	Kind wirkt zerbrechlich und ermüdet leicht
Starker Wille, will gerne alles bestimmen	Schwacher Wille, wird leicht von anderen übersehen
Oft rote Wangen	Oft bleiches Gesicht, feuchte aufgedunsene Haut
Schläft wenig	Schläft oft sehr viel, wacht aber mehrfach in der Nacht auf
Läßt sich wenig von kleinen Beschwerden beeindrucken	Regt sich leicht über kleine Beschwerden auf
Verletzungen heilen schnell	Verletzungen heilen langsam

Kind diese oder ähnliche Symptome zeigt, braucht seine Energie nicht mehr gestärkt zu werden. Vielmehr sollte die Behandlung dazu dienen, die Energie in die richtige Richtung zu lenken, damit das Kind die Krankheit überwinden kann.

Im Gegensatz zum »starken« verfügt ein »schwaches« Kind nicht über genügend Energie. Hohes Fieber ist daher ungewöhnlich: Statt dessen wird sich eine Entzündung festsetzen, weil das Kind nicht genug Energie hat, sich richtig zu wehren. Auch sind die Schmerzen bei Verdauungsbeschwerden sanfter, das Kind spürt einen dumpfen Schmerz statt eines stechenden. Wenn das Kind das »schwache« Muster zeigt, muß die Behandlung den Energiezustand unabhängig von der jeweiligen aktuellen Erkrankung stärken.

Auch in emotionaler Hinsicht gibt es deutliche Unterschiede zwischen beiden Mustern. Ein starkes Kind hat meist auch den starken Wunsch, daß etwas gegen seine Beschwerden unternommen wird und regt sich sehr schnell auf, wenn nichts passiert. Ein schwaches Kind dagegen neigt eher dazu, sich zurückzuziehen – seine Probleme werden deswegen oft übersehen.

»Heißes« und »kaltes« Muster

Viele traditionelle Heilverfahren in der ganzen Welt unterscheiden zwischen Krankheiten »heißer« oder »kalter« Natur. Auch in der westlichen Medizin stand diese Unterteilung bis Anfang des 18. Jahrhunderts im Mittelpunkt. Das Vordringen der »wissenschaftlichen« Medizin mit ihrer starken Betonung der Technik drängte diesen wichtigen Ansatz jedoch zurück.

Die Idee ist einfach. Bei einer »heißen« Krankheit ähneln die Symptome denjenigen, die man bei heißem Wetter spürt: Hitzegefühle, gerötetes Gesicht, Schwitzen. Bei einer »kalten« Krankheit erinnern die Symptome an die Auswirkungen kalten Wetters: Frösteln, bleiches Gesicht und trockene Haut. Diese uralten Beobachtungen haben auch Eingang in unsere Umgangssprache (nicht nur

HEISSES UND KALTES MUSTER IM VERGLEICH

Heiß	Kalt
Gesicht ist gerötet	Gesicht ist blaß
Aktiv, schläft wenig	Passiv, schläft viel
Strampelt nachts die Bettdecke weg	Wickelt sich fest in die Bettdecke ein
Fühlt sich heiß	Fühlt sich kalt
Trägt am liebsten nur leichte Kleidung	Zieht sich am liebsten dick an
Neigt zum Schwitzen	Schwitzt wenig
Geringe Mengen starken Urins	Reichliche Mengen klaren Urins
Verstopfung oder Durchfall mit schlechtem Geruch	Durchfall ohne Geruch
Rote Zunge, manchmal mit gelbem Belag	Blasse Zunge, manchmal mit weißem Belag
Mundgeruch	Kein Mundgeruch
Hervorragender Appetit, sehr durstig	Appetitmangel, kein großer Durst
Bevorzugt kühlende Nahrung	Bevorzugt wärmende Nahrung

die deutsche, auch die englische) und bestimmte Redewendungen gefunden: So sprechen wir beispielsweise von einem »heiß-blütigen« Temperament oder einer »warm-herzigen« Person.

Bei der Behandlung eines kranken Kindes mit natürlichen Heilmitteln sollten die Eltern immer diese Grundidee bedenken. Einige Heilmittel, wie etwa Ingwer, sind geeignet für kalte Krankheiten und schaden bei heißen Krankheiten. Andere Mittel, etwa eine Eiskompresse im Genick, helfen bei Beschwerden wie Nasenbluten, die bei heißem Wetter auftreten. Auch bestimmte Lebensmittel nutzen beim kalten Muster, während andere besonders für heiße Krankheiten geeignet sind (Seite 34). So kann manchmal schon eine Änderung der Eßgewohnheiten ausreichen, um langanhaltende Beschwerden zu heilen.

Die »Leberstauung«

Das größte Problem für ein neugeborenes Baby ist, genug Nahrung zu verdauen. Während der Schwangerschaft wird das Ungeborene von der Mutter durch die Nabelschnur ernährt. Nach der Geburt muß der kindliche Körper sofort alle Nährstoffe direkt aus seinem eigenen Verdauungssystem entnehmen, das bis dahin aber noch nicht gearbeitet hat. Außerdem braucht ein Neugeborenes im Vergleich zu seinem Körpergewicht eine riesige Menge an Nahrung – ein Baby sollte sein Körpergewicht innerhalb der ersten vier bis fünf Monate verdoppeln. Deswegen arbeitet das Verdauungssystem der meisten Babys auf Hochtouren und am Rande seiner noch geringen Kapazität.

Daher ist es kein Wunder, daß viele Krankheiten im Babyalter auf Probleme im Verdauungssystem zurückzuführen sind – auf das »Leberstauungs-Muster«. Es gibt eine ganze Reihe von Beispielen für dieses Muster: Durchfall, Erbrechen und damit verbundene Bakterien- und Virusinfektionen. Diese Liste enthält aber auch Krankheiten, die auf den ersten Blick gar nichts mit Verdauungsstörungen zu tun haben wie Keuchhusten, Asthma, Ekzeme, Drüsenentzündungen und Schlafstörungen.

Symptome der »Leberstauung«. Die Chinesische Medizin nennt dieses Muster »Blokkade«. Das Kind hat das Gefühl, zuviel gegessen zu haben, und möchte das Zuviel gerne wieder loswerden – selbst wenn es gerade an Durchfall leidet. Bei Erwachsenen zeigt sich dieses Muster, wenn sie zuviel fette Nahrung gegessen haben. Bei ihnen verschwinden diese Beschwerden jedoch gewöhnlich sehr schnell, Kinder dagegen haben manchmal monatelang mit ihnen zu kämpfen. Charakteristische Symptome für dieses Muster sind:

- ☐ Unregelmäßiger Appetit: Das Kind ißt manchmal sehr viel, manchmal fast gar nichts.
- ☐ Geschwollener Bauch.
- ☐ Der Körper des Kindes riecht sauer oder nach gegorenen Äpfeln.
- ☐ Unregelmäßiger Stuhlgang: Verstopfung oder Durchfall mit grünem übelriechenden Stuhl; bei mildem Verlauf riecht der Stuhl leicht sauer.
- ☐ Das Kind ist unruhig und schnell ärgerlich.
- ☐ Das Kind hat rote Wangen und einen kleinen grünen Streifen um den Mund.

Bei mildem Verlauf und vor dem akuten Krankheitsstadium zeigt sich manchmal auch eine Blockade oder Verlangsamung des Energieflusses. Das Kind friert, es ist antriebsarm und mürrisch, mag nicht essen. Diese Symptome sollten verschwinden, wenn das Kind zum Spielen angeregt wird und die Energie wieder in Fluß kommt.

Weil das Verdauungssystem eines Babys so hart am Rande seiner Kapazität arbeitet, ist es sehr störanfällig. Schon kleine Einflüsse genügen, um sein Gleichgewicht zu stören und damit das »Leberstauungs«-Muster hervorzubringen.

Überfütterung. Eine recht weit verbreitete Ursache für dieses Muster ist die Überfütterung. Ein Baby, das die Muttermilch oder die liebevoll zubereitete Flasche ablehnt, lehnt in den Augen mancher Eltern auch die elterliche Zuneigung ab. Das ist falsch: Das Kind weist die Nahrung zurück, nicht die Liebe. Für ein Kind unter drei Jahren ist ein ganzes Ei oder eine ganze Banane zuviel für eine Mahlzeit. Auch sollte das Kind langsam gefüttert werden, damit es seine Nahrung sorgfältig kauen kann. Wenn das Kind ständig nach Nahrung verlangt, könnte eine Verdauungsstörung vorliegen, homöopathische Mittel (Seite 54) sind dann das Mittel der Wahl.

Übrigens sind im allgemeinen in der modernen westlichen Welt mehr Kinder über- als unterernährt.

Unregelmäßiges Füttern. Zum Teil als Reaktion auf die rigiden Regeln der vergangenen Generation hat sich in der letzten Zeit das Füttern nach Bedarf (ad-libidum-Fütterung) durchgesetzt: Das Kind wird gefüttert, wann immer es will. Diese Methode ist für viele Babys, besonders für sehr junge geeignet. Ältere Babys und Kleinkinder entwickeln jedoch manchmal eine richtige Gier nach Nahrung, sie möchten den ganzen Tag essen. Deswegen sollten Eltern grundsätzlich regelmäßige Eßgewohnheiten einführen. Pro Mahlzeit etwa die gleiche Nahrungsmenge zu festgesetzten Zeitpunkten, keine Kekse oder sonstiges zwischen den Mahlzeiten. Wenn diese Regel am Anfang nicht durchzusetzen ist, sollten mindestens zwei Stunden zwischen den einzelnen Mahlzeiten liegen. Der Magen ist nämlich ein Organ, das täglich mehrere Pausen braucht, um richtig arbeiten zu können.

Zuviel Flüssigkeit. Eine andere Ursache für Verdauungsprobleme sind die Getränke zu den Mahlzeiten. Das Kind sollte nur soviel trinken, daß seine Nahrung befeuchtet wird. Zuviel Flüssigkeit, besonders kaltes Wasser, kann die Magensäure und die anderen Verdauungssäfte so verdünnen, daß die Verdauung gestört wird.

Unverdauliche Speisen. Wenn ein Baby zum ersten Mal feste Nahrung bekommen soll, gibt man ihm am besten leicht verdauliche Speisen wie Kinderreis oder Hirse (Seite 31). Mit »grober« Nahrung wie etwa rohem Gemüse (auch rohe Karotten), braunem Brot, Müsli und auch gekocht schwerverdaulichem Gemüse wie Kohl sollte man bis zum dritten Geburtstag warten. Manche Babys empfinden sogar braunen Reis als zu grob. Vollwertkost ist geeignet für Erwachsene. Für Babys müssen die Nahrungsmittel verfeinert werden, damit ihr Körper die Bestandteile auch verwerten kann.

Nach jeder Mahlzeit auf das »Bäuerchen« warten

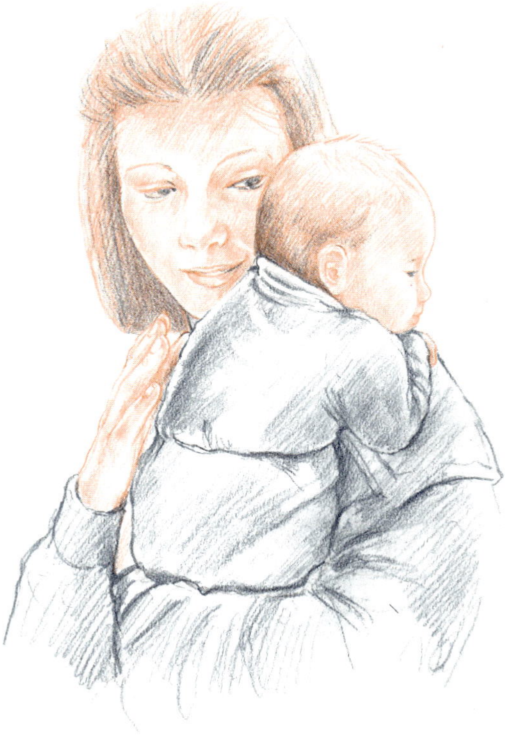

Zuwenig Bewegung. Auch das ist eine Ursache für eine »Leberstauung«. Nach dem Essen sollte das Baby ordentlich gewiegt werden, damit die Nahrung in den Verdauungstrakt rutschen und verschluckte Luft entweichen kann. Achten Sie auf einen verräterischen bläulichen Streifen über der Oberlippe des Kindes, er zeigt Verdauungsprobleme an.

Leidet Ihr Kind an Verdauungsstörungen, legen Sie es nach der Mahlzeit nicht sofort zum Schlafen hin, sondern warten Sie eine halbe Stunde. Schläft das Kind trotz aller Bemühungen sofort nach dem Essen ein, geben Sie ihm weniger Nahrung pro Mahlzeit. Erhöhen Sie statt dessen die Anzahl der Mahlzeiten.

Das »Echomuster«

Infektionen oder ähnliche Erkrankungen im Baby- und Kleinkindalter entwickeln sich sehr gradlinig. Die meisten Kinder erholen sich vollständig. Einige jedoch werden nicht mehr so gesund wie vorher.

In einem solchen Fall spricht die Chinesische Medizin von einer »Echokrankheit«. Sie nimmt an, daß, obwohl die Krankheit eigentlich besiegt ist, eine kleine Gleichgewichtsstörung zurückgeblieben ist – eine Art Echo der ursprünglichen Krankheit. Ein Kind, das etwa aufgrund einer Infektion einen schleimigen oder »losen« Husten (Seite 96) bekommt, kann noch monatelang nach der Krankheit einen leichten Husten haben, weil etwas Schleim in der Brust geblieben ist.

Dieses »Echomuster« ist eine wichtige Ursache für langanhaltende und chronische Erkrankungen. Es ist sehr oft verbunden mit Asthma und versteckt sich hinter Krankheiten wie Ohrenschmerzen, Halsentzündungen und Brustinfektionen. Unbehandelt kann dieses Muster bis in die Pubertät, ja sogar bis ins Erwachsenenalter fortbestehen und das Wohlbefinden in körperlicher, gefühlsmäßiger und geistiger Hinsicht beeinträchtigen.

Symptome des »Echomusters«. Im allgemeinen zeigt sich dieses Muster wie folgt:

☐ Die Halsdrüsen des Kindes sind ständig geschwollen, obwohl keine akute Infektion vorliegt.
☐ Das Kind leidet ständig an Infektionen.
☐ Sein Energiezustand ist schwach. Manchmal schwankt der Energielevel im Tagesablauf.
☐ Nase und/oder Brust produzieren ständig Schleimabsonderungen.
☐ Das Kind sieht ungesund aus.

Zusätzlich weist das »Echomuster« gewöhnlich auch einige Symptome der ursprünglichen Krankheit auf. Bei Echokeuchhusten beispielsweise leidet das Kind manchmal an trockenem bellendem Husten und gelegentlichem Erbrechen; bei Echomasern zeigen sich Schlafstörungen, Unruhe, Verwirrtheit und zeitweise ein roter Hautausschlag.

Die traditionelle Medizin geht davon aus, daß dieses Krankheitsmuster hauptsächlich durch Bakterien- oder Virusattacken ausgelöst wird. Im 20. Jahrhundert kam eine weitere Ursache hinzu: die Impfungen. Und weil das Echomuster bis in das Erwachsenenalter fortbestehen kann, lehnen viele alternative Therapeuten Impfungen unter bestimmten Umständen ab (Seite 27).

So, wie die Jahreszeiten wechseln, ändert sich auch der menschliche Körper. Im Winter veranlassen die kalten Außentemperaturen den Körper, mehr innere Wärme zu produzieren, um die normale Körpertemperatur halten zu können. Viele Menschen essen und bewegen sich in dieser Zeit mehr, um warm zu bleiben. Auch die Lebensmittel, die traditionellerweise im Winter auf dem Speiseplan stehen (Eintöpfe, Fleischgerichte, schwere Süßspeisen und Nüsse) unterstützen die Anpassung an die Jahreszeit, indem sie mehr Wärme produzieren.

Im Sommer ist die Situation umgekehrt. Der Stoffwechsel verlangsamt sich und produziert weniger Wärme. Wir bewegen uns weniger, um kühl zu bleiben. Die traditionellen Sommerspeisen (Salate, Gemüse, Eis, kalte Getränke) verringern ebenfalls die Produktion von Wärme.

Problematisch für unsere Gesundheit sind die Übergangszeiten Frühjahr und Herbst.

Frühjahr und »latente Hitze«

Am Beginn des Frühjahrs produziert der Körper immer noch Energie, um die Kälte des Winters auszugleichen. Wird das Wetter wärmer, sinkt die Wärmeproduktion langsam. Ein schwerfälliger oder geschwächter Körper braucht jedoch mehr Zeit als ein gesunder, um sich auf die neue Lage einzustellen. Er produziert zuviel Wärme und legt damit den Grundstein für »heiße« Krankheiten (Seite 22). Deswegen leiden im Frühjahr so viele Menschen an Fieber und Halsschmerzen.

Die Störungen des körperlichen Gleichgewichts infolge von zuviel Wärme zeigen sich bei Kindern oft nur in milden Symptomen, die daher auch nur schwer zu erkennen sind. Das Kind mag leicht unwohl, unruhig oder verwirrt erscheinen, ohne einen Grund dafür angeben zu können. Auch für diese Probleme haben die Chinesen einen Begriff: »latente« oder »versteckte Wärme«. Die unnötige Hitze versteckt sich im Körper, bringt das Energiegleichgewicht durcheinander und öffnet damit Bakterien und Viren das Tor.

Der latenten Hitze kann man vorbeugen, indem man seine Ernährung ändert, sobald das Frühjahr naht: Verzichten Sie auf die schweren Speisen des Winters, wechseln Sie langsam zu den leichten des Sommers. Geben Sie Fleisch nur noch höchstens einmal pro Woche, nehmen Sie statt dessen viel Gemüse. (In manchen Religionen ist die Umstellung der Ernährungsweise auf den Sommer auch heute noch vorgeschrieben, etwa durch die christlich-katholische Fastenzeit oder den islamischen Fastenmonat Ramadan.) Außerdem empfiehlt es sich, im Frühjahr noch warme Kleidung zu tragen, um den Körper zum Schwitzen und damit zum Austreiben der Wärme anzuregen.

Sehr viel stärker als der langsame Übergang von einer Jahreszeit zur anderen wirken plötzliche Wetterwechsel auf unsere Gesundheit. Das gilt ganz besonders bei ungewöhnlichem Wetter. Wenn beispielsweise die Temperaturen plötzlich stark steigen, wird ein gesunder Körper seine Wärmeproduktion sofort verringern, ein geschwächter Körper dagegen produziert aber weiter viel innere Hitze und bereitet damit Krankheiten den Weg.

Herbst und »latente Kälte«

Ein ähnlicher Prozeß wie im Frühjahr findet auch im Herbst statt. Hier entsteht »latente Kälte«, die vom Sommer übrig bleibt. Die »latente Kälte« ist zwar sehr viel seltener eine Ursache von Krankheit, weil der menschliche Körper durch die viele Bewegung im Sommer gewöhnlich eine starke Widerstandskraft erlangt. Trotzdem können sich einige Kinder – besonders die, die nicht von der Sommersonne und der frischen Luft profitieren konnten – im Herbst erkälten oder Husten bekommen.

Die typischen Kinderkrankheiten

Die Infektionskrankheiten Masern, Mumps (Ziegenpeter), Röteln, Windpocken, Diphtherie und Keuchhusten betreffen vorwiegend Kinder, seltener Erwachsene. Deswegen nennen wir sie Kinderkrankheiten (Seite 122). Sie werden gewöhnlich in zwei Gruppen unterteilt: Infektionen, die dem Körper nützen, obwohl auch sie einen schweren Verlauf nehmen können, und Infektionen, die grundsätzlich gefährlich sind.

Infektionen

Masern (Seite 124) sind eine archetypische Kinderkrankheit. Sie können einen sehr schweren Verlauf nehmen: Ein Kind von 2000 bekommt eine Masern-Enzephalitis (Gehirnentzündung). Außerdem sind sie manchmal für die Kinder außerordentlich unangenehm und schwierig zu behandeln. Die Chinesische Medizin meint aber, daß auch Masern manchmal nützlich für das Kind sein können, indem sie seinen Wachstumsprozeß beschleunigen und Gifte aus seinem Körper ausschwemmen. Dieselbe Wirkung, wenn auch in sehr viel weniger dramatischer Weise, haben auch Mumps, Windpocken und Röteln. Die zweite Gruppe der Kinderkrankheiten umfaßt die grundsätzlich gefährlichen Infektionen. Dazu gehören Diphtherie, Keuchhusten und Polio (Kinderlähmung).

Was ist überhaupt eine »Impfung«?

Das Prinzip der Impfung besteht darin, ein Kind mit einer sanften oder inaktiven Form einer bestimmten Krankheit zu infizieren. In der Regel enthält das Impfserum abgetötete und unschädlich gemachte Krankheitserreger (Bakterien oder Viren). Das Kind bekämpft die Infektion erfolgreich und entwickelt dadurch seine Widerstandsfähigkeit oder Immunität, die es schützt, wenn es auf natürliche Weise mit dem Krankheitserreger in Kontakt kommt.

Die folgenden Seiten enthalten allgemeine Hinweise, wann ein Kind zu seinem eigenen Schutz geimpft werden sollte und wann besser nicht. Die Frage, ob die Impfung zum Schutz der Gesundheit anderer Kinder gegeben werden sollte, ist außerordentlich schwer zu beantworten, weil es sich um eine soziale Diskussion handelt. Sie würde den Rahmen dieses Buches sprengen.

In der Bundesrepublik* bieten die Kinderärzte routinemäßig die Impfung gegen Diphtherie und Tetanus (Wundstarrkrampf) an. In besonderen Fällen impfen sie auch gegen Keuchhusten (Pertussis). Alle drei Impfungen werden dann mit dem Kombinations-Serum DTP gegeben. Außerdem impfen sie gegen Polio (als Schluckimpfung) und gegen Masern, Mumps und Röteln ebenfalls mit einem Dreifach-Serum mit der Bezeichnung MMR. Wenn sie einer erhöhten Ansteckungsgefahr ausgesetzt sind, aber auch nur dann, werden Säuglinge in der ersten Lebenswoche gegen Tuberkulose geimpft. Inzwischen setzt sich die Ansicht durch, Mädchen, die noch keine Röteln gehabt haben, mit Eintritt in die Pubertät gegen diese Kinderkrankheit zu impfen, um Komplikationen bei einer späteren Schwangerschaft auszuschließen (Seite 129).

Soll mein Kind geimpft werden?

Diphtherie und Tetanus. Obwohl diese beiden Infektionskrankheiten inzwischen relativ selten vorkommen, treten sie doch auf. Und die Gesundheitspolitik drängt darauf, Kinder gegen sie zu impfen. Die Erfahrungen zeigen, daß die Nebenwirkungen dieser Impfungen gering sind. Gesunde Kinder können daher

* Die Impfpläne in der DDR weichen in einigen Punkten von den bundesdeutschen ab: Es gibt keine Mumps- und keine Rötelimpfung, dagegen wird gegen Keuchhusten und Tuberkulose routinemäßig geimpft. Auch bei den Impfzeitpunkten sowie den verwendeten Impfstoffen sind zum Teil deutliche Unterschiede festzustellen. (Anm. d. Übers.)

problemlos gegen Diphtherie und Tetanus geimpft werden.

Keuchhusten (Pertussis). Keuchhusten ist vor allem für die Eltern und Betreuer des kranken Kindes eine große Belastung. Er kann außerdem schwere Lungenschäden verursachen und in schweren Fällen zum Tod führen. Andererseits entwickelt sich eine Keuchhusteninfektion nur langsam und reagiert sehr gut auf Akupunktur, Heilpflanzen und homöopathische Mittel ebenso wie auf die modernen Antibiotika. Die Wirksamkeit der Impfung steht ebenfalls noch in Frage, weil einige Kinder trotzdem an Keuchhusten erkranken. Wenn Sie einen Arzt für Naturheilkunde in der Nähe haben, der in der Behandlung von Kindern erfahren ist (was leider nicht die Regel ist), sollten Sie sich von ihm beraten lassen. Möglicherweise können Sie auf die Impfung verzichten. Wenn andererseits naturheilkundliche Hilfe für Ihr Kind nicht schnell erreichbar ist, entscheiden Sie sich vielleicht besser für die Impfung.

Polio (Kinderlähmung). Möglichst alle Kinder impfen.

Masern. In den entwickelten Ländern haben die Masern viel von ihrem Schrecken verloren. Daher ist in den meisten Fällen von einer Impfung abzuraten (Seite 126).

Röteln. Die Impfung gegen Röteln wird routinemäßig für Kleinkinder und inzwischen auch für Mädchen in der Pubertät angeboten. Das liegt daran, daß Röteln (eigentlich keine schwere Krankheit) das ungeborene Kind schädigen können, wenn die Mutter während der ersten drei Schwangerschaftsmonate an dieser Infektionskrankheit erkrankt.

Tuberkulose (Tb). Neuere Forschungen haben ergeben, daß die Impfung gegen Tuberkulose nur einen geringen Schutz gegen eine Tb-Infektion bietet. Viele Naturheilkundler kennen Patienten, die unter Nebenwirkungen dieser Impfung litten. In der Bundesrepublik werden nur Säuglinge in der ersten Lebenswoche gegen Tb geimpft, wenn eine erhöhte Ansteckungsgefahr besteht.

Gegenanzeigen für eine Impfung

Unter Gegenanzeigen (Kontraindikationen) versteht man die Gründe, die strikt gegen eine Impfung sprechen. Sie sind meist abhängig vom Einzelfall. Impfungen sind kontraindiziert, wenn

- ☐ in der Familie Epilepsie vorkommt,
- ☐ das Kind an Fieberkrämpfen und anderen Krampfanfällen gelitten hat,
- ☐ das Kind eine schwache Abwehr hat oder an ständiger Erkältung oder Husten leidet,
- ☐ das Kind bereits die Krankheit gehabt hat, gegen die geimpft werden soll,
- ☐ das Kind hyperaktiv ist.

Wenn trotz dieser Gegenanzeigen geimpft wird, kann es zu starken Reaktionen kommen, möglicherweise treten Krämpfe, Epilepsie, Lähmungen oder Hirnschäden auf.

Außerdem sollten Sie den Arzt informieren, wenn Ihr Kind auf Eier allergisch reagiert. In diesem Fall wird er ein spezielles Impfserum verwenden, da die meisten Seren gewöhnlich auf einer Eiweißbasis hergestellt sind.

Vorbereitung auf die Impfung

Eine Impfung ist natürlich ein Schock für das Abwehrsystem des Kindes. Wenn Sie sich dafür entschieden haben, Ihr Kind impfen zu lassen, sollen Sie vorher seine Gesundheit stärken. Leider gibt es dafür keine allgemeinverbindlichen Hinweise, weil jedes Kind eine individuelle Konstitution hat. Als Leitlinie sollten Sie sich die folgenden Fragen stellen:

- ☐ Leidet das Kind unter Schleimabsonderungen (aus der Brust oder der Nase)? Wenn ja, siehe Seite 36.

HEILMITTEL ZUR BEHANDLUNG DES »ECHOMUSTERS« VON IMPFUNGEN	
»Echosymptome«	Homöopathisches Mittel
Keuchhusten Polio Masern	Pertussin 30 Polio 30 Morbillinum 30

☐ Ist das Kind sehr heiß, unruhig, hyperaktiv, leidet es an Schlafstörungen, zeigt es allgemein eine schlechte Verfassung? Wenn ja, siehe Seite 164.
☐ Leidet das Kind unter unwillkürlichen Zuckungen? Wenn ja, siehe Seite 90.
☐ Hat Ihr Kind Zahnungsprobleme? Wenn ja, warten Sie solange, bis sie vorüber sind.
☐ Gibt es irgend etwas anderes, was Sie beunruhigt? Wenn Sie sich unsicher sind, wie Sie die Gesundheit Ihres Kindes stärken können, fragen Sie Ihren Arzt.

Normale Impfreaktionen

Bei einer Impfung kann es immer zu unvorhergesehenen Nebenwirkungen kommen, weil ja das Kind mit einer milden Form einer schweren Krankheit konfrontiert wird. Vom Tag der Impfung bis etwa zwei Wochen später können die sogenannten normalen Impfreaktionen auftreten. Vorausgesetzt diese Reaktionen sind nicht zu gewaltig, sind sie ein gutes Zeichen dafür, daß das Kind eine Immunität erlangt. Typische Impfreaktionen sind Fieber, Unruhe, schlechte Laune, Schlafstörungen, Appetitmangel, leichter Durchfall und ein leichter, schleimiger Husten.

Behandlung von Nebenwirkungen. Viele Impfreaktionen und besonders die länger andauernden können besonders gut mit Naturheilmitteln behandelt werden. Wenn Ihr Kind unter klaren Symptomen leidet wie Schlafstörungen oder Husten, lesen Sie die entsprechenden Seiten zu diesen Stichwörtern. Haben Sie die gewählte Therapie einen Monat lang fortgeführt, geben Sie zum Abschluß eine Einzeldosis der Nosode (homöopathisches Mittel) der Impfung, die die Probleme verursacht hat. Wenn Ihr Kind unter anderen Nebenwirkungen leidet, konsultieren Sie den Arzt.

»Echomuster« nach der Impfung

Manche Kinder leiden auch nach den normalen Impfreaktionen noch an Nebenwirkungen des »Echomusters« (Seite 25):
☐ Keuchhusten: Ein chronischer harter Husten, der monatelang kommt und geht, ja, manchmal sogar noch Jahre nach der Impfung. Er hört sich oft an wie eine leichte Form von Keuchhusten; das Kind erbricht gelegentlich Schleim aus dem Rachen; außerdem wechseln Fieber und Ohrenschmerzen monatlich.
☐ Polio: In den Wochen nach der Impfung bildet sich ein dicker zäher, grauer Schleim in Nase und Brust, der auch einen starken Husten verursacht. Außerdem können die Drüsen anschwellen.
☐ Masern: Im Monat nach der Impfung bekommt das Kind einen fiebrigen Husten, das Aushusten des gelben Schleims aus der Brust fällt ihm sehr schwer. Die Drüsen schwellen an, das Kind leidet an Schlaflosigkeit und leichtem Hautausschlag.

STILLEN UND FÜTTERN

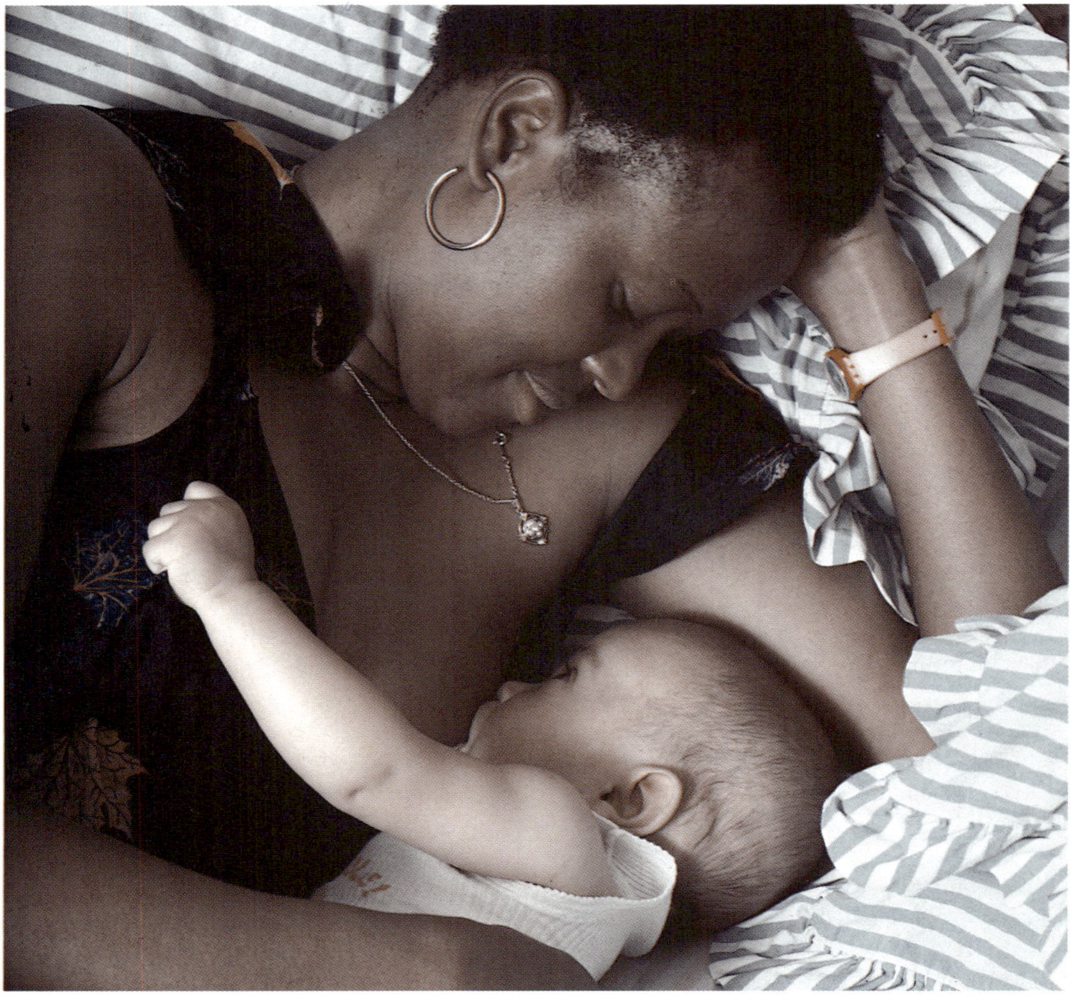

Das Stillen ist die natürlichste und einfachste Methode, ein Baby zu ernähren. Abgesehen von der intensiven gefühlsmäßigen Verbindung zwischen Mutter und Kind hat das Stillen für beide viele praktische Vorteile. So ist die Muttermilch genau den Bedürfnissen eines Babys angepaßt und damit auch eine perfekte Nahrung. Sie enthält nicht nur alle wichtigen Nährstoffe, sondern auch die Abwehrstoffe gegen Infektionen, die ein Baby erst noch entwickeln muß. Außerdem ist das Stillen auch sehr bequem: Die Milch ist praktisch

Das Stillen läßt eine innige gefühlsmäßige Verbindung zwischen Mutter und Baby entstehen.

immer fertig, auch entfällt das lästige Sterilisieren der Flaschen.

Gerade am Anfang treten manchmal Probleme beim Stillen auf. Hier helfen neben Ruhe und Geduld oft natürliche Heilmittel (Seite 136). Mit dem Füttern beginnt dann die Ablösung des Kindes von der Mutter. Sie sollte schonend erfolgen. Beginnen Sie daher langsam mit dem Füttern, achten Sie genau auf die Reaktionen und Bedürfnisse Ihres Kindes. Jedes Kind ist anders, daher hier nur einige allgemeine Hinweise.

Wann mit dem Füttern beginnen?

Mit dem Füttern fester Nahrung kann man beginnen, wenn sich das Baby selbst aus der Liegestellung aufrichten kann. Das ist gewöhnlich zwischen dem vierten und sechsten Lebensmonat der Fall. Außerdem bekommt das Baby jetzt meist seine ersten Zähne. Das Aufrichten ist der erste Schritt des Kindes in Richtung Unabhängigkeit, genauso wie feste Nahrung ein Schritt in die Selbständigkeit ist. Daher liegt es nahe, beide Schritte zeitlich miteinander zu verbinden. Zudem ist das Baby jetzt meist so hungrig, daß die Mutter überfordert wird. Viele Mütter fühlen sich nach sechs Monaten Stillens auch einfach müde und »ausgelaugt«, der Nährstoffgehalt der Milch nimmt dann langsam ab.

Die erste feste Mahlzeit

Weil das Verdauungssystem eines Babys sehr empfindlich und störungsanfällig ist, sollte es am Anfang nur kleine Portionen fester Nahrung bekommen. Beginnen Sie mit nur einem Produkt. Besonders bekömmlich sind Babyreis und Hirse. Vermeiden Sie Produkte aus Weizen, weil manche Kinder in diesem Alter auf das darin enthaltene Gluten allergisch reagieren (später können sie gewöhnlich auch Gluten verdauen). Einige Kinder reagieren auf Kuhmilch überempfindlich (Seite 37).

Lassen Sie Ihrem Kind jeweils mindestens eine Woche Zeit, sich an ein neues Lebensmittel zu gewöhnen, und vergewissern Sie sich, daß es die Mahlzeiten auch verträgt, bevor Sie den Speisezettel erweitern. Manchmal dauert es länger als einen Monat, bis das Baby etwas Neues verträgt. Warten Sie solange, denn es ist besser, das Verdauungssystem langsam und sanft in Gang zu bringen. Und keine Sorge, wenn das Baby im ersten Lebensjahr Abwechslung verschmäht und nur ein oder zwei Speisen mag. Sein Verdauungssystem wird einfach noch nicht soweit sein.

TIPS FÜRS FÜTTERN

☐ Bei der Umstellung auf feste Nahrung nur mit einem Lebensmittel beginnen.
☐ Nur ein neues Lebensmittel pro Woche.
☐ Mindestens zwei Stunden Pause zwischen den Mahlzeiten.
☐ Keine ballaststoffreiche und grobe Nahrung wie Vollkornbrot.
☐ Im ersten Lebensjahr glutenfreie Nahrung, keine Kuhmilch- und Weizenprodukte (Seite 37).

Probleme bei der Umstellung

Die Hauptprobleme bei der Umstellung auf feste Nahrung sind Verdauungsstörungen nach dem »Leberstauungsmuster« (Seite 23) und Allergien (Seite 135). Verdauungsstörungen erkennen Sie frühzeitig mit einem Blick in die Windel des Babys.

Zwischenmahlzeiten

Während der Stillzeit richten sich Zeitpunkt und Menge der Mahlzeit nach Nachfrage und Angebot. Gewöhnlich pendelt sich mit der Zeit ganz automatisch ein bestimmter Rhythmus ein, die Pausen zwischen den Mahlzeiten dauern meist zwei oder mehr Stunden. Wenn ein Kind mit der Flasche ernährt wird, fehlen die natürlichen Angebotsbeschränkungen. Normalerweise ist es selbstverständlich, ein Kind dann zu füttern, wenn es danach verlangt. Manche Babys sind aber von Natur aus gieriger und verlangen nach mehr Nahrung, als gut für sie ist (Seite 24). Dann müssen die Eltern öfters »Nein« sagen.

GESUNDE ERNÄHRUNG

Das Thema »gesunde Ernährung« ist ein weites Feld. Ein Buch wie dieses kann nur einige der wichtigsten Aspekte streifen. Dazu gehören »heiße« und »kalte« Lebensmittel, die Eigenschaften von Zucker und Fleisch sowie besondere Nahrungsmittel, die die Schleimbildung (bei Erkältung und chronischem Katarrh) begünstigen.

»Heiße« und »kalte« Lebensmittel

In der traditionellen Medizin werden die Lebensmittel nach ihren Wirkungen auf den Körper eingeteilt: Danach, ob sie »heiß« oder »wärmend«, »kalt« oder »kühlend« wirken. Einige, wie etwa Ingwer, haben ganz offensichtlich heiße Eigenschaften. Andere, wie etwa Bananen (sie sind kalt), haben nicht so sichtbare Wirkungen. Die meisten Menschen unterscheiden instinktiv zwischen heißen und kalten Lebensmitteln. So ändern wir zum Beispiel unsere Mahlzeiten mit den Jahreszeiten. Im Winter mögen wir am liebsten Eintöpfe, im Sommer bevorzugen wir dagegen einen kühlen Salat. Die Tabelle auf den Seiten 34–35 beschreibt die Eigenschaften der beliebtesten Lebensmittel.

Dieses Buch enthält stets auch Diätvorschläge zu den einzelnen Krankheiten. Wenn Ihr Kind an einer kalten Krankheit leidet, braucht es wärmende Speisen. Das heißt aber nicht, daß es solange auf alle kühlenden Lebensmittel verzichten muß. Nur insgesamt sollten wärmende Lebensmittel bei den Mahlzeiten überwiegen, kühlende durch wärmende ausgeglichen werden. Beispielsweise können Sie die kalte Eigenschaft von Melonen durch die Beigabe einer Prise Ingwer lindern. Äpfel lassen sich »erwärmen«, indem man sie zusammen mit Gewürznelken kocht und backt. Umgekehrt mildert Joghurt die heiße Wirkung von Roter Bete (wie beim russischen Nationalgericht Borscht).

ZUBEREITUNGSARTEN

Art	Wirkung
Roh	Kühlend
Kochen	Leicht kühlend bis neutral
Braten	Wärmend
Grillen	Wärmend
Rösten	Sehr wärmend

Fleisch

Fleisch enthält viel Eiweiß (Protein) und ist nahezu ideal vom menschlichen Körper verwertbar. Für Menschen, die schwer körperlich arbeiten, ist Fleisch eine gute Nahrung, für Kinder unter sieben Jahren dagegen gewöhnlich nicht.

Die Chinesen betrachten Fleisch als sehr »yang« (männlich). Das bedeutet, Fleisch macht die Menschen kräftig, aktiv und weltlich gesinnt. Die Energie, die aus Fleisch entsteht, ist sehr widerstandsfähig und aggressiv. Sie läßt sich schnell aktivieren. Ein Mensch, der ein sehr aktives und anstrengendes Leben lebt, der viel reisen und sich mit der physischen Welt auseinandersetzen muß, mag Fleisch brauchen, um diesen Lebensstil durchzuhalten. Aber Fleisch hat auch Nachteile: Nach Ansicht der Chinesen und anderer Vertreter der natürlichen Heilkunde führt der Genuß von Fleisch zu einer materiell orientierten Haltung und betäubt die Sinne, so daß der Mensch spirituelle und geistige Dinge nicht mehr wahrnehmen kann, ja ihre Existenz rundweg abstreitet.

Das Wissen um die Eigenschaften von Fleisch hilft uns dabei, herauszufinden, wann Fleisch für unsere Kinder geeignet sein könnte. Wenn ein Kind geistesabwesend und träumerisch erscheint und es ihm schwerfällt, mit seiner Umgebung zurechtzukommen (etwa nach einer langen Krankheit), dann ist

Fleisch ein hervorragendes Stärkungsmittel. Ist das Kind aber gesund und kräftig und kann sich in der Welt behaupten, dann braucht es kein Fleisch.

Zuviel Fleisch: Bei vielen Familien steht Fleisch regelmäßig auf dem Speiseplan. Ihnen mag es daher unbequem sein, für die Kinder extra zu kochen. Und viele Kinder vertragen das Fleisch auch, ohne krank zu werden. Aber es gibt auch viele Kinder, die Fleisch eben nicht vertragen. Wenn Ihr Kind eine schwache Verdauung hat, kann der regelmäßige Genuß von Fleischwaren – besonders mehrmals am Tag – zu einer Anhäufung von Giften im Körper führen und damit »latente Hitze« verursachen.

Warnsignale dafür sind:

- ☐ Pickel und Hautunreinheiten
- ☐ Verwirrtheit
- ☐ aggressives Verhalten
- ☐ Eigensucht und
- ☐ ein gelber Belag auf der Zunge

Versorgung mit Eiweiß bei fleischloser Ernährung

Mehr als weithin angenommen ist Eiweiß in Getreide, Bohnen und anderen Hülsenfrüchten enthalten. Zum Beispiel enthält Weizen bis zu acht Prozent Protein, Bohnen sogar bis zu 25 Prozent aus diesem lebenswichtigen Eiweiß (Fleisch enthält durchschnittlich 20 Prozent Protein).

Pflanzliches Eiweiß wird manchmal als zweitklassig betrachtet, weil es vom Körper nicht so einfach aufgenommen werden kann wie tierisches Eiweiß. So kann der Körper nur etwa die Hälfte des im Weizen enthaltenen Eiweißes verwerten, wenn die Mahlzeit ausschließlich aus Weizenprodukten besteht. Das liegt daran, daß dem Weizen eine bestimmte Aminosäure fehlt (Aminosäuren sind die Bausteine des Eiweiß). Dieses Problem läßt sich jedoch einfach lösen, wenn man die Mahlzeiten entsprechend sorgfältig zusammenstellt. Beispielsweise enthalten gebackene Bohnen eine Menge genau der Aminosäure, die dem Weizen fehlt. Ißt man also gebackene Bohnen zusammen mit einem Toastbrot als Beilage, kann der Körper viel mehr des im Weizen enthaltenen Eiweißes aufnehmen. Das erklärt auch, warum die traditionelle vegetarische Ernährung als Ganze im Vergleich zu den gemischten Ernährungsweisen mehr Eiweiß enthält.

Zucker

In China, wo auch heute noch Zucker etwas Außergewöhnliches ist, gilt Zucker als gut für Kinder. Das stimmt auch – allerdings nur für bestimmte Zuckerarten und ganz geringe Mengen. Zwei bis drei Gramm natürlichen Zuckers pro Tag (etwa der in Obst enthaltene Fruchtzucker) sind nützlich, weil sie das Wachstum unterstützen.

Eine solche Menge Zucker ist in China selten. Das Angebot an frischem Obst hängt stark von der Jahreszeit ab, konservierter Obstsaft ist kaum zu kaufen und raffinierter Zucker ist unerschwinglich teuer.

Bei uns ist die Situation umgekehrt. Statt Wasser trinken die Menschen meist Obstsäfte, fast alle Mahlzeiten sind mit Honig oder Zucker gesüßt, Kuchen und Kekse enthalten große Mengen Zucker. Der Pro-Kopf-Verbrauch an Zucker liegt bei 200 Gramm pro Tag! Das zusätzliche Süßen von Lebensmitteln und Mahlzeiten ist jedoch eine Verschwendung und unnötig.

Zucker hat folgende Nachteile:

- ☐ Überaktivität
- ☐ aggressives Verhalten
- ☐ starke Schleimbildung
- ☐ Schlafstörungen
- ☐ »latente Hitze« (Seite 26)
- ☐ hohe Infektionsanfälligkeit
- ☐ Zahnschäden und Zahnverlust

EIGENSCHAFTEN DER HAUPTNAHRUNGSMITTEL

KALTE LEBENSMITTEL

Apfel Zubereitung mit Gewürznelken lindert die kalte Wirkung
Banane Sehr kalt, verursacht leicht Koliken; hilft in bestimmten Fällen von Verstopfung oder Durchfall
Birne Zubereitung mit Gewürznelken lindert die kalte Wirkung
Gurken Sehr kalt, für viele Kinder schwerverdaulich
Grapefruit
Hüttenkäse
Joghurt Sehr kalt; Joghurt und Gurken dämpfen die heiße Wirkung von Curry
Kopfsalat Ein ziemlich »windiges« Gemüse, verursacht Blähungen; hemmt bei stillenden Müttern des heißen Typs die Milchbildung
Kürbis Dämpft die heiße Wirkung von Lammfleisch
Melone Ingwer gleicht die kalte Wirkung aus
Muscheln
Stangensellerie

KÜHLENDE

Aubergine
Grüne Linsen
Grüner Tee Entwässerungsmittel; regt den Stoffwechsel an, daher ein Schlankheitsmittel; enthält Teein
Hering (eingelegter)
Kalbsleber
Krebse Manche Kinder reagieren allergisch
Kresse Löst Schleim
Kuhmilch Simmern mit einer Zwiebel süßt die Milch, dämpft die kühlende und schleimfördernde Wirkung
Lammleber
Mungobohnen
Schweinefleisch Kochen in Sojasauce und Beigabe von Ingwer dämpfen die kühlende Wirkung und fördern die Verdauung
Sojamilch
Spinat
Streichkäse, Weichkäse
Tofu Enthält viel Eiweiß und Kalzium
Tomaten (rohe) Kompresse aus einer aufgeschnittenen Tomate hilft bei Sonnenbrand
Zitrone Saft mit Honig ist ein erfrischendes Getränk bei Fieber; bei Fieber des kalten Typs Ingwer hinzufügen

NEUTRALE

Datteln
Eier Hartgekochte Eier sind oft schwerverdaulich und verursachen Verstopfung
Erdbeeren Manche Kinder reagieren allergisch
Erbsen
Hering
Kalbfleisch
Kartoffeln Ein »nasses« Nahrungsmittel, zuviel verursacht Völle- und Schweregefühl; Braten oder Backen statt Kochen reduziert die »nasse« Wirkung
Kokosnuß
Maiskolben Zu grob für Kinder; hemmen die Verwertung von Eisen, Chili-Schoten neutralisieren diesen Nachteil
Pilze Helfen bei Anämie
Pflaumen Große Mengen verursachen Durchfall
Reis
Saubohnen
Stangenbohnen
Weintrauben Stärkend bei Anämie
Weißkohl
Weizen Enthält sehr viel Gluten, für die meisten Babys nicht geeignet

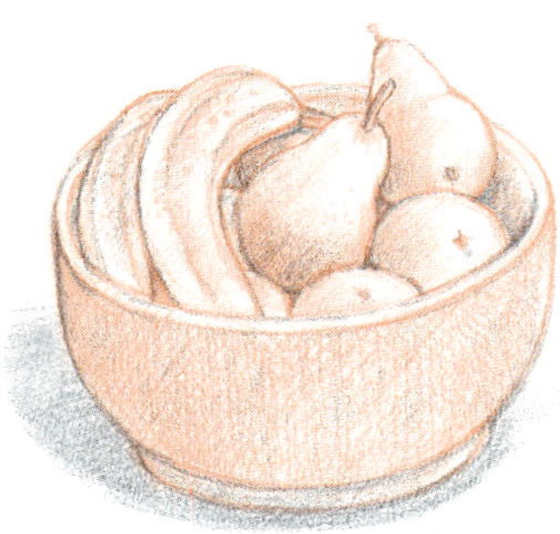

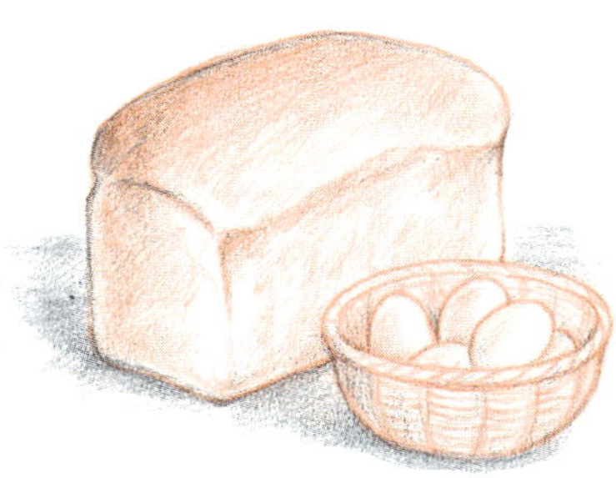

WÄRMENDE LEBENSMITTEL

Erdnüsse Geröstet stark schleim- und eiterbildend; bei chronischem Husten und Hautausschlägen vermeiden; können allergischen Ausschlag verursachen
Feigen Lösen Verstopfung
Hafer Stärkt das Nervensystem; stabilisiert das Zuckergleichgewicht
Huhn Stärkend bei Schwäche; besonders nach der Geburt
Indischer Tee Zuviel Tee kann Magen- und Darmbeschwerden sowie einen rauhen Hals verursachen
Johannisbeeren (schwarze, gekocht) Stark eisenhaltig
Karotten Gekochte Karotten (Möhren) sind die beste erste feste Nahrung für Babys
Kakao Siehe Schokolade
Kaffee Stimuliert den Geist; hilft bei Sonnenstich; zuviel Kaffee kann Leber und Herz schädigen
Kürbis
Orangen Während der Schwangerschaft und bei Migräne vermeiden; Schale von bitteren Orangen (in Marmelade) reduziert die Schleimbildung, zuviel Orangen bewirken das Gegenteil
Pastinake
Pfefferminztee Schweißtreibend bei Fieber
Rettich Löst Schleimstauungen
Rote Bohnen Verursachen Koliken, wenn zu kurz gekocht; immer mit Gewürznelken kochen
Schokolade Stärkt bei naßkaltem Wetter; zuviel verursacht Schleimstauungen; bei Neigung zu Kopfschmerzen und Migräne auf Schokolade verzichten
Schweineleber
Sesam-Samen Stark kalziumhaltig
Tomaten (gekocht)
Weiße Rübe Verursacht Blähungen; besser verdaulich, wenn mit Muskat gewürzt; fördert die Milchbildung bei stillenden Müttern
Wild Für Kinder nicht geeignet
Ziegenmilch Bei Neigung zu Schleimstauung besser geeignet als Kuhmilch
Zwiebel Reduziert Schleimbildung; zu viele Zwiebeln erhöhen den Schlafbedarf

HEISSE

Aal Oft in Aspik zubereitet, um die heiße Wirkung zu dämpfen
Braune Linsen
Chayenne-Pfeffer Für Kinder nicht geeignet
Gewürznelken Besonders wirksam zur Linderung von Blähungen; fördert die Verdaulichkeit schwerer Speisen
Ingwer Stärkend bei schwacher Verdauung; zuviel kann den Magen verbrennen
Mandeln Bittere Mandeln stärken die Lunge
Lammfleisch Manche Menschen (vor allem in östlichen Ländern) reagieren allergisch
Kardamon Als Teegewürz schweißtreibend bei Erkältungen; kann Herzklopfen und Schlaflosigkeit verursachen
Knoblauch Hervorragend zu Reduzierung von Schleim (bei chronischem Katarrh und Erkältungen) und zur Vorbeugung von Erkältungen; zuviel kann schmerzende und gerötete Augen verursachen
Pfirsich
Pfeffer (schwarzer)
Rosenkohl Kann Blähungen verursachen
Rote Bete

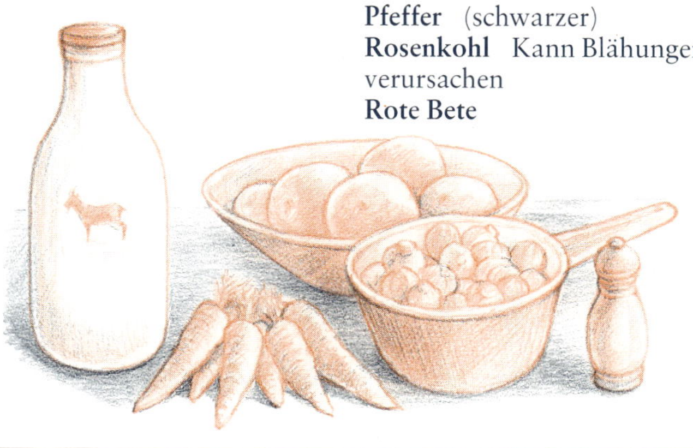

Ernährung und Schleimbildung

Die Chinesische Medizin betrachtet die Bildung von Schleim als Kennzeichen vieler Krankheiten. Starke Schleimbildung ist danach das Ergebnis von Verdauungsstörungen des »Leberstauungs-Typs« (Seite 23) oder der Unverträglichkeit bestimmter Lebensmittel.

Eßgewohnheiten und schleimige Verdauung. Neben bestimmten Lebensmitteln scheinen auch einige Eßgewohnheiten die Schleimbildung zu begünstigen. Dazu gehören zu schnelles Essen, schwere Mahlzeiten spät am Abend und Snacks zwischen den Mahlzeiten. Das Gegenteil wäre richtig: Mäßige Mengen, Hauptmahlzeit mittags und keine Zwischenmahlzeiten.

Natürliche Heilmittel zur Schleimreduktion. Bestimmte Heilmittel reduzieren die Schleimbildung im ganzen Körper (siehe Materia Medica, Seite 44–71). Hilfreiche Heilpflanzen sind Kanadische Gelbwurzel *(Hydrastis canadensis)*, Berberitze, Sauerdorn *(Berberis vulgaris)*, China-Rinde *(Cinchona officinale, China regia)* und Alant *(Inula helenium)*. Geeignete Mineralsalze (Mineralstoffe nach Dr. Schüßler) sind Natrium mur. und Kalium mur.

LEBENSMITTEL, DIE DIE SCHLEIMBILDUNG BEEINFLUSSEN

Starke Schleimbildung: Kuhmilch, Sahne, Butter, Käse, geröstete Erdnüsse, zu viele Orangen (mehr als eine pro Woche oder die entsprechende Saftmenge), Bananen, zuviel Zucker.

Schwache Schleimbildung: Gehaltvolle Nahrungsmittel, zu fette Mahlzeiten, Gebratenes, zuviel Salz oder Zucker.

Schwache Schleimreduktion: Petersilie, Stangen-Sellerie, grüner Tee, Jasmin-Tee, in Essig eingelegtes Obst und Gemüse (Pickles), Zitronen.

Starke Schleimreduktion: Knoblauch, Zwiebeln, Brunnenkresse, Meerrettich, Senf, Umeboshi-Pflaumen (japanische Spezialität: in Salz und Essig eingelegte Pflaumen).

Vorsicht: Wenn Sie Ihrem Kind eines dieser Heilmittel geben, kann der Schleim in der Lunge zunächst sehr zunehmen. Leidet das Kind an Asthma oder Atembeschwerden, diese Mittel nur unter ärztlicher Aufsicht verabreichen.

LEBENSMITTEL FÜR EINE MILCHFREIE ERNÄHRUNG

Alle Obstarten (natur, ohne Sahne)
Rosinen, Datteln, sonstige Trockenfrüchte
Alle Gemüsesorten (nicht mit Butter zubereitet)
Ziegenmilch, Sojamilch, sonstige Milchersatzstoffe (oft auf Rezept erhältlich)
Fleisch, Fisch, Eier, Leber, Niere, Geflügel
Pflanzliche Margarine, Schmalz, Brat- und Salatöle
Alle Getreidesorten, Reis, Grieß, Sago, Nudeln
Die meisten Frühstücksflocken wie Müsli, Haferflocken und ähnliche Produkte
Milchfreie Backwaren (Brot, Kuchen und Kekse)
Honig, Marmelade, Gelee
Kräuter, Gewürze, Hefe und Fleischextrakte, Salz, Pfeffer und Essig
Bitterschokolade, klares Fruchteis
Obstsaft und -brei
Tee, Kaffee, milchfreies Kakaopulver

Die milchfreie Ernährung

Einige Babys und Kleinkinder reagieren allergisch auf Kuhmilch. Sie brauchen stets eine kuhmilchfreie Ernährung. Aber auch für nichtallergische Kinder ist eine solche milchfreie Diät bisweilen nützlich, zum Beispiel, wenn sie an bestimmten Magen-Darm-Erkrankungen leiden.

Alle Nährstoffe der Kuhmilch, einschließlich des Eiweißes, sind auch in anderen Nahrungsmitteln enthalten. Sorgen Sie dafür, daß Ihr Kind viele verschiedene Ersatzlebensmittel über den Tag ißt und trinkt, damit es eine ausgewogene milchfreie Ernährung bekommt. Orientieren Sie sich bei der Zusammenstellung der Mahlzeiten an den folgenden Tabellen.

AUSTAUSCHLISTE FÜR DIE HAUPTNÄHRSTOFFE DER KUHMILCH

Nährstoff	Funktion	Ersatzprodukte
Vitamin A	Baustein für Knochen und Zähne, stärkt die Sehkraft und die Haut	Eier, Leber, Bohnen, Erbsen, Linsen, pflanzliche Margarine, Tomaten, Karotten, Aprikosen, grüner Pfeffer, Petersilie, Brokkoli, Pistazien, Gemüse mit dunkelgrünen Blättern
Vitamin B 2 Riboflavin	Baustein für die Nerven	Vollkorngetreide/Brot, Hefe, Niere und Leber
Vitamin D	Baustein für Knochen, Zähne	Pflanzliche Margarine (und Sonnenlicht)
Kalzium	Baustein für Knochen, Zähne und Nerven	Sardinen, Lachs (aus der Dose), Süß- und Salzwasserfisch, Bohnen (mit schwarzem Auge), Sojamilch, Hirse, Mandeln, Paranüsse, Sesam- und Sonnenblumensamen, Sesampaste (Tahini), Pistazien, Feigen, Orangen, Zitronen
Eiweiß Protein	Bausteine für die Zellen und die Abwehr	Sojamilch, sonstige Milchersatzstoffe, Fleisch, Fisch, Eier, Leber, Niere, Geflügel, Bohnen, Linsen, Vollkorngetreide/Reis/Nudeln, Nüsse und Körner
Fette	Baustein für die Energie, notwendig für die Verwertung von Vitamin A und D	Pflanzliche Margarine und reine Pflanzenöle, fetter Fisch (Sardinen), Fleisch, Oliven, Avocados, Nüsse und Körner

TEIL 2

DIE NATÜRLICHEN THERAPIEN

Natürliche Heilverfahren werden seit Jahrhunderten in aller Welt verwendet. Nur in unserer modernen westlichen Welt ist dieses Wissen fast verlorengegangen. Das liegt vor allem an der Vormachtstellung der Schulmedizin mit ihrer Betonung der körperlichen Symptome, ihrem riesigen Arsenal synthetischer Medikamente und ihrem starken Vertrauen in die Chirurgie.

Dieses Buch beschreibt natürliche Heilverfahren, die einfach, sicher und wirksam anzuwenden sind. Sie eignen sich besonders zur Behandlung der weit verbreiteten und weniger schweren Krankheiten im Kindesalter. Wenn Sie als Eltern Ihr Kind mit diesen natürlichen Verfahren behandeln, werden Sie bald ein stärkeres Gespür für seine Verfassung entwickeln – nicht nur in körperlicher, sondern auch in gefühlsmäßiger, geistiger und spiritueller Hinsicht. Und mit der Zeit werden Sie in der Lage sein, intuitiv die Therapien herauszufinden, die Ihrem Kind am besten helfen.

VORSICHT

Im allgemeinen sind homöopathische Heilmittel, Mineralsalze und Massagen für Kinder gefahrlos. Einige Heilpflanzen dagegen können gegenteilige Wirkungen haben. Diese sind unter dem Stichwort »Vorsicht« aufgeführt.

Vergewissern Sie sich stets, daß das gewählte Heilmittel unter den gegebenen Umständen Ihrem Kind auch wirklich nicht schaden kann. Wenn Sie auch nur kleine Zweifel hegen oder sich nicht ausführlich über das Heilmittel informieren konnten, dann lassen Sie es sein. Bitten Sie einen Arzt für Naturheilkunde um Rat.

Gliederung dieses Kapitels

Dieses Kapitel enthält die ausführlichen Beschreibungen von mehr als einhundert pflanzlicher und homöopathischer Arzneimittel, Mineralsalze, Bach-Blüten und Massagetechniken. In der Einleitung dieses Abschnitts finden Sie das notwendige Hintergrundwissen zur Anwendung der jeweiligen Therapieform.

Die Heilpflanzen, die homöopathischen Medikamente und die Mineralsalze sind alphabetisch nach ihren internationalen Bezeichnungen geordnet. Die Reihenfolge der Bach-Blüten entspricht der Darstellung ihres Entdeckers Dr. Edward Bach. Die Massagen gehen »von Kopf bis Fuß«.

Den Inhalt dieses Kapitels können Sie auf zwei Arten nutzen: Einerseits als Erläuterung von Teil 3 (Behandlung von Krankheiten im Kindesalter, Seite 80) und andererseits zur Auswahl der Heilmittel für eine bestimmte Krankheit. So ist es denkbar, daß Ihr Kind an einer Erkrankung leidet, die nicht in Teil 3 beschrieben ist. Oder eine bestimmte Heilpflanze oder ein anderes Mittel hilft Ihrem Kind besonders gut, und Sie wollen daher noch mehr über die Wirkungen und Einsatzmöglichkeiten wissen. Lesen Sie in diesen Fällen direkt in der Materia Medica unter dem Namen der Pflanze oder des Mittels nach.

Die Heilkräfte der Natur wirken sanft und beruhigend. Sie arbeiten mit dem Körper, nicht gegen ihn: Und sie helfen dem Kind dabei, seine natürliche Umwelt bewußt wahrzunehmen.

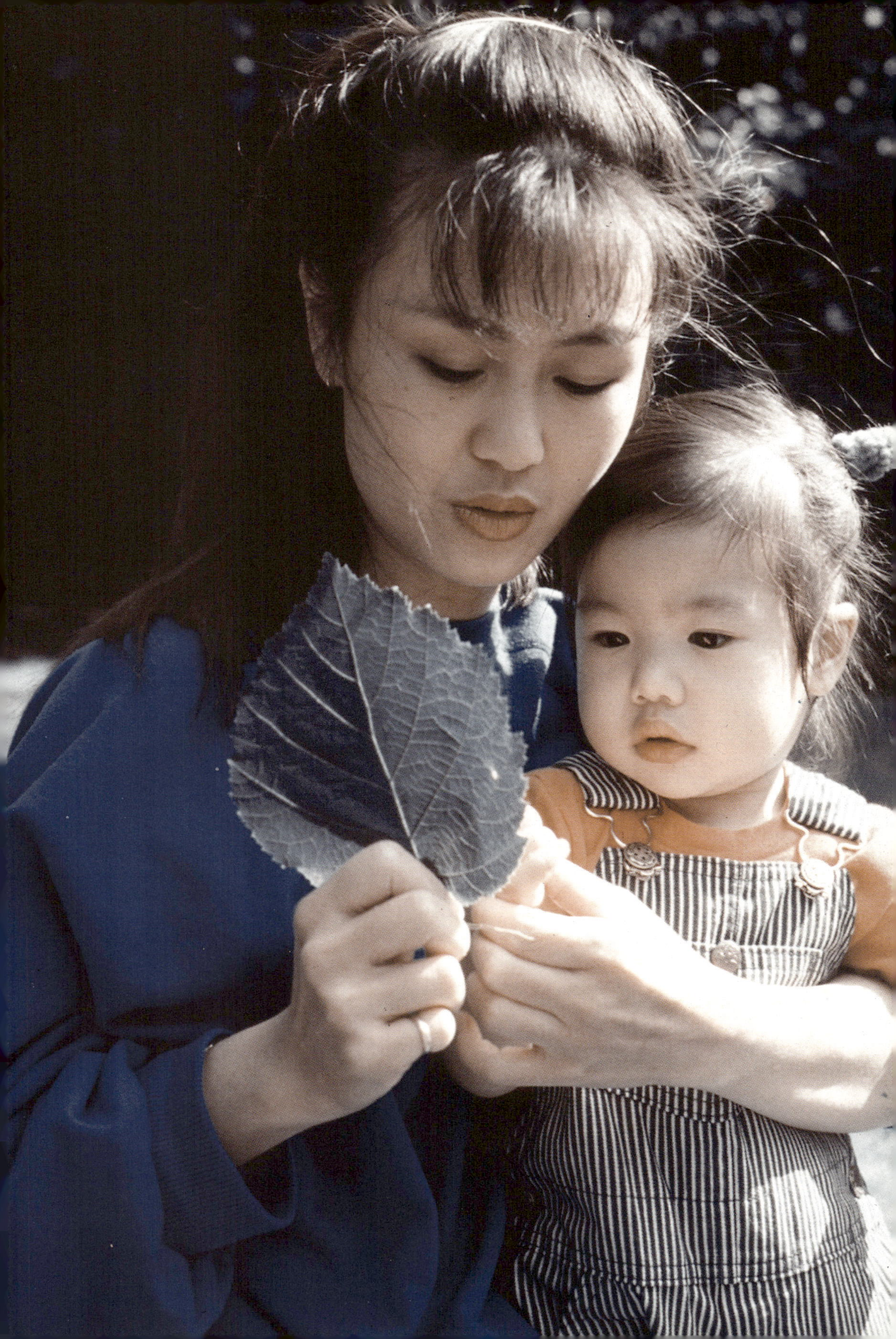

HEILKRÄUTER UND HEILPFLANZEN

Seit grauer Vorzeit haben die Menschen Kräuter und andere Pflanzen als Heilmittel verwendet. Und auch heute wird fast die Hälfte der schulmedizinischen Medikamente auf pflanzlicher Basis hergestellt.

Heilkräuter und Heilpflanzen wirken auf mehreren Ebenen. Die sichtbarste ist die physische, die materielle Ebene. Aber nur, wenn relativ große Mengen Heilpflanzen eingenommen werden. In großen Mengen haben manche Heilpflanzen übrigens denselben Nährwert wie gewöhnliche Nahrung. Tatsächlich besteht keine klare Trennungslinie zwischen einem Lebensmittel und einem Heilmittel: Zum Beispiel haben Karotten und Blattsalate recht deutliche medizinische Wirkungen und enthalten gleichzeitig viele Nährstoffe.

In neuerer Zeit hat sich herausgestellt, daß Heilpflanzen in kleineren Mengen ebenso wirksam sind, wie in großen Mengen eingenommen. Das liegt daran, daß kleine Mengen eines sorgsam hergestellten Pflanzenextraktes die »Lebenskraft« – die Energie (siehe Seite 12) oder »Schwingungen« – der Pflanze selbst enthalten.* Diese Entdeckung bedeutet einen der herausragenden Fortschritte in der Naturheilkunde, die sich heute auf die Energie konzentriert und sie mittels Heilmitteln zu stärken sucht. Im Gegensatz dazu hat die westliche Schulmedizin in erster Linie die materiellen Bestandteile des Körpers im Visier.

Die Heilmittel der natürlichen Medizin werden so hergestellt, daß sie soviel wie möglich an Energie der Pflanze enthalten. Bei der schulmedizinischen Heilmittelherstellung werden dagegen die Lebenskraft und Energie der Pflanze durch die verschiedenen technischen Prozesse der Sterilisation und Reinigung zerstört. Übrig bleibt nur noch die materielle Substanz.

Weil Naturheilmittel auf einer energetischen Grundlage wirken, sind sie besonders für Babys und Kinder geeignet. Diese kleinen Patienten haben im Vergleich zu Erwachsenen kleinere, zartere Körper. Ihre Körperfunktionen sind noch nicht entwickelt und koordiniert, dagegen liegen ihre Energiespiegel weitaus höher. Daher wirken Naturheilmethoden, insbesondere Heilpflanzen und Heilkräuter, bei Kindern schnell und zuverlässig.

Wo kann man Heilkräuter bekommen?

Getrocknete Kräuter und Pflanzen sowie die verschiedenen Zubereitungsformen sind in Apotheken, Reformhäusern und sonstigen Gesundheitsläden erhältlich (siehe Bezugsquellen, Seite 187). Im Zweifelsfall können Ärzte für Naturheilkunde und andere Heilkundige Auskunft geben.

Viele der Kräuter und Pflanzen, die in diesem Buch erwähnt sind, kann man ganz einfach im Garten oder der freien Natur sammeln. Sie werden dann zuhause getrocknet und zubereitet. Wenn Sie selbst sammeln wollen, dann beachten Sie folgende Hinweise:

- ☐ Wenn Sie die Kräuter in der freien Natur sammeln wollen, halten Sie sich an die Naturschutzgesetze. Wenn nötig, fragen Sie vorher den Landbesitzer um Erlaubnis, auf seinen Feldern zu sammeln.
- ☐ Damit Sie auch die richtigen Pflanzen sammeln: Lassen Sie sich von einer botanisch versierten Person beraten, nehmen Sie sie am besten mit. Oder verwenden Sie ein gutes Wildpflanzenbuch.
- ☐ Nehmen Sie nur frische, gesunde Pflanzen in guter Verfassung. Reißen Sie nicht die ganze Pflanze aus, sondern pflücken Sie nur einige Blätter pro Pflanze. Wenn Sie Wurzeln sammeln, müssen Sie die ganze Pflanze nehmen. Lassen Sie aber noch einige Pflanzen

* Die Entdeckung, daß kleine Mengen natürlicher Heilmittel mindestens dieselbe Wirkung haben wie große Mengen, geht zurück auf den deutschen Arzt Samuel Hahnemann (1755–1843) aus Meißen. In dem von ihm entwickelten Heilverfahren der Homöopathie spielt das Prinzip des »Verdünnens« und »Potenzierens« eine zentrale Rolle. (Anm. d. Übers.)

stehen, damit sie sich wieder vermehren können.

□ So, wie Sie auch Rückstände von Insekten- und Unkrautvernichtungsmitteln in Ihrem Essen vermeiden, sollten auch die Kräuter frei von solchen und anderen Chemikalien sein. Sammeln Sie niemals in der Nähe von stark befahrenen Straßen und Bahnlinien.

Die verschiedenen Zubereitungsformen

Tee (Infus): Um einen Kräutertee zu bereiten, gießen Sie heißes – in der Regel kochendes – Wasser über die Kräuter. Diese Methode wird besonders bei den Kräutern verwendet, die ätherische Öle enthalten. Normalerweise nimmt man einen gehäuften Teelöffel* getrockneter Kräuter auf eine Tasse. Dekken Sie die Tasse zu (mit einer Untertasse), lassen Sie den Tee fünf Minuten ziehen und gießen Sie ihn dann durch ein Sieb ab. Lassen Sie den Tee noch einen Moment abkühlen.

Manche Kräuter wie zum Beispiel Kamille** *(Chamomilla matricaria)* sind auch als Teebeutel erhältlich.

Abkochung (Dekokt): Wurzeln brauchen sehr viel länger, um ihre heilenden Bestandteile abzugeben. Für sie ist Abkochung die Methode der Wahl. Bei der Abkochung läßt man die Pflanzen(teile) in Wasser zehn bis dreißig Minuten lang bei schwacher Hitze simmern. Die Innenfläche des Topfes sollte nicht aus Metall bestehen, sondern am besten aus Emaille oder Glas. Normalerweise nimmt man drei gehäufte Teelöffel Wurzeln auf einen halben Liter Wasser. Die Mischung wird zugedeckt und später durch ein Sieb gegossen. Die Dosis für einen Erwachsenen beträgt ein Weinglas (etwa 100 ml).

* Im folgenden wird unter der Maßeinheit Teelöffel immer ein fünf Milliliter (ml) fassender Teelöffel verstanden. (Anm. d. Übers.)

** In Deutschland wird die echte Kamille, nicht die gewöhnliche in Teebeutel verpackt. (Anm. d. Übers.)

UNGEWÖHNLICHE REAKTIONEN

Wie bereits erwähnt, werden heutzutage Kräuter in sehr viel kleineren Mengen gegeben als früher. Das heißt auch, daß die exakte Dosis der Kräuter nicht so wichtig ist wie die Dosierungen bei schulmedizinischen Medikamenten. Die in diesem Buch empfohlenen Standard-Dosen sind außerordentlich sicher.

Trotzdem können Kinder in seltenen Fällen überempfindlich und allergisch auf bestimmte Heilkräuter und Heilpflanzen reagieren. Wenn Ihr Kind nach der Einnahme eines Heilmittels eine ungewöhnliche Reaktion zeigt, sollten Sie die Behandlung abbrechen und einen Arzt für Naturheilkunde um Rat fragen.

Diese Methode ist nicht geeignet für Kräuter wie etwa Katzenminze *(Nepeta cataria)*, weil sich durch das Kochen die ätherischen Öle verflüchtigen.

Tinktur: Eine Tinktur ist ein Extrakt, der durch Einlegen der Kräuter in eine Alkohol-Wasser-Mischung gewonnen wird. Normalerweise haben die Tinkturen das Mischungsverhältnis 1:5, das bedeutet: ein Teil Kräuter auf fünf Teile Alkohol-Wasser-Mischung. Die gewonnene Tinktur nennt man: »Mutter-Tinktur« oder »Ur-Tinktur«. Der Alkoholgehalt der Lösungsflüssigkeit liegt grundsätzlich bei 25 Prozent.

Der Alkohol ist notwendig, um die Tinktur zu konservieren. Bestimmte Kräuter, wie Baldrian *(Valeriana officinalis)* haben ätherische Öle, die nur durch höhere Alkoholkonzentrationen gelöst werden können. Den notwendigen Alkohol (Äthyl-Alkohol) erhalten Sie in Apotheken. Ersatzweise können Sie auch Cognac verwenden.

Bis die Tinktur fertig ist, dauert es eine Zeit: bei Tinkturen aus Blättern etwa eine Woche, bei Tinkturen aus Wurzeln etwa drei Wochen. Deswegen ist es oft am besten, fertige Tinkturen in der Apotheke, Reformhäusern und anderen Gesundheitsläden zu kaufen. Sie sind mehrere Jahre haltbar und können bequem in der Hausapotheke aufbewahrt werden.

Standard-Dosierungen

Wenn auf den nächsten Seiten und bei der Beschreibung der einzelnen Erkrankungen nicht anders angegeben, gelten folgende Dosierungen.

Getrocknete Kräuter: Erwachsene nehmen einen gehäuften Teelöffel Blätter oder einen gestrichenen Teelöffel Wurzeln. Die Dosis für Kinder beträgt ein Viertel bis die Hälfte der Erwachsenendosis. Babys erhalten nur Tee oder Abkochungen, und zwar einen Teelöffel (5 ml) der fertigen Flüssigkeit.

Wenn nicht anders vorgeschrieben, wird die Standard-Dosis bei chronischen Erkrankungen dreimal täglich, bei akuten Erkrankungen alle ein bis zwei Stunden verabreicht. Die Kräuter können trocken, nur kurz mit Wasser abgewaschen oder als Tee und Abkochung eingenommen werden.

Tee und Abkochung: Für Kinder werden die Heilpflanzen genauso zubereitet wie für Erwachsene. Sie erhalten jedoch nur ein Viertel bis die Hälfte des Tees oder der Abkochung. Babys bekommen einen Teelöffel des Tees oder der Abkochung.

Tinkturen: Die Standard-Dosis für einen Erwachsenen beträgt zehn Tropfen der »Muttertinktur« dreimal täglich. Wenn Sie vier verschiedene Kräutertinkturen einnehmen sollen, heißt das dreimal täglich 40 Tropfen. (Verwenden Sie eine Flasche mit Tropfeneinsatz – erhältlich in der Apotheke: Nur so können Sie die Tropfen richtig abmessen. Ein Milliliter Flüssigkeit sollte aus 30 bis 40 Tropfen bestehen.)

Die Standard-Dosis für Kinder ist sehr viel kleiner. Zwei bis drei Tropfen täglich sind gewöhnlich ausreichend. Babys erhalten dreimal täglich einen Tropfen. Bei akuten Erkrankungen kann die Dosis alle zwei Stunden gegeben werden.

Verdünnen Sie die Tinkturen stets mit Wasser! Mischen Sie die Dosis in einer Tasse mit 50–100 ml Wasser und lassen Sie das Kind davon nippen. **Geben Sie die Tinkturen niemals unverdünnt:** Der hohe Alkoholgehalt kann die feine empfindliche Haut im Mund des Kindes verbrennen.

Äußerliche Anwendung

Wenn sich Ihr Kind weigert, Tee oder verdünnte Tinkturen zu trinken, können Sie die Heilmittel auch äußerlich anwenden. Reiben Sie die Bauchdecke des Kindes dreimal täglich mit der Tinktur (jeweils Standard-Dosis) des gewählten Mittels ein. Diese Methode ist besonders für Babys geeignet, die unter Verdauungsproblemen leiden. Sie können das Heilmittel (Tee, Abkochung oder Tinktur) aber auch dem Badewasser zusetzen: Pro Vollbald das Zehn- bis Zwanzigfache der Standard-Dosis. Das Mittel dringt während des Bades in die Haut des Kindes ein und kann im Körper wirken.

VERZEICHNIS DER HEILKRÄUTER UND HEILPFLANZEN

Jedes pflanzliche Heilmittel besitzt eine »Aura«, die seine Eigenschaften charakterisiert. Die Aura der Fenchelblätter z. B. hat eine spitze, stachelige Form, die auf die verdauungsfördernde Wirkung hinweist. Der sanfte, warme Kreis der Blüten kennzeichnet die heilende Eigenschaft.

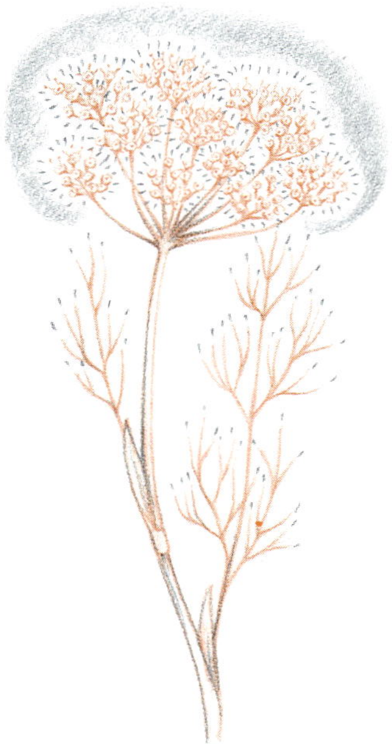

Die sanfte und gleichmäßige Aura von Salbei charakterisiert die große beruhigende und ausgleichende Wirkung dieser Pflanze auf das Verdauungssystem.

MATERIA MEDICA DER HEILPFLANZEN

Achillea millefolium
Schafgarbe

Verwendete Teile: Ganze Pflanze.
Wirkungen: Schweißtreibend bei Fieber, stopfend, stärkend, anregend, wärmend.
Indikationen: Vor allem, um Patienten mit Schüttelfrost zum Schwitzen zu bringen. Auch sehr kräftigend, kann deshalb in allen Fieberstadien und auch noch einige Tage nach Abklingen des Fiebers gegeben werden, um Appetit und Kräfte zu stärken. Außerdem hilfreich bei Masern, bevor der Ausschlag beginnt, zur Blutstillung (etwa beim Nasenbluten), bei Nachtkrämpfen kalter Natur sowie für Beulen, Pusteln und Pickel. Oft mit Weißdorn *(Crataegus oxycantha)* kombiniert als allgemeines Stärkungsmittel. Im Frühjahr zur Kühlung von »latenter Hitze«.
Dosis: Zur Fiebersenkung ¼ Teelöffel der Tinktur in warmem oder heißem Wasser alle 2 Stunden für Kinder über 5 Jahren.
Gegenanzeigen: Keine.

Acorus calamus
Kalmus

Verwendete Teile: Wurzel.
Wirkungen: Anregend für den Magen, lindert Blähungen, fördert den Gallenfluß, entwässernd.
Indikationen: Hauptsächlich bei Verdauungsstörungen, verdorbenem Magen und Krämpfen mit Blähungen. Fördert die Verdauung schwerer Speisen. Wenn mit Wermut *(Artemisia absinthium)* und Waldmeister *(Asperula odorata)* kombiniert, sehr wirksam gegen Reisekrankheit; die Mischung ist allerdings sehr bitter. Entwässernd wirkt Kalmus, indem er stehende Flüssigkeit aus dem Verdauungssystem treibt. Kalmus hilft außerdem bei Gicht, weil er den Körper von Harnsäure reinigt.
Gegenanzeigen: Keine.
Vorsicht: In den USA als Heilmittel verboten.

Althea officinalis
Eibisch, milde Malve

Verwendete Teile: Blätter.
Wirkungen: Kühlend und beruhigend.
Indikationen: Zur Linderung von Entzündungen, besonders der Harnwege und des Atmungstraktes. Hilfreich bei Blasen-, Harnleiter- und Nierenentzündungen; wenn mit anderen Heilpflanzen für die Brust kombiniert auch bei Bronchitis sowie Brust- und Rippenfellentzündungen. Eibisch kann äußerlich aufgetragen werden bei Entzündungen und Arthritis. Auch als Mundspülung bei entzündetem Zahnfleisch sowie rauhem oder entzündetem Gaumen empfohlen.
Dosis: Eibisch muß in größeren Mengen gegeben werden, um zu wirken: 1 gehäufter Teelöffel getrockneter Blätter oder ¼ Teelöffel Tinktur pro Dosis. Die Hälfte dieser Dosis für Kinder unter 3 Jahren, das Doppelte für Kinder ab 8 Jahren.
Gegenanzeigen: Keine.
Vorsicht: Jeglichen Kontakt mit metallischen Gegenständen bei der Zubereitung des Heilmittels vermeiden!

Anthemis nobilis
Unechte, gewöhnliche Kamille

Verwendete Teile: Blüten.
Wirkungen: Beruhigt den Magen, lindert Schmerzen, klärt das Denken, entspannt Krämpfe.
Indikationen: Kamille ist eines der am meisten verwendeten Heilmittel zur Beruhigung und Linderung, besonders wenn das Kind »überhitzt« und erregt ist. Das gilt vor allem für den »starken Typ«, dessen Gesicht gerötet ist und der schreit. Mittel der ersten Wahl bei Schlafstörungen und Übererregung. Beruhigt Krämpfe, daher auch bei Koliken empfohlen. Hilft Kindern beim Zahnen, obwohl die echte Kamille *(Chamomilla matricaria)* noch wirksamer ist.

Menschen, die Kaffee trinken, werden vom Geschmack der Kamille abgestoßen. Wenn sie zwei Wochen mit dem Kaffeetrinken pausieren, können sie die Kamille besser ertragen.
Dosis: Der Tee sollte leicht strohfarben aussehen. Bei Bedarf mit Honig süßen. Für Babys ist 1 Teelöffel Tee genug, größere Kinder erhalten eine halbe bis eine ganze Tasse.
Gegenanzeigen: Keine.

Arnica montana
Arnika (Bergwohlverleih)

Verwendete Teile: Blütenblätter.

Wirkungen: Heilt Quetschungen (Blutergüsse) und Schwellungen nach Unfällen.
Indikationen: Äußerliche Quetschungen und Schwellungen, aber auch innerliche Blutergüsse und Quetschungen.
Dosis: Kompressen mit Arnika-Tinktur auf die verletzten Körperteile legen. Für die innerliche Anwendung gibt man 2–3 Tropfen Tinktur auf eine halbe Tasse Flüssigkeit.
Gegenanzeigen: Niemals Arnika-Tinktur auf offene, blutende Wunden geben, weil deren Alkohol brennende Schmerzen verursacht.
Vorsicht: Wiederholte Anwendung von Arnika-Kompressen kann zu Entzündungen führen. Innerliche Anwendung kann die Verdauung stören und Darmentzündungen verursachen. In hohen Dosen kann Arnika außerdem zu Herzklopfen führen.
Wichtig: Arnika gehört in der Bundesrepublik zu den gefährdeten Pflanzen und darf nicht gesammelt werden.

Barosma betulina (Agathosma betulina)
Bucco (Buccoblätter)

Verwendete Teile: Blätter.
Wirkungen: Entwässernd, schweißtreibend bei Fieber, verdauungsfördernd, heilt Entzündungen der Harnwege, leicht anregend.
Indikationen: Sehr wirksam bei Entzündungen der Nieren, Harnleiter und Blase; bei akuter Blasenentzündung oft schneller wirkend als die meisten starken Antibiotika – ohne Nebenwirkungen. Oft zusammen mit Schachtelhalm *(Equisetum arvense)* und Klebkraut *(Galium aparine)* verwendet. Als Gurgelmittel bei rauhem Hals und Halsentzündung. Bucco hat einen besonderen Geruch.
Gegenanzeigen: Nicht bei Nierenerkrankungen.

Calendula officinalis
Ringelblume

Verwendete Teile: Blütenblätter.
Wirkungen: Kühlt und beruhigt die Haut, antiseptisch.
Indikationen: Als Creme oder Salbe bei Hautproblemen. (Auch als Badezusatz geeignet.) Ringelblume kühlt und beruhigt Entzündungen der Haut, hilft bei Kratzern, Ausschlägen, Geschwüren und Warzen. In vielen Fällen besser als Kortison-Salben, ohne Nebenwirkungen. Wegen antiseptischer Eigenschaft können Salbe oder Tee zur Sterilisation auf offene Wunden gegeben werden. Wiederholte Anwendung bei Krampfadern bewährt. Lotion aus den Blütenblättern beruhigt entzündete Augen.
Gegenanzeigen: Keine.
Vorsicht: Niemals Ringelblumentinktur bei Augenbeschwerden verwenden, denn der in der Tinktur enthaltene Alkohol kann schwere Verätzungen verursachen.

Chamomilla matricaria (Matricaria chamomilla)
Echte Kamille

Verwendete Teile: Blüten.
Wirkungen: Sehr ähnlich der unechten, gewöhnlichen Kamille *(Anthemis nobilis)*, aber stärker beruhigend, besonders wirksam bei Zahnungsbeschwerden und zur Linderung von Krämpfen.
Indikationen: Siehe *Anthemis nobilis*.
Gegenanzeigen: Keine.

Chionathus virginica
Schneeflockenbaum

Verwendete Teile: Rinde der Wurzel.
Wirkungen: Unterstützt die Funktionen der Leber, leicht entwässernd, kräftigend.
Indikationen: Eines der wichtigsten Mittel bei träger Verdauung, insbesondere bei Fettunverträglichkeiten. Auch hilfreich bei Appetitmangel. Besonders wirksam bei Patienten, die eine gerötete Zunge mit gelbem Belag haben. Gut für Kinder (über sieben Jahren), die unter streßbedingten Verdauungsbeschwerden leiden. Hilft außerdem bei der Erholung nach starkem Durchfall. Auch bei Gallensteinen im Erwachsenenalter. Verträgt sich sehr gut mit Virginischem Ehrenpreis *(Leptandra virginica)*.
Gegenanzeigen: Weil Schneeflockenbaum den Gallenfluß anregt und abführend wirkt, das Mittel nicht während einer akuten Durchfallerkrankung geben.

Crataegus oxycantha
Weißdorn

Verwendete Teile: Fruchtfleisch der Beeren.
Wirkungen: Stärkt das Herz,

MATERIA MEDICA DER HEILPFLANZEN

beruhigend, entwässernd, lindert Krämpfe, allgemein kräftigend.
Indikationen: Bei Kindern wirksam bei Schlaflosigkeit wegen Übererregung, Überforderung oder Schwäche. Bei Babys kann Weißdornextrakt (der Menge einer Beere entsprechend), nach dem Füttern gegeben, die Milchverdauung unterstützen und »Leberstauungen« verhindern (Seite 23). Eines der besten Mittel zur Herzkräftigung bei Erwachsenen.
Gegenanzeigen: Keine.

Echinacea purpureae
Roter Sonnenhut

Verwendete Teile: Wurzel.
Wirkungen: Schleimlösend, blutreinigend, antiseptisch, antibiotisch.
Indikationen: Alle Beschwerden, die mit schneller Eiterbildung verbunden sind, wie Furunkel und Beulen. Hilft bei allen Hautunreinheiten, Masern und Windpocken. Stark wirksam auch bei abgespannter und apathischer Verfassung, Erkrankungen mit Schleimabsonderung (Husten, Schnupfen) und bei allgemein schwachen Abwehrkräften gegen bakterielle Infektionen.
Dosis: 50 Milligramm Wurzeln pro ¼ Liter Wasser als Abkochung oder ein ¼ Teelöffel der Tinktur in Wasser verdünnt pro Dosis. Die Hälfte dieser Menge für Kinder unter 3 Jahren, das Doppelte für Kinder über 8 Jahren.
Gegenanzeigen: Keine.
Vorsicht: Nicht notwendig, wenn die angegebenen Dosierungen nicht eigenmächtig erhöht werden. Allerdings hat die amerikanische »Food and Drug Administration« (vergleichbar dem deutschen Bundesgesundheitsamt, Anm. des Übers.) kürzlich darauf hingewiesen, daß große Mengen Roten Sonnenhuts im Tierversuch unerwünschte Nebenwirkungen haben. Es gibt jedoch keinen Beweis dafür, daß diese Ergebnisse auf die kleinen Dosen, die für die Anwendung in der Humanmedizin empfohlen werden, übertragbar sind.

Equisetum arvense
Schachtelhalm (Katzenschwanz, Zinnkraut)

Verwendete Teile: Ganze Pflanze.
Wirkungen: Entwässernd, blutstillend, austrocknend, kühlend, senkt den Blutdruck.
Indikationen: Hauptsächlich bei Nieren- und Blasenbeschwerden wie Wasser in den Beinen, sonstige Wassereinlagerungen im Körper (Ödeme), Harnzurückhaltung, Blasen- und Nierenentzündungen und Geschwüre der Harnwege. Ferner zur Stillung von Blutungen wie Nasenbluten und starken Menstruationsblutungen. Eine 20minütige Abkochung von Zinnkraut hilft bei Lungentuberkulose.
Gegenanzeigen: Keine bei Kindern. Erwachsene mit Bluthochdruck sollten die Behandlung mit einer kleinen Dosis beginnen.

Farfara tussilago (Tussilago farfara)
Huflattich

Verwendete Teile: Alles.
Wirkungen: Schleimlösend bei Katarrh, lindert Entzündungen, kräftigend.
Indikationen: »Tussilago« meint übersetzt »Schleimförderer«, daher ist Huflattich das Hauptmittel für Lungenbeschwerden. Kräftigt die Luftwege (Bronchien). Oft kombiniert mit weißem Andorn *(Marrubium vulgare)* und Süßholz *(Glycyrrhiza glabra)*.
Gegenanzeigen: Keine.

Foeniculum vulgaris
Fenchel

Verwendete Teile: Samen.
Wirkungen: Verdauungsfördernd, lindert Blähungen und Koliken, fördert den Milchfluß bei stillenden Müttern.
Indikationen: Das Hauptmittel für Babys, weil es die Verdauung unterstützt und Koliken lindert – obwohl es »Leberstauungen« nicht beseitigt (Seite 23).
Dosis: Dieses wunderbare Heilmittel kann ohne Risiko in größeren Mengen gegeben werden. Am besten als Tee: 1 gestrichener Teelöffel getrockneter Samen auf ¼ Liter Wasser, bei Bedarf mit Honig süßen.
Gegenanzeigen: Keine.

Gentiana lutea
Gelber Enzian

Verwendete Teile: Wurzel.
Wirkungen: Stärkend, fördert

den Gallenfluß, fiebersenkend, hilft bei Würmern.
Indikationen: Sehr stärkend bei Schwächezuständen jeglicher Art, besonders bei Appetitmangel nach überstandener Krankheit. Hilft bei Erbrechen, wirksam bei allen Formen von Magen-Darm-Beschwerden, vor allem des »Lebertyps«: Verdauungsprobleme nach Genuß schwerer und/oder zu großer Mahlzeiten. Kann auch leichte Attakken von »Leberbeschwerden« heilen (Seite 23). Besser kombiniert mit Virginischem Ehrenpreis *(Leptandra virginica)*. Auch hilfreich bei Gelbsucht, weil Gallenfluß fördernd. Gelber Enzian hat allerdings einen sehr bitteren Geschmack, je höher die Dosis, desto bitterer.
Gegenanzeigen: Keine.

Geranium maculatum
Storchschnabel (gefleckter)

Verwendete Teile: Alles.
Wirkungen: Adstringierend (austrocknend, stopfend), stärkend, blutstillend.
Indikationen: Durchfall, Ruhr und ähnliche Erkrankungen. Stillt Blutungen aller Art, auch blutende Hämorrhoiden und starke Blutungen der Gebärmutter. Hilft ferner bei Inkontinenz und stark nässenden Wunden.

Alle Geranium-Arten haben ähnliche Eigenschaften. *Geranium robertianum* (Ruprechtskraut) kann *Geranium maculatum* ersetzen.
Dosis: Das Doppelte der Standard-Dosis (Seite 55).
Gegenanzeigen: Keine.

Glycyrrhiza glabra
Süßholz

Verwendete Teile: Wurzel.
Wirkungen: Stärkt und regt die Brust an, allgemein kräftigend, unterstützt die Verdauung.
Indikationen: In der westlichen Medizin wird Süßholz vor allem zur Schleimbildung und -lösung bei Katarrh verwendet, daher in vielen Hustensäften enthalten. In der Chinesischen Medizin gilt Süßholz als »die Königin der Heilpflanzen«, noch höher bewertet als Stärkungsmittel wie Ginseng. Süßholz allein löst Schleim und wirkt blutreinigend, besonders bei Eiterbeulen und chronisch rauhem Hals. Auch bei Magengeschwüren und Verstopfung. Kombination mit anderen Heilpflanzen erhöht die Wirkung. Süßholz ist eine Energiequelle, die erst durch andere Pflanzen erschlossen werden muß. Huflattich *(Farfara tussilago)* zum Beispiel lenkt die Energie von Süßholz in die Lungen, für Atmungsbeschwerden empfohlen.
Gegenanzeigen: Nicht während Schwangerschaft, bei Bluthochdruck und Nierenbeschwerden verwenden.
Vorsicht: Hohe Dosen, über einen längeren Zeitraum eingenommen, können Bluthochdruck und gegenteilige Wirkungen (wie starke steroidhaltige Medikamente) verursachen.

Hydrastis canadensis
Kanadische Gelbwurzel

Verwendete Teile: Wurzel.
Wirkungen: Allgemein kräftigend, schleimlösend, leicht abführend.
Indikationen: Wichtiges und wirksames Stärkungsmittel für das Verdauungssystem. Fördert die Verdauung und den Transport der Nahrung durch den Magen-Darm-Trakt. Mittel der Wahl bei langandauernden Beschwerden aufgrund zu starker Schleimbildung; geeignet zur Langzeitbehandlung. Für chronischen Husten mit anderen Mitteln für die Brust kombinieren, etwa Huflattich *(Farfara tussilago)*. Verdünnter Tee zum Auswaschen gereizter und entzündeter Augen.
Gegenanzeigen: Nicht während der Schwangerschaft einnehmen, da Gefahr vorzeitiger Wehen.
Vorsicht: Das Mittel fördert zu Anfang der Behandlung die Ausscheidung von Schleim, daher mit kleinen Dosen beginnen.

Hypericum perforatum
Johanniskraut

Verwendete Teile: Blüten und Blätter.
Wirkungen: Entspannt und stärkt die Nerven, lindert Verletzungsschmerzen, heilt tiefe Wunden, entspannt die Brust, stopfend.
Indikationen: Bei Kindern hauptsächlich zur äußerlichen Anwendung als Salbe oder Öl. Wertvoll zur Schmerzstillung und bei der Heilung von Quet-

MATERIA MEDICA DER HEILPFLANZEN

schungen, da das am schnellsten wirkende pflanzliche Heilmittel für das Nervensystem. Besonders wirksam zur Schmerzstillung und Heilung von Fingern, die in einer Tür eingeklemmt waren (Seite 181). Öl ist das Mittel der Wahl; wenn die Haut nicht verletzt ist, auch als Tinktur geeignet. Öl unterstützt die Heilung tiefer und eitriger Wunden. Innerliche Anwendung von verdünnter Tinktur oder Tee zur Narbenglättung und -heilung nach Operationen oder Verletzungen. Auch wirksam bei Arthritis der Hüfte. Johanniskraut ist ein »Lichtbringer« und daher hilfreich bei Depressionen, die sich im Winter verschlimmern.
Gegenanzeigen: Wenn der Patient sehr erschöpft ist, kann Johanniskraut Depressionen verursachen.
Vorsicht: Niemals Johanniskraut-Tinktur auf offene Wunden geben, da der in der Tinktur enthaltene Alkohol starke Schmerzen hervorruft. Hohe Dosen können Überempfindlichkeit gegen Licht verursachen. Von der amerikanischen »Food and Drug Administration (FDA)«* als »unsicher« eingestuft.

Hyssopus officinalis
Ysop, Hyssop

Verwendete Teile: Ganze Pflanze.
Wirkungen: Beruhigt Husten, kräftigt die Lunge, stärkt den Magen, lindert Blähungen, stopfend, schweißtreibend bei Fieber.
Indikationen: Hauptsächlich zur Stärkung der Lungenfunktion. Wirksam bei allen Lungenbeschwerden, sowohl chronischem Katarrh als auch akuten Infektionen. Enthalten in vielen Hustenmitteln. Als kräftigendes und schweißtreibendes Mittel in allen Stadien von Erkältungs- und Grippeerkrankungen empfohlen. Ferner bei Koliken und Blähungen.
Gegenanzeigen: Keine.
Vorsicht: Kinder vertragen nur kleine Mengen Ysop-Öl.

Inula helenium
Alant

Verwendete Teile: Wurzel.
Wirkungen: Schleimlösend bei Bronchitis, verringert die Schleimproduktion, entwässernd, kräftigend, antiseptisch, fördert den Gallenfluß.
Indikationen: Ausgezeichnetes Mittel bei allen Lungenbeschwerden wie Husten, Bronchitis, Asthma und Emphysem. Auch bei Entzündungen der Haut und allen Beschwerden, die mit Eiterbildung einhergehen. Auch zur Entwässerung, Klärung verschwommener Augen, Förderung des Gallenflusses und Schmerzen in den Seiten, weil es die Leber klärt. Für Babys besonders bei Husten mit »Leberstauung« (Seite 23).
Gegenanzeigen: Blutarme Patienten dürfen nicht mehr als 100 Gramm Wurzel pro Tag verwenden.

Iris versicolor
Buntfarbige Schwertlilie

Verwendete Teile: Getrocknete Wurzel.
Wirkungen: Abschwellend, besonders für das gesamte Drüsensystem, verflüssigt dikken Schleim, entwässernd, verursacht in hohen Dosen Durchfall, anregend.
Indikationen: Hauptsächlich bei »Echokrankheiten« (Seite 25), wenn mit Ansammlungen dicken Schleims und geschwollenen Drüsen verbunden (Katarrh). Bei erstmaliger Anwendung führt die schleimlösende Wirkung zu stärkerem Husten. In kleinen Dosen mild abführend. Hilfreich bei vielen Hautbeschwerden.
Gegenanzeigen: Nicht bei entzündlichen Erkrankungen.
Vorsicht: Nur getrocknete Wurzel in kleinen Dosen verwenden. Höhere Dosen verursachen Durchfall.

Juglans cinerea
Butternuß

Verwendete Teile: Rinde der Wurzel.
Wirkungen: Abführend, schleimlösend, klärt »Leberstauung« (Seite 23), treibt Würmer aus.
Indikationen: Chronische Verstopfung, besonders wenn mit Hauterkrankung verbunden. Entfernt Schleim aus der Leber und den Verdauungsorganen, daher gut bei Verstopfung vom Typ »Leberstauung« (Seite 23). Kleine Dosen wirken abführend, große Dosen verursachen Darment-

* Vergleichbar dem deutschen Bundesgesundheitsamt. (Anm. d. Übers.)

zündungen. Eng verwandt mit dem Bach-Blütenmittel Walnuß (Seite 70).
Gegenanzeigen: Nicht verwenden bei Durchfall.
Vorsicht: In hohen Dosen stark abführend, nicht geeignet für Babys.

Leonurus cardiaca
Herzgespann, Wolfstrapp

Verwendete Teile: Ganze Pflanze.
Wirkungen: Beruhigt und belebt das Nervensystem, gut bei Menstruationsbeschwerden, krampflösend, schweißtreibend bei Fieber, kräftigend.
Indikationen: Der botanische Name weist auf die starke belebende Wirkung auf das Herz hin. Besonders gut bei Herzklopfen nervöser und emotionaler Ursache. Stärkend bei allen Frauenleiden. Ferner besonders hilfreich bei nervöser Verwirrung, nervenberuhigend. Stärkt und beruhigt fiebernde Kinder, die vor Angst außer sich sind. Verhindert Fieberanfälle, hilft bei bestimmten Formen von Schlaflosigkeit.
Gegenanzeigen: Keine.
Vorsicht: Nicht während Schwangerschaft einnehmen.

Leptandra virginica
Virginischer Ehrenpreis

Verwendete Teile: Getrocknete Wurzel.
Wirkungen: Klärt »Leberstauung« (Seite 23), verursacht in hohen Dosen Durchfall, stärkend, schweißtreibend bei Fieber.
Indikationen: Hauptsächlich zur Lösung dicken Schleims (Katarrh) im Verdauungstrakt und der Leber. Löst auch den dicksten und verstecktesten Schleim, daher besonders für Kinder mit »Leberstauung« geeignet. In kleinen Dosen treibt es den Schleim in den Darm und verschlimmert dadurch kurzzeitig Stuhlinkontinenz. In hohen Dosen entzündungserregend. Kann trotzdem auch bei Durchfall in kleinen Dosen gegeben werden. Bei anderen Beschwerden wegen stärkender Wirkung auch zur langfristigen Behandlung angezeigt. In der ersten Woche können Blähungen auftreten.
Gegenanzeigen: Keine, solange die getrocknete Wurzel verwendet wird, frische Wurzel enthält schädliche Bestandteile.
Vorsicht: Zu Beginn der Behandlung wegen starker Darmtätigkeit eventuell Blähungen und Schlafstörungen. Hohe Dosen wirken abführend, nicht für Babys geeignet.

Lobelia inflata
Lobelie (indianischer Tabak)

Verwendete Teile: Ganze Pflanze.
Wirkungen: Allgemein entspannend, schweißtreibend bei Fieber, schleimlösend bei Katarrh der Brust, verursacht in hohen Dosen Erbrechen, blutdrucksenkend.
Indikationen: Eines der wirksamsten Entspannungsmittel, wirkt auch besonders auf die Brust; daher vor allem bei Asthma zur Schleimlösung und Förderung des Auswurfs empfohlen. Geeignet auch bei allen trockenen Husten einschließlich Krupp- und Keuchhusten. Auch bei Schock, Trauma, Bluthochdruck und allen Arten von Spannungszuständen. Reinigend, daher bei Eiterbeulen hilfreich.
Gegenanzeigen: Nicht für Patienten, die einen Nervenzusammenbruch hatten oder sich in einem geistigen Verwirrtheitszustand befinden.
Vorsicht: Kleine Dosen können vorübergehend zu einem Engegefühl im Hals und leichter Übelkeit führen. Hohe Dosen verursachen Brechreiz und Erbrechen. Nur auf ärztliche Anweisung geben.

Lupulus humulus
(Humulus lupulus)
Hopfen

Verwendete Teile: Blüten.
Wirkungen: Beruhigt die Nerven, lindert Schmerzen, fördert Schlaf, entwässernd.
Indikationen: Nervenentzündungen, Nervenschmerzen, nervöse Schmerzen und Reizbarkeit, Schlaflosigkeit. Auch Dampfbäder helfen. Bei Schlafproblemen mit Hopfen gefülltes Kopfkissen probieren.
Gegenanzeigen: Nicht bei Bettnässen, großer Antriebsarmut und Depression. Übermäßiger Gebrauch steigert Schlafbedürfnis.
Vorsicht: Manche Menschen reagieren überempfindlich, sie bekommen Hautausschläge.

MATERIA MEDICA DER HEILPFLANZEN

Marrubium vulgare
Weißer Andorn

Verwendete Teile: Alles.
Wirkungen: Schleimlösend und auswurffördernd bei Katarrh der Brust, stärkend, leicht entwässernd.
Indikationen: Gut bei allen Lungenbeschwerden, besonders wenn große Mengen feuchten Schleims ausgehustet werden.
Gegenanzeigen: Keine.

Nepetia cataria
Katzenminze

Verwendete Teile: Alles.
Wirkungen: Schweißtreibend bei Fieber, lindert Verspannungen und Krämpfe, beruhigt die Nerven, bessert Blähungen und Völlegefühl, allgemein kräftigend.
Indikationen: In erster Linie Heilmittel für Kinder, besonders bei Kopfschmerzen, Nervosität, drückende Schmerzen, Schlaflosigkeit. Bei Fieber schweißtreibend ohne Hitzegefühle, daher besonders bei Fieberanfällen und Scharlachfieber.
Dosis: Bei der Behandlung von Fieberanfällen ist eine höhere Dosis als die Standard-Dosis angezeigt. Für ein Baby bis zu 1 gehäufter Teelöffel (5 ml) getrockneter Pflanze pro Teedosis, Erwachsene erhalten 4–6 gehäufte Teelöffel pro ¼ Liter Wasser.
Gegenanzeigen: Keine.
Vorsicht: Der aktive Wirkstoff von Katzenminze ist ätherisch, deswegen als Tinktur oder Tee zubereiten, niemals kochen.

Passiflora incarnata
Passionsblume

Verwendete Teile: Getrocknete Pflanze.
Wirkungen: Beruhigt das Nervensystem, sedierend, löst Verspannungen und Krämpfe.
Indikationen: Hilfreich bei Schlaflosigkeit und nach Aufregungen, etwa Parties und bestimmten Fernsehprogrammen. Auch bei Neuralgien (Nervenentzündungen), Migräne, verursacht durch Übererregung sowie Delirium, Hysterie, Epilepsie und Krampfanfällen bei Kindern. Auch fertig zubereitet in Tablettenform erhältlich. In kleinen Dosen ohne Risiko für die Langzeitbehandlung geeignet, ohne Nebeneffekte oder Entzugssymptome.
Gegenanzeigen: Keine.
Vorsicht: In hohen Dosen (mehr als 2 Eßlöffel getrockneter Kräuter täglich) kann Passionsblume Migräne verursachen.

Phytolacca decandra
Kermesbeere

Verwendete Teile: Getrocknete Wurzel.
Wirkungen: Stauungslösend, besonders für das Drüsensystem, lindert starke Schleimbildung bei Katarrh, heilt chronische Mandelentzündung, verursacht Erbrechen und/oder Durchfall.
Indikationen: Zusammen mit buntblättriger Schwertlilie *(Iris versicolor)* das Hauptmittel für »Echo-Erkrankungen« (Seite 25), wenn der Schleim zäh und fest sitzt. Besondere Wirkung auf Rachen, hilft bei Mandelentzündung. Beschleunigt den Fettstoffwechsel, ist eine der wenigen Heilpflanzen, die wirklich Fettpolster auflösen kann, vor allem bei übergewichtigen Kindern. Gleicht einen unregelmäßigen Appetit aus, beschleunigt die Verdauung, beseitigt Fettgeschwulste in der Brust und lindert geschwollene, schmerzende Hoden. Zu Beginn der Behandlung von Katarrh kann es zu erhöhter Schleimbildung und geschwollenen Drüsen kommen. Diese Erscheinungen verschwinden gewöhnlich nach ein bis zwei Wochen. Auch wirksam bei noch nicht ausgebrochenen Ausschlägen der Haut, etwa zu Beginn einer Maserninfektion (Seite 124). Entschlackend, blutreinigend; in den ersten Behandlungswochen können Hautunreinheiten auftreten, da Gifte ausgeschwemmt werden. Besonders wirksam in allen Stadien von Mumps.
Gegenanzeigen: Kann Bettnässen verschlimmern.
Vorsicht: Frische Wurzel ist giftig, nur getrocknete verwenden. In hohen Dosen Erbrechen und/oder Durchfall.

Plantago major
Breitwegerich

Verwendete Teile: Blätter.
Wirkungen: Kühlend, entwässernd, schweißtreibend bei Fieber.
Indikationen: Bei »heißen« Beschwerden verhilft innerliche Anwendung zur Abkühlung, besonders bei Entzündungen der Harnwege und der

Lungen. Lindert Ohrenschmerzen (Mittelohrentzündung) bei Kindern, 1 Tropfen mit Wasser verdünnter Tinktur (1:1) stündlich in das erkrankte Ohr träufeln. Wirkt oft auch schweißtreibend und klärt dadurch Fieber.
Dosis: Bei Beschwerden der Harnwege und der Lungen sind höhere Dosen angezeigt: Kinder erhalten alle 2 Stunden einen ¼ Liter Tee aus ½ Teelöffel getrockneter Kräuter.
Gegenanzeigen: Keine.

Plantago lanceolata
Spitzwegerich

Wie *Plantago major.*

Prunus serotina
Wildkirsche (Rinde)

Verwendete Teile: Rinde (Blätter sind giftig).
Wirkungen: Kräftigt die Brust, beruhigend, stopfend, allgemein kräftigend.
Indikationen: Hauptsächlich zur Linderung von krampfartigem Husten, vor allem Krupp- und Keuchhusten. Schwächt aber die Verdauung, daher mit Virginischem Ehrenpreis *(Leptandra virginica)* kombinieren (Seite 49). Erste-Hilfe-Mittel bei akutem Asthma, bringt oft Besserung. Am besten als Sirup geben, da akzeptabler Geschmack.
Gegenanzeigen: Keine.

Pulsatilla pratensis
(Anemone pulsatilla)
Kuhschelle

Verwendete Teile: Blätter.
Wirkungen: Kräftigt die Nerven, entspannt Krämpfe, verringert Schleim (bei Halsentzündung), läßt Ausschläge der Haut zum Ausbruch kommen, schweißtreibend bei Fieber.
Indikationen: Besonders bei fiebrigem Husten, lindert krampfartigen Husten. Oft verwendet, wenn das Kind sehr empfindsam ist und schnell in Tränen ausbricht. Die Tinktur lindert Entzündungen der Lungen (bei Husten vom heißen Typ) und des Darms (bei Durchfall des heißen Typs). Bringt außerdem den Ausschlag bei Masern und andere Ausschläge der Haut zum Ausbruch. Kann im Frühjahr »latente Hitze« vertreiben und so jahreszeitliches Fieber verhindern.

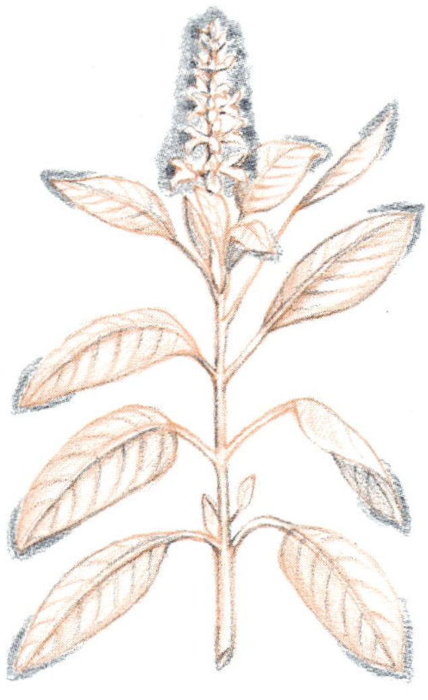

Die sanfte und gleichmäßige Aura von Salbei charakterisiert die große beruhigende und ausgleichende Wirkung dieser Pflanze auf das Verdauungssystem.

Gegenanzeigen: Keine (aber siehe »Vorsicht«).
Vorsicht: Kuhschelle ist in großen Mengen giftig. Die sichere Dosis für Erwachsene beträgt 2–3 Tropfen Tinktur, für Kinder 1 Tropfen. Für Babys 1 Tropfen Tinktur auf eine Tasse Wasser geben und nur die Hälfte der Flüssigkeit verabreichen.

Salvia officinalis
Salbei

Verwendete Teile: Blätter.
Wirkungen: Stopfend, stärkend, lindert Blähungen, beschleunigt Heilung von Wunden, antiseptisch, kräftigend für die Nerven.
Indikationen: Eine wunderbare Heilpflanze, überall erhältlich. Empfohlen für alle Stadien kindlichen Durchfalls, Schwäche und Erschöpfung. Gurgelmittel bei rauhem Hals. Äußerliche Anwendung zur Blutstillung bei tiefen Schnitten und Wunden. Salbeipulver, auf eine Schnittwunde gestäubt, läßt innerhalb kurzer Zeit einen weichen Schorf entstehen; er sieht wegen seiner schwarzen Farbe unansehnlich aus, beschleunigt die Heilung aber außerordentlich.
Dosis: Bei Durchfall: ½ Teelöffel (getrockneter) Kräuter mit kochendem Wasser überbrühen, 10 Minuten ziehen lassen, abseihen und dem Baby in die Flasche geben. Tee für Schwäche und Erschöpfung in gleicher Weise herstellen, aber 20 Minuten ziehen lassen, so daß der bittere Geschmack aus der Pflanze gelöst wird.

MATERIA MEDICA DER HEILPFLANZEN

Gegenanzeigen: Keine.
Vorsicht: Salbei-Öl ist nicht für Kinder geeignet.

Sambucus nigra
Schwarzer Holunder

Verwendete Teile: Blüten und Beeren (innerlich), Blätter (äußerlich).
Wirkungen: Schweißtreibend, kräftigend, reinigend, verursacht Erbrechen. Blüten, Beeren, Blätter und Rinde zur Heilmittelherstellung geeignet.
Indikationen: Blüten wirken schweißtreibend bei beginnender Grippe, besonders wenn zusammen mit Pfefferminze *(Mentha piperita)* kombiniert. Die Beeren ergeben einen kräftigenden Wein. Auch als Hustensirup zu verwenden; dazu werden die Beeren zusammen mit Zucker solange auf dem Herd eingedickt, bis die Masse eine sirupartige Konsistenz hat. Die Blätter sind Bestandteil der »Grünen Salbe« (Seite 184). Die Rinde wirkt stark (blut)reinigend und verursacht Brechreiz; wird daher auch als Brechmittel verwendet.
Gegenanzeigen: Keine.
Vorsicht: Blätter, Rinde und Wurzel nicht zur innerlichen Anwendung geeignet.

Spiracea ulmaria
(Filipendula ulmaria)
Echtes Mädesüß (Wiesenkönigin, Wiesengeißbart)

Verwendete Teile: Alles.
Wirkungen: Stopfend, trocknend, kühlend, beruhigt den Magen.
Indikationen: Eine sehr kühlende Heilpflanze. Hauptsächlich bei Durchfall, Fieber und Magenbeschwerden, besonders von »heißer« Natur. Wegen stopfender Eigenschaft das Hauptmittel bei Durchfall im Kindesalter.
Gegenanzeigen: Keine.

Taraxacum officinale
Löwenzahn

Verwendete Teile: Wurzel.
Wirkungen: Steigert den Gallenfluß, entwässernd, kräftigend, mild abführend, leicht anregend.
Indikationen: Vor allem bei Leberbeschwerden. Auch geeignet bei Verdauungsschwäche, besonders bei Fettunverträglichkeit und bei leichter »Leberstauung« (Seite 23). Als mildes Abführmittel lindert Löwenzahn Akne bei Jugendlichen. Senkt außerdem den Cholesterinspiegel im Blut. Wirkung ist im allgemeinen stärker, wenn mit anderen Heilpflanzen kombiniert, daher oft stärkender Bestandteil anderer Heilmittel. In gerösteter Form (als Löwenzahnkaffee) geeignet zur Anregung lethargischer Kinder. Blanchierte Löwenzahnblätter und -schößlinge werden in manchen Gegenden als Gemüse oder Salat gegessen.
Gegenanzeigen: Keine.

Thymus vulgaris
Thymian

Verwendete Teile: Blätter.
Wirkungen: Beruhigt krampfartigen Husten, lindert Verspannungen und Krämpfe, allgemein kräftigend, verringert Blähungen, antiseptisch.
Indikationen: Gewöhnlich kombiniert mit anderen Heilpflanzen. Hilfreich bei Keuchhusten, festsitzendem Schleim in der Brust und rauhem Rachen. Aus Thymian wird Thymol gewonnen, ein wichtiger Bestandteil käuflicher Hustenpastillen und Gurgelmittel. Außerdem hilfreich bei Verdauungsbeschwerden und zur Linderung von Koliken. Erfreulicherweise ist Thymian in fast allen Lebensmittelgeschäften und Supermärkten als getrocknetes Gewürz erhältlich.
Dosis: Kinder erhalten einen Tee aus ½–1 gestrichenen Teelöffel getrockneter Kräuter auf eine Tasse Wasser, bei Bedarf gesüßt mit Honig. Für Babys und Kleinkinder Thymian am besten als Badezusatz verwenden: Tee aus 3–4 Teelöffeln getrockneter Blätter auf ¼ Liter Wasser und ins Badewasser geben. Wassertemperatur = Körpertemperatur, Badedauer: 5–20 Minuten.
Gegenanzeigen: Keine.

Tilia europaea
Linde (Blüten)

Verwendete Teile: Blüten.
Wirkungen: Beruhigt und kräftigt die Nerven, schweißtreibend bei Fieber, beruhigt nervösen Magen.
Indikationen: Lindenblütentee wird zur Beruhigung von Beschwerden aller Art in vielen Gegenden Europas regelmäßig getrunken. Besonders bei Schlaflosigkeit und Kon-

zentrationsmangel, vor allem bei empfindsamen Kindern. Auch bei allgemeiner Nervosität und nervösem Magen. Als schweißtreibendes Mittel geeignet bei »heißem« Fieber, wenn das Kind sehr aufgeregt ist.
Gegenanzeigen: Keine.

Tormentilla potentilla (Potentilla tormentilla)
Blutwurz, Heidecker, Tormentil

Verwendete Teile: Alles.
Wirkungen: Adstringierend (zusammenziehend, stopfend, trocknend), reinigend.
Indikationen: Eines der wirksamsten und zuverlässigsten Mittel zur Stillung von Flüssigkeitsverlusten etwa bei Durchfall oder Nasenbluten. Klärt Hautunreinheiten und eitrige Ausschläge. Gurgelmittel bei rauhem und entzündetem Hals.
Gegenanzeigen: Keine.
Vorsicht: Hohe Dosen können Erbrechen verursachen.

Valeriana officinalis
Baldrian

Verwendete Teile: Wurzel.
Wirkungen: Beruhigt die Nerven, lindert Blähungen, entspannt Verspannungen und Krämpfe.
Indikationen: Baldrian hat einen großen Ruf als Beruhigungsmittel. Die Tinktur ist fast überall erhältlich. Der besondere Vorteil von Baldrian ist, daß er beruhigt, ohne müde zu machen. Viele Menschen verspüren nach der Einnahme schnelle Entspannung und klare Gedanken. Besonders bei nervöser Anspannung, Schlaflosigkeit, Verspannungen, Krämpfen und Anfallsleiden, einschließlich Fieberkrämpfen bei Babys. Unterstützt die Verdauung und lindert oft Blähungen, wenn andere Mittel schon lange versagt haben.
Gegenanzeigen: Keine.
Vorsicht: In sehr hohen Dosen (mehr als 100 Gramm täglich) kann Baldrian Muskelschmerzen, einen schweren Kopf, geistig-körperliche Erstarrung (Stupor) und Herzklopfen verursachen. Ungefährlich in geringen Dosen, vor Gebrauch jedoch besser den Arzt fragen.

Viscum album
Mistel

Verwendete Teile: Blätter (Beeren sehr giftig).
Wirkungen: Lindert Verspannungen und Krämpfe, kräftigt das Nervensystem und das Herz, stärkend, entwässernd, senkt Bluthochdruck.
Indikationen: Seit dem Altertum als »heilige« Heilpflanze betrachtet, ein Mittel für viele Beschwerden. Im Kindesalter vor allem bei Krampfleiden und Epilepsie. Verringert Entzündungen im gesamten Nervensystem, kräftigt und beruhigt. Zur Entwässerung bei Bluthochdruck, zur Herzstärkung bei kardialen Ödemen. Stoppt Blutungen der Gebärmutter, fördert die Milchbildung bei stillenden Müttern.
Gegenanzeigen: Keine.
Vorsicht: Nur unter ärztlicher Aufsicht anwenden. Hohe Dosen (mehr als 25 Gramm täglich) verursachen Blutdruckanstieg und innerliche Blutungen und schwächen das Herz. Die »Food and Drug Administration (FDA)« der USA klassifiziert die amerikanische Mistel als »gefährlich«.

Zingiber officinale
Ingwer (Wurzel)

Verwendete Teile: Frische Wurzel.
Wirkungen: Verdauungsfördernd, lindert Blähungen, schleimlösend bei Katarrh, angenehm aromatisch.
Indikationen: Frierende und schwache Kinder (und auch Erwachsene), besonders bei schwacher Verdauung. Wirkt stark wärmend auf den Magen. Hilft »kalten« Kindern, die »kalte« Nahrung verweigern (Seite 34). Regt die Produktion der Verdauungssäfte an, hilfreich bei Menstruationsbeschwerden sowie Verstopfung; äußerliche Anwendung als Kompresse aus frischen Wurzeln oder Einnahme von Ingwersirup. Am einfachsten aber als Zugabe zur Mahlzeit etwa im Reis. Für Flaschen- und Kleinkinder Ingwer am besten eine Zeitlang mit in der Milch simmern lassen.
Gegenanzeigen: Nicht bei entzündlichen Beschwerden verwenden, verursacht brennende Schmerzen.
Vorsicht: In hohen Dosen über einen längeren Zeitraum genommen, führt Ingwer zu Entzündungen und Schwäche des Verdauungssystems.

Im Gegensatz zur Pflanzenmedizin nutzt die Homöopathie hauptsächlich die Energie oder »Schwingungen« der Heilmittel und weniger ihre materielle, physische Substanz. Dabei geht sie davon aus, daß Substanzen, die in größeren Mengen giftig wirken, in sehr kleinen Dosen heilen nach dem Motto: »Gleiches heilt Gleiches«*. Anders ausgedrückt bedeutet das: Das Symptom-Muster, das durch sehr kleine Dosen einer bestimmten Substanz geheilt werden kann, ähnelt stark dem Symptommuster, das durch große, giftige Mengen derselben Substanz hervorgerufen wird.

Mineralstoffe. Die heute gebräuchlichen Mineralstoffe** sind eine kleine Auswahl sanfter homöopathischer Arzneimittel. Ursprünglich als Mineralstoffergänzung entwickelt, wurden sie später auch in größeren Mengen zur Behandlung bestimmter Krankheiten verwendet, die durch Mineraldefizite zustandegekommen waren. Heutzutage sind jedoch fast nur noch stark verdünnte Mineralstoffpräparate im Handel. Die zwölf*** Mineralstoffe sind auf Seite 64–65 beschrieben.

Zubereitung und Verdünnungsgrad

Die homöopathischen Arzneimittel werden aus pflanzlichen, tierischen oder mineralischen Urtinkturen und Urlösungen gewonnen und zwar durch schrittweise Verdünnung. Die Zahl der Verdünnungsschritte gibt den jeweiligen Verdünnungsgrad, Potenz genannt an. Heutzutage sind sogenannte Zehner- oder Dezimalpotenzen (D-Potenzen) die Regel*, das heißt die Urlösung wird jeweils um den Faktor 10 verdünnt. Wenn man zum Beispiel 10 ml einer Urlösung mit 90 ml Wasser versetzt, erhält man den ersten Verdünnungsgrad, die erste Potenz (D 1) der Urlösung. Verdünnt man 10 ml dieser D 1 wiederum mit 90 ml Wasser, erhält man die zweite Potenz (D 2) usw.

Beim Verdünnen wird die Flüssigkeit stets nach einem bestimmten Schema »geschüttelt«. Dabei geben die jeweilige Urtinktur oder ihre Potenz ihre Schwingungen und Energie an die Trägerflüssigkeit ab, man kann sich das wie eine Art energetischer Fingerabdruck vorstellen.

Die Angaben in diesem Buch beziehen sich gewöhnlich auf die sechste Dezimalpotenz (D 6). Sie gilt allgemein als die sicherste: Wenn Sie also aus Versehen Ihrem Kind eine D 6 des »falschen« Mittels geben, wird ihm nichts passieren. Höhere Potenzen**, also von D 6 aufwärts, wirken stärker und langfristiger und können daher unangenehme Wirkungen erzeugen, wenn sie von unerfahrenen Personen verwendet werden.

Darreichungsformen. Homöopathische Arzneimittel werden als Tabletten, Pillen, Kapseln, Pulver und Globuli (kleine Kügelchen) angeboten. Ihre Grundsubstanz ist Milchzukker, dem die jeweilige Potenz in flüssiger Form zugesetzt wurde. Manche Mittel sind auch als Tropfen erhältlich.

* Diese Formulierung (im Original: *Similia similibus curentur*) geht auf den Begründer der Homöopathie, den deutschen Arzt Samuel Hahnemann aus Meißen (1775–1843) zurück. Um die homöopathischen Arzneistoffe herausfinden und ihre Wirkungen beschreiben zu können, probierte Hahnemann zahllose Substanzen an sich selbst aus. (Anm. d. Übers.)

** In der Bundesrepublik erhältlich unter der Bezeichnung Mineralstoffe nach Dr. Schüßler oder Schüßler-Salze. (Anm. d. Übers.)

*** Inzwischen sind weitere zwölf Ergänzungspräparate im Handel. (Anm. d. Übers.)

* Bei den meisten der in der Bundesrepublik erhältlichen Mittel handelt es sich um Dezimalpotenzen. Einige wenige Mittel werden um den Faktor 100 (C-Potenzen) oder sogar 1000 (M-Potenzen) verdünnt. (Anm. d. Übers.)

** Die Begriffe der Homöopathie erscheinen dem Anfänger oft widersprüchlich, denn je höher die Potenz eines Mittels, desto stärker ist es verdünnt. Dahinter steht der Gedanke, daß die Wirksamkeit des Mittels zunimmt, je reiner der energetische Fingerabdruck der Ursubstanz in der Trägerflüssigkeit ist. Dieser Fingerabdruck ist wiederum um so reiner, je weniger materielle Bestandteile in der Flüssigkeit den Abdruck stören oder verwischen. (Anm. d. Übers.).

Auswahl der richtigen Mittel

In der Homöopathie werden die Mittel nach den Symptomen ausgewählt, die das Mittel in hoher Dosierung hervorrufen würde. Wenn Sie zum Beispiel eine hohe, giftige Dosis von Pulsatilla (Kuhschelle) einnehmen würden, bekämen Sie schnell einen brennenden Hals, eine mit gelbem Schleim stark verstopfte Nase, einen fiebrigen »heißen« Husten, Durchfall mit brennenden Schmerzen. Außerdem wären Sie ständig den Tränen nahe. Ein Patient, der diese Symptome zeigt, ohne Pulsatilla eingenommen zu haben, müßte also eine homöopathische Zubereitung von Pulsatilla einnehmen, denn »Gleiches heilt Gleiches«.

Rangfolge der Symptome. Die meisten Praktiker halten sich an die Standardregel: »Von oben nach unten.« Das bedeutet: die geistigen Symptome stehen an erster, die emotionalen an zweiter und die körperlichen an dritter Stelle. Dieses Buch folgt dieser Regel, etwaige Abweichungen sind gekennzeichnet.

Konstitutionsbehandlung. Jedes Kind ist einzigartig, es hat bestimmte Vorlieben, ein bestimmtes Verhalten und auch gewisse Vorbestimmungen. Bei manchen Kindern sind diese Kennzeichen so stark ausgeprägt, daß sie zur Auswahl eines sogenannten Konstitutionsmittels benutzt werden können.

Stellen Sie sich zum Beispiel ein großes, dünnes und blasses Kind vor, das zu wenig Energie hat, still und abwesend erscheint. Weil Krankheit stets am schwächsten Punkt angreift, wird dieses Kind meist an Beschwerden des »schwachen« und »kalten« Musters (Seite 21) leiden. Die Krankheiten verstärken also stets die konstitutionelle Neigung des Kindes zu »kalten«, apathischen und lustlosen Reaktionen.

Dosierung und Einnahmezeiten

Wenn nicht ausdrücklich anders vorgeschrieben, geben Sie stets D 6-Potenzen. Bei akuten Krankheiten bekommt das Kind zunächst eine Dosis (eine Tablette, Pille, Kapsel oder Pulver) des Mittels alle halbe Stunde. Nach drei Stunden, also nach sechs Dosen, geben Sie die Dosis sechsmal zur vollen Stunde und im Anschluß daran dreimal täglich.

Am Anfang der Behandlung verstärken sich oft die Beschwerden, die Homöopathie spricht dann von der »Erstverschlimmerung«. Diese ist kein Grund zur Sorge, sondern im Gegenteil ein Signal dafür, daß Sie das richtige Mittel ausgewählt haben.

Im allgemeinen sollte die Behandlung nicht länger als zwei Wochen dauern. Erscheint Ihnen eine Verlängerung der Therapie notwendig, fragen Sie vorher bitte einen Arzt für Homöopathie um Rat.

Geben Sie das Mittel mindestens 15 bis 20 Minuten vor oder nach dem Essen. Das Kind sollte es unter seiner Zunge zergehen lassen und erst dann hinunterschlucken – und möglichst nicht mit Wasser nachspülen.

Wichtig. Kaffee und Pfefferminzprodukte einschließlich Pfefferminz-Zahnpasta heben die Wirksamkeit vieler Mittel auf.

HOMÖOPATHISCHE MITTEL ODER MINERALSTOFFE?

Vielleicht fühlen Sie sich am Anfang angesichts der Vielzahl der homöopathischen Arzneimittel etwas hilflos. Dann sollten Sie mit den zwölf Mineralstoffen (Schüßler-Salzen) beginnen. Diese Stoffe wirken milder als die klassischen homöopathischen Mittel. Wenn Sie sich mit der Zeit sicherer fühlen, können Sie zu den stärkeren Mitteln wechseln.

MATERIA MEDICA DER HOMÖOPATHIE

Bei der Auswahl eines Medikamentes vergleichen Sie einfach die Symptom-Muster der Arzneimittel mit dem Symptom-Muster Ihres Kindes in der Reihenfolge 1. geistige, 2. emotionale und 3. körperliche Symptome. Je besser die Symptom-Muster übereinstimmen, desto besser wird das Mittel helfen. Die zwölf Mineralstoffe finden Sie auf Seite 64–65.

Vorsicht

Homöopathische Arzneimittel sind zwar stark verdünnt, in großen Mengen wirken aber auch sie giftig. Verwenden Sie daher stets nur die vorgeschriebene Dosis der angegebenen Potenz eines aus kontrollierter Herstellung stammenden Mittels (aus der Apotheke).

Suchen Sie ärztliche Hilfe, wenn Symptome trotz Behandlung fortbestehen oder sich verschlimmern.

Aconitum
Aconitum napellus

Wirkungen: Akut, plötzlich, unvermittelt, intensiv. Schnelle Reaktion auf eine plötzliche schwere körperliche Störung oder auch Angst, Patient kann sich selbst nicht schnell genug wehren (vgl. Belladonna).
Indikationen: Wichtiges Mittel bei »kaltem« Fieber. Erkältungen nach starken Temperaturschwankungen oder starkem Wind. Angst- und Schockerlebnisse.

Symptombild
Beginn: Symptome erscheinen innerhalb weniger Stunden; stark ausgeprägt.
Geistige Verfassung: Furchtsam, unruhig, aufgeregt. Gesicht zeigt Angst und Panik.
Schlaf: Schlaflosigkeit, Furcht und Aufregung in der Nacht verstärkt.
Fieber/Frost: Hohes Fieber ohne Schwitzen. Zittern und Furcht vor Kälte, Kind möchte sich trotzdem ausziehen und die Fenster öffnen.
Kopf: Heftige klopfende Kopfschmerzen; Niesen, juckende oder verstopfte Nase; gerötete, trockene und beißende Augen.
Brust: Geröteter, trockener und beißender Rachen, starker Durst auf kaltes Wasser.
Haut: Trocken, fiebrig-heiß, Schwitzen hilft.
Besserung durch: Geöffnete Fenster, kaltes Wasser zum Trinken.
Vermeiden: Warme und stickige Luft, besonders nachts.

Arnica
Arnica montana

Wirkungen: Abschwellen der Blutgefäße; lindert Entzündungen der Muskeln und Nerven, Schock und nervöse Spannung. Verhilft zu Schlaf.
Indikationen: Unfallverletzungen, Schock, Sturz, Operationen, Knochenbrüche, Trauma alter Verletzungen mit körperlichen und geistig-emotionalen Symptomen. Längere körperliche Belastungen oder geistige Anstrengungen (einschließlich Keuchhusten).

Symptombild
Geistige Verfassung: Lähmung durch anfänglichen Schock, Verwirrung, Kind gibt an, es sei nichts passiert.
Kopf: In schweren Fällen blasse bis graue Gesichtsfarbe. Später bei Fieber gerötetes Gesicht.
Schlaf: Anfangs unruhig, durch Träume gestört. Kind verarbeitet den Schock im Traum. Einschlafprobleme wegen körperlicher Erschöpfung. Später friedlicher Schlaf.
Brust: Bei Keuchhusten völlige Erschöpfung, Kind ist angespannt und fürchtet die nächste Hustenattacke.
Besserung durch: Ruhe, Liegen.
Vermeiden: Berührung, Druck, alle Formen der Bewegung.

Ars. alb.
Arsenicum album

Wirkungen: Lindert Angstgefühle, stärkt die Lebenskraft. Angst resultiert aus Unsicherheit – oft Angst vor Verlassenwerden. Reguliert die Verdauung.
Indikationen: Konstitutionsmittel für dünne, unzufriedene und anhängliche Kinder, die sich leicht Sorgen machen und überarbeiten; intelligente Kinder, oft »Streber«. Wegen seiner Magerkeit verliert der Körper schnell an Wärme, Kind fröstelt daher oft (Seite 22). Geeignet bei allgemeinen Symptomen wie Schmerzlinderung durch Wärme, wiederkehrende Beschwerden ohne vollständige Erholung. Besonders bei

Durchfall nach Lebensmittelvergiftung.
Symptombild
Geistige Verfassung: Siehe Indikationen.
Kopf: Intensive Spannungskopfschmerzen wegen Überarbeitung, Sorgen oder bei Fieber. Blasses Gesicht, gerötet bei Begeisterung, aber stets kalte Hände und Füße. Nase und Hals sehr kälteempfindlich. Wäßriger Nasenschleim.
Verdauung: Leicht durch äußerliche Kälte und »kalte« Lebensmittel zu stören (Seite 34). Müde nach jedem Stuhlgang. Feuchtkaltes Schwitzen schwächt die Verdauung.
Schlaf: Angst vor Dunkelheit, Furcht schlimmer bei Nacht.
Besserung durch: Bettruhe, warme Zudecke, erhöhte Kopflage, Kühlung des Kopfes, heiße Getränke, Gesellschaft.
Vermeiden: Kälte, Anspannung, zu viele Änderungen.

Belladonna

Wirkungen: Akut, stark, schnell, tiefgreifend, extrem. Lindert starke Hitzegefühle, heftiges Brennen, stark gerötete Haut, hämmernde Schmerzen. Vgl. Aconitum.
Indikationen: Fieber im Anfangsstadium, hervorgerufen durch extrem kaltes Wetter, eisige Zugluft oder zu langen Aufenthalt in Sonne und Hitze. Auch bei Keuchhusten.
Symptombild
Beginn: Plötzlich, innerhalb weniger Stunden, vollständiges Krankheitsbild. Starke Reaktionen und Symptome, Fieber steigt schnell an und fällt ebenso plötzlich.
Geistige Verfassung: Verwirrt, sehr empfindsam, möchte nicht gestört werden. Kann fuchsteufelswild werden.
Fieber/Frost: Schnell ansteigendes Fieber mit Schwitzen (spätestens ab Fieberhöhepunkt). Sobald der Körper seine Hitze an die Oberfläche abgibt, innerliches Frieren.
Kopf: Heiße hämmernde Kopfschmerzen wie eine Klammer um den Kopf. Sanftes Pressen der Finger auf die schmerzenden Stellen lindert. Heiße brennende Augen, geschwollene Augenlider, verkleinerte Pupillen. Trotzdem äußerst lichtempfindlich. Mittelohrentzündung (Otitis media), große Lärmempfindlichkeit. Ohrspeicheldrüsen geschwollen wie bei Mumps. Geschwollene rote Nase, aber kaum Schleim. Roter Rachen wie zugeschnürt, geschwollen, brennend. Schlucken schwierig und schmerzhaft. Starker Durst auf kalte Getränke.
Brust: Trockener schmerzhafter Husten, weil Fieber den Körper austrocknet, wenig Schleim.
Verdauung: Geblähter Bauch, stechender Schmerz über dem Nabel.
Schlaf: Kind wacht ständig auf und schläft wieder ein, unruhiger Schlaf, Alpträume.
Haut: Rot, heiß und trocken, bis der »Siedepunkt« erreicht ist und Schweißausbrüche beginnen. Glühendheiße Haut, starke Hitzeabstrahlung.
Besserung: Dämmerlicht, ruhige Umgebung, warme Zudecke, halbaufgerichtete Lage mit erhöhtem Kopf.
Vermeiden: Lärm, helles Licht, hohe Zimmertemperaturen, Zugluft.

Bryonia

Wirkungen: Löst Störungen des Energieflusses. Schmerzen, die durch Bewegung verschlimmert werden, begleitet von entzündlichen Prozessen. Nach Ansicht der Chinesen kommen die Schmerzen zustande, wenn die Energie eine innere Blockade zu überwinden versucht (Seite 15).
Indikationen: Siehe Wirkungen. Auch bei Lungenbeschwerden wie Bronchitis, Keuchhusten, Brustschmerzen.
Symptombild
Geistige Verfassung: Verwirrt, mag nicht aufgenommen werden.
Kopf: Berstende Kopfschmerzen, schlimmer bei Bewegung. Gerötete, heiße und brennende Augen.
Brust: Alle Brustbeschwerden schlimmer durch Husten. Manche Kinder jammern ständig.
Verdauung: Durstig, verlangt nach Milch, schläfrig nach dem Essen.
Haut: Heiß und schmerzhaft, kribbelndes Gefühl.
Besserung durch: Trockene Wärme lindert bisweilen klar lokalisierbare Beschwerden.
Vermeiden: Aufsitzen, feuchtwarmes Wetter.

MATERIA MEDICA DER HOMÖOPATHIE

Calc. carb.
Calcium carbonicum

Wirkungen: Kalzium ist ein wichtiger Baustein für Knochen, Zähne, Muskeln und Sehnen sowie für die Nerven- und Gehirnfunktionen. Daher hilfreich bei schwacher, schlapper körperlicher Verfassung und langsamen Bewegungen.
Indikationen: Blonde Kinder von dickleibiger, zappeliger, kraftloser und schwächlicher Konstitution. Ursache des Symptom-Musters ist zu geringe Aufnahme von Kalzium. Wegen Knochen- und Muskelschwäche kann das Kind kaum auf seinen beiden Füßen stehen, fällt oft hin und verletzt sich leicht, daher anlehnungsbedürftig, möchte beschützt werden. Zähne kommen spät; verlangsamtes Stehen- und Laufenlernen. Kontaktschwierigkeiten mit fremden Personen, bevorzugt vertraute Gesichter. Oft hilfreich bei »Echokrankheiten« (Seite 25).
Symptombild
Geistige Verfassung: Zerbrechlich, nervös und anhänglich.
Schlaf: Furcht vor Dunkelheit, oft Alpträume.
Brust: Neigung zu Drüsenschwellungen, häufige Mandelentzündungen. Dickschleimiger Hustenauswurf am Morgen.
Fieber/Frost: Leicht ermüdbar bei körperlicher Anstrengung, schnell überhitzt, schwitzt leicht, daher besonders erkältungsgefährdet.
Verdauung: Nur langsame und unvollständige Umwandlung der Nahrung in Energie, verlangsamte Ausscheidung, Gewichtszunahme. Friert leicht innerlich. Probleme bei Verdauung von Milch, mag aber Milch. Starker Schleim in Nase und Brust (siehe Sulfur), wird morgens ausgehustet. Neigung zu »kalten« Verdauungsstörungen und »Leberstauung« (Seite 23). Verstopfung wegen langsamer Verdauung, Kind fühlt sich aber wohl.
Gliedmaßen: Allgemein schwacher Muskeltonus. Gesundes pausbäckiges Aussehen, Übergewicht besteht aber aus Fett, nicht aus Muskeln.

Calc. fluor.
Calc. phos.
Calc. sulf.

Siehe unter Mineralstoffe Seite 64.

Carbo. veg.
Carbonicum vegetabilis

Wirkungen: Lindert Energiemangel, stärkt schwachen, löst blockierten Energiefluß (Seite 14).
Indikationen: Nach Infektionskrankheiten oder Lebensmittelvergiftung. Für Babys nach einer langen und schwierigen Geburt. Viele Symptome ähneln dem Silicea-Bildmuster. Bei Silicea wehrt sich das Kind sichtbar gegen die Krankheit, bei Carb. veg. dagegen ist es völlig erschöpft.
Symptombild
Geistige Verfassung: Kann sich nicht entscheiden, wenig Energie, schnell müde.
Kopf: Blasses aufgedunsenes Gesicht. Sabbert aus dem Mund. Niest ständig.
Brust: Flacher Atem, schwacher Husten.
Verdauung: Schwach und wäßrig. Wenig Appetit, wählerisch beim Essen. Neigung zu Durchfall.
Haut: Kalt und feucht, schwitzt stark.
Schlaf: Großes Schlafbedürfnis am Tag, wacht mehrmals in der Nacht auf, trinkt etwas und schläft dann wieder.
Fieber/Frost: Fühlt sich innerlich kalt und betäubt.

Chamomilla

Wirkungen: Lindert starke nervöse Schmerzen; löst emotional bedingte Leberbeschwerden (Seite 23). Charakteristisches Anzeichen ist eine halbseitige Rötung des Körpers wegen unvollständiger Durchblutung.
Indikationen: Zahnungsbeschwerden, besonders, wenn das Kind richtige Schmerzen hat. Das Mittel im akuten Stadium alle halbe Stunde geben, nach Abklingen der Symptome nur noch dreimal täglich. Auch nach zu langem Aufenthalt in kaltem Wetter.
Symptombild
Geistige Verfassung: Empfindlich, leicht irritierbar, möchte ständig getragen werden.
Kopf: Heißer Kopf, kalter Schweiß auf der Stirn und der Schädeldecke. Fleckig gerötetes Gesicht, auf einer Seite stärker ausgeprägt. Manchmal akute Ohrenschmerzen. Speichel tropft aus dem Mund, empfindliches Zahnfleisch.

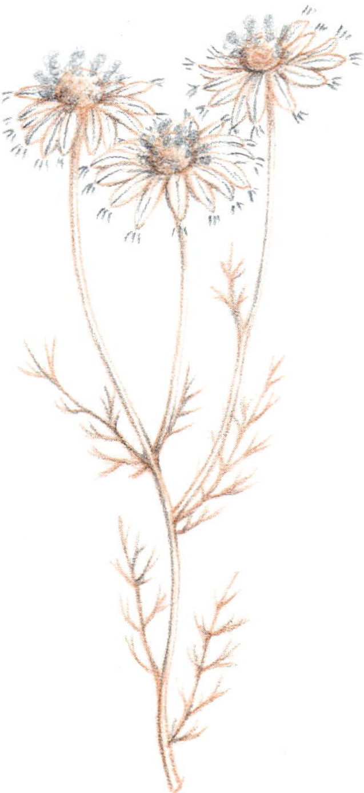

Die aufgeregte Aura der Kamillenmitte und ihr stacheliges Äußeres entsprechen der seelischen Verfassung eines kranken Kindes, dem Kamille helfen kann.

Brust: Kitzelnder trockener Husten, manchmal auch bei Zahnungsproblemen. Schleim in der Lunge, rasselt beim Liegen in der Lunge.
Verdauung: Blähungen und Koliken; Kind schreit vor Schmerz; Durchfall mit gelblich-grünem oder schleimigen Stuhl.
Gliedmaßen: Ganzer Körper heiß und erregt; Kind strampelt die Zudecke weg.
Nervensystem: Mittel zur Vermeidung von (Fieber-)Krämpfen, die manchmal beim Zahnen auftreten.
Besserung durch: Kühle Luft, kühle Getränke, beruhigende Auflagen für das Zahnfleisch, Getragenwerden.

China

Wirkungen: Stillt Flüssigkeitsverlust, besonders bei Blutungen, Durchfall oder extremem Schwitzen. Körpereigener Flüssigkeitsnachschub manchmal blockiert, daher auch »Leberstauung« (Seite 23).
Indikationen: Flüssigkeitsverluste durch Blutungen, Durchfall, extremes Schwitzen, sonstige Absonderungen.
Symptombild
Geistige Verfassung: Innerliche Trockenheit spiegelt sich in seelischer Verfassung wider: Kind ist kribbelig, aufgebracht, versucht andere zu ärgern.
Gesicht: Manchmal rote Backen aufgrund »Leberstauung«.
Brust: Trockener oder harter Husten, wird durch Lachen genauso wie durch Ärger ausgelöst.
Verdauung: Schwach, Nahrung bleibt oft stecken, geschwollener Bauch, dünner faulig-riechender Stuhl.
Schlaf: Tagsüber schläfrig, besonders nach dem Essen.
Fieber/Frost: Abwechselnd Schüttelfrost und Fieber. Starkes Schwitzen auch ohne Fieber.

Ferr. phos.
Ferrum phosphoricum

Siehe auch Seite 64.
Wirkungen: Eisen (Ferrum) lindert Anämie-ähnliche Beschwerden wie Blässe, Schwäche, schlechte Durchblutung der Gliedmaßen und Atemlosigkeit. Phosphor stärkt schwache Nerven.
Indikationen: Bei beginnendem Fieber als Stärkungsmittel; auch hilfreich bei fiebrigen Entzündungen und Schleimbildung, Entzündungen des Atmungstraktes und Rachenraums, nach Hals- und Nasenoperationen. Zur Blutstillung und Wundheilung.
Symptombild
Kopf: Gerötete heiße und wunde Wangen. Akute Ohrenschmerzen. Symptome einer beginnenden Erkältung des Kopfes oder Neigung zu Erkältungen. Nasenbluten. Gerötete geschwollene Mandeln oder Hals.
Brust: Trockener Husten.
Verdauung: Schwach, Probleme mit reichhaltigen oder schwerverdaulichen Speisen. Wählerisch beim Essen. Erbricht unverdaute Nahrung.
Schlaf: Ruhelos, mit Angstträumen und Schweißausbrüchen. Nächtliches Erwachen.
Fieber/Frost: Frösteln um die Mittagszeit oder direkt nach dem Essen.
Besserung durch: Ruhe, kalte Umschläge besonders auf dem Gesicht.
Vermeiden: Berührung, Schütteln.

Gelsemium

Wirkungen: Bekämpft alle Formen von Feuchtigkeit in körperlicher und emotionaler Hinsicht (siehe Sulfur). Die Chinesische Medizin beschreibt Feuchtigkeit als

MATERIA MEDICA DER HOMÖOPATHIE

»Unreinheit, Übersättigung, Hemmung und Verlangsamung«. Besonders betroffen sind Energiefluß und Atmung, daher schwerfälliges, unklares Denken, und umgekehrt. Feuchtigkeit ist »schwer« und kann mit dem Urin ausgeschieden werden.
Indikationen: Wenn zuviel Feuchtigkeit den Körper hindert, Krankheiten abzuwehren, besonders Erkältungen und Husten sowie Infektionskrankheiten mit Hautausschlägen. Nervöses angespanntes Verhalten aus Angst (bevorstehende Klassenarbeit) und nach wichtigen Nachrichten. Auch wenn Kind zuviel schleimfördernde Nahrung gegessen hat (Seite 36).
Symptombild
Beginn: Symptome entwickeln sich langsam über Tage hinweg, vage ausgeprägt.
Geistige Verfassung: Lustlos, müde, schlechtes Gedächtnis, Konzentrationsschwäche. Im Krankheitsverlauf manchmal Schwäche in den Beinen, Kind kann kaum stehen.
Kopf: Glühendes Gesicht. Starkes dumpfes Kopfweh, über der Stirn oder im Hinterkopf und im Genick; typisches Kennzeichen: urinieren hilft stets. Schwere Augenlider, Augen fallen zu, glasige Augen, Sehstörungen. Starkes Schniefen.
Brust: Brennender geschwollener Hals, Schwellung drückt auf die Ohren. Schmerzhaft krampfender Husten, langsame matte Atmung.
Verdauung: Kein Durst trotz Schwitzen; Durchfall.
Haut: Heiß und feucht. Bei Masern löst das Mittel die Feuchtigkeitsblockaden, bringt den Ausschlag zum Durchbruch (Seite 124).
Urin: Reichlich, klar.
Gliedmaßen: Schwach, zittern im Fieber, manchmal Taubheitsgefühle, kalte Hände und Füße.
Schlaf: Unruhig auf Grund Fieber oder geistiger Überarbeitung.
Fieber/Frost: Frösteln in Wellen über dem Rücken, anschließend leichtes Fieber mit feuchtem Schwitzen.
Besserung durch: Liegen, Kopf leicht erhöht, leichte Wärme.
Vermeiden Sie möglichst Schleimproduktion begünstigende Nahrung, zuviel geistige Anforderungen.

Kali mur.
Kali phos.
Kali sulf.
Mag. phos.

Siehe Seiten 64 und 65.

Merc. sol.
Mercurius solubilis

Wirkungen: Wichtiges Konstitutionsmittel. Löst Stauungen feuchter Hitze (siehe Sulfur), hilft bei Erschöpfung, besonders der Nerven.
Indikationen: Wiederkehrendes Fieber, auch wenn mehrfach mit Antibiotika behandelt. Übelriechender Atem, stinkende Ausscheidungen, schlechter Körpergeruch; Eiterbildung, besonders wenn flüssig, grün, stinkend oder blutig.
Symptombild
Geistige Verfassung (konstitutionell, nicht bei Fieber): Gesunde Kinder sind fröhlich, klares, schnelles, prägnantes Denken, im Krankheitsfalle umgekehrt.
Kopf: Schwindel, Benommenheit, in Rücklage schwerer Kopf, als ob mit einem Verband umschlungen. Öliger Schweiß auf dem Kopf. Blasses, schmutzig-aussehendes, aufgedunsenes Gesicht mit Flecken. Dicker gelber Schleim in den Ohren, Ohrenschmerzen. Brennende Nase. Übergroßer Speichelfluß, trotzdem großer Durst. Dicker schmutziger Zungenbelag. Mundgeruch, Zahnverlust. Brennender Hals, besonders auf der rechten Seite; Schwellungsschmerzen ziehen bis zu den Ohren.
Verdauung: Weich, gewöhnlich schmerzhafter Stuhlgang.
Brust: Husten mit gelbem Schleim; Bedürfnis nach Luft.
Gliedmaßen: Schwach, schwerfällig. Wachsende Schmerzen in den Beinen; nachts feuchtkalter Schweiß auf den Beinen.
Haut: Fast ständig feucht, schwitzt.
Fieber/Frost: Ständiges Fieber ohne Erholung, Schüttelfrost, nächtliches Schwitzen.
Vermeiden: Feuchtwarmes Wetter, warme Umgebung und andere Bedingungen, die Schwitzen begünstigen.

Natr. mur.*
Natrium muriaticum

Siehe auch Seite 65.
Wirkungen: Tiefgreifende, weitreichende Wirkung. Löst emotional bedingte Blockaden

wie Trauer, Furcht oder Ärger, unterstützt den Kreislauf der Körperflüssigkeiten.
Indikationen: Erkältungen, alle mit Energieblockaden verbundenen Beschwerden.
Symptombild
Geistige Verfassung: Wie »ein leeres Blatt«, negativer Gesichtsausdruck, Tränenausbrüche, will allein sein.
Kopf: Symptome einer Kopferkältung, laufende Nase und wäßrige, trübe Augen. Starke Absonderungen aus den Ohren, knackende Ohrgeräusche wegen Schwellung oder Hörprobleme. Blasses, träges Aussehen.
Brust: Wäßriger Husten, Tränenfluß beim Husten. Schweres Gefühl auf der Brust.
Verdauung: Liebt salzige Nahrung, obwohl Salz die Beschwerden verschlimmert. Erbrechen von Flüssigkeit. Durstig, mag aber nicht trinken. Weicher bis wäßriger Stuhl.
Schlaf: Großes Schlafbedürfnis bei Tag, unruhig in der Nacht.
Haut: Jucken, roter Ausschlag.

Nat. phos.
Nat. sulf.

Siehe Seite 65.

Nux vomica

Wirkungen: Wichtiges Konstitutionsmittel, allerdings eher für Erwachsene als für Kinder geeignet, daher hier nur kurz skizziert. Löst Beschwerden nach Frustrationen oder unterdrücktem Ärger, kühlt »überhitzte« Leber. (In der Chinesischen Medizin gehört beides zusammen.) Schafft starke Energie, die genutzt werden will.
Indikationen: Übelkeit und Erbrechen. Geistige Überarbeitung, besonders bei Bewegungsmangel.
Symptombild
Geistige Verfassung: Leicht irritierbar, ungeduldig, besonders nach zu langem Aufenthalt in der Sonne.
Kopf: Kopfschmerzen auf Grund Überkonzentration und Kaffeegenuß. Gerötetes Gesicht, brennende rote Augen, juckende, laufende Nase, brennender Mund.
Brust: Ungewöhnlich trockener Husten.
Verdauung: Übelkeit, Erbrechen, Reisekrankheit (auch bei normalen Bewegungen), Bauchschmerzen und Koliken mit starken »blockierten« Schmerzattacken.
Gliedmaßen: Schwäche, schlurfender Gang, stolpert leicht.
Schlaf: Probleme beim Einschlafen, Geist ist zu wach. Oft Erwachen am frühen Morgen.
Vermeiden: Reichhaltige Speisen, Essen nebenbei (beim Fernsehen oder Zeitungslesen).
Wichtig: Zur Steigerung der Wirkung vorher Sulfur geben.

Pulsatilla

Wirkungen: Weitreichend, hilft bei vielen Beschwerden. In der Chinesischen Medizin mehr für schwache als für gestaute Leberenergie empfohlen. Lindert Stimmungsschwankungen und hohe Empfindlichkeit während Krankheit.
Indikationen: Akute Infektionen und chronische Beschwerden, besonders bei gefühlsbetonten und müden Kindern, die leicht zum Weinen neigen. Verlangsamte Verdauung, Ansammlungen grünen Schleims. Auch bei Masern.
Symptombild
Allgemein: Sehr veränderliche

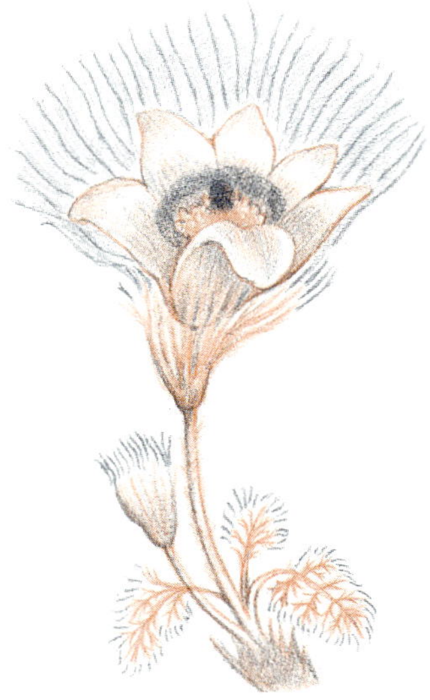

Die Aura der Kuhschelle (Pulsatilla pratensis) *verändert ihre Form von innen nach außen: Im Zentrum zeigt sich eine starke Energiekonzentration, nach außen hin spreizen sich die Strahlen.*

* In der Bundesrepublik auch unter der Bezeichnung Nat. chlor. (Natrium chloratum) im Handel. (Anm. d. Übers.)

Symptome, die sich oft einander widersprechen. Kinder sehen oft trotz Krankheit gesund und blühend aus.
Geistige Verfassung: Veränderlich, aber allgemein freundlich, sanft, wünscht Unterstützung und Zuneigung.
Kopf: Für die Chinesen besteht eine Verbindung zwischen Leber und Ohren. Wäßrige, juckende und brennende Augen, gelbe Absonderungen, lichtempfindlich. Ohrenschmerzen mit Schleimabsonderungen, die oft schlecht riechen, Hörprobleme (wegen Schleim im Mittelohr).
Verdauung: Vermeidet fette und auch heiße Speisen (Temperatur und Energiezustand), fühlt sich nach fetten Speisen krank (vgl. Sulfur). Erbrechen nach emotionaler Aufregung. Blähungen, Herzschmerzen. Dumpfe Bauchschmerzen. Mag Eiscreme und Obst, obwohl nicht durstig, auch wenn der Mund trocken ist. Durchfall nach kalten Speisen und Getränken.
Brust: Trockener Husten abends und nachts; Kind sitzt im Bett, um sich zu erholen. Morgens lockerer Husten mit dickem grünlichem Schleim.
Urin: Blasenentzündung, weil Gifte über den Urin ausgeschwemmt werden müssen.

Rhus tox.
Rhus toxicodendron

Wirkungen: Löst Giftansammlungen im Körper, die durch Feuchtigkeitsstauungen entstanden sind (vgl. Gelsemium). Ursache der Feuchtigkeit: Dampfiges Wetter, kalte Nässe oder schlechte Verdauung reichhaltiger Speisen. Gifte beeinträchtigen die Muskelfunktionen, zeigen sich auf der Haut als rote Flecken.
Indikationen: Verspannte oder gestauchte Muskeln, besonders wenn Bewegung bessert. Wenn vom Regen überrascht und naß geworden. Septische Beschwerden. Windpocken und verwandte Hautausschläge.
Symptombild
Geistige Verfassung: Unruhig, sieht schlecht aus.
Kopf: Schweres Gefühl wegen Flüssigkeitsansammlungen. Feuchte Ausschläge auf dem Kopf. Steifes Genick. Rote, tränende Augen. Belegte Zunge (außer der Zungenspitze), bitterer Geschmack im Mund, durstig. Brennender Hals mit geschwollenen Mandeln.
Brust: Trockener kitzelnder Husten während der Nacht, außerdem brennende Muskelschmerzen.

Silicea

Siehe auch Seite 65
Wirkungen: Weitreichend, geeignet bei Energieschwäche und nachlassender Widerstandskraft, die zu extremer Trägheit und Krankheitsanfälligkeit führen – aber auch zu Starrsinnigkeit. Hilfreich für Kinder, die ihren schwachen Körper mit dem Willen besiegen wollen. Starke Ziehwirkung auf Splitter und Dornen im Körper.
Indikationen: Vielfältige Beschwerden; hauptsächlich Verdauungsprobleme mit schlechter Verwertung der Nahrung und schlechter Ernährung. »Langsamstarter«. Oft das erste Mittel bei »Echokrankheiten« (Seite 25). Eingezogene Splitter und Dornen in Händen und Füßen. Erkältungen im Anfangsstadium.
Symptombild
Allgemein: Kind ist blaß, krank, zittrig; manchmal auch schwitzig-feucht, dünn, müde.
Geistige Verfassung: Anhänglich, fürchtet Fehler, nur kleinen Aufgaben gewachsen. Abwesend und zögerlich. Ermüdet schnell bei geistigen Anstrengungen.
Kopf: Schwitziges Gefühl, besser, wenn Kopf bedeckt oder eingehüllt ist. Wiederkehrendes Gerstenkorn am Auge, Gefühl als ob Sand im Auge sei. Gneis. Chronische Ohrenschmerzen, Zahnfleischbluten, Zähne empfindlich bei kalter Luft. Brennende laufende Nase, ständiges Niesen. Wiederkehrende Halsentzündung, vergrößerte Mandeln.
Brust: Sehr starker Husten, schlimmer im Liegen; dicker klumpiger Auswurf.
Verdauung: Übelkeit, Erbrechen, Bauchschmerzen. Mag viele kleine Mahlzeiten, bevorzugt kalte Speisen und Getränke. Verstopfung, Stuhl kommt zum Vorschein, wird aber wieder eingezogen, weil zu wenig Kraft zum Pressen.
Rücken: Schwache Wirbelsäule, empfindlich bei Luftzug.
Gliedmaßen: Brüchige, splitternde Nägel, eiskalte und feuchte Füße.
Haut: Jeder kleine Kratzer

entzündet sich. Starke, behandlungsbedürftige Reaktionen auf Impfungen.
Besser durch: Wärme, Ruhe, Sommer.
Vermeiden: Nasses Wetter, kalte Luft, geistige oder körperliche Anstrengung.

Sulfur

Wirkungen: Wahrscheinlich die weitreichendste Wirkung in jeder Hinsicht: geistig, emotional, körperlich und konstitutionell, in allen akuten und chronischen Krankheitsstadien. Wirkt von der Körpermitte nach außen, reinigend und stärkend. Beschwerden gekennzeichnet durch Brennen, Verstopfung, Ausschläge, Jucken und Röte. Die Chinesen sprechen von »feuchter Hitze« (vgl. Gelsemium); sehen sie auch als konstitutionelles Symptom. Die Feuchtigkeit beeinträchtigt die Verdauung und verlangsamt den Energiefluß bis zum Stillstand. In geistiger Hinsicht unterstützend bei der Verarbeitung von Gedanken und Erinnerungen und stimuliert neue Ideen. Beim Austreiben der Hitze werden alle Körperöffnungen in Mitleidenschaft gezogen.
Konstitution: »Kind des Universums«, läßt sich nicht durch Regeln und Gesetze beeindrucken und bremsen, starkes intuitives Gespür für Glück und Freiheit. Kind wird zum Beispiel nicht sofort sauber, manchmal eigensinnig und unordentlich (Gegenteil: Ars. alb.). Tagträumer, aber auch Herumtreiber; reagiert fuchsteufelswild, wenn ihm Grenzen gesetzt werden, ist häufig unbelehrbar.
Indikationen: Beginnende chronische Stadien, besonders von Beschwerden mit »latenter Hitze« (Seite 26). Nach Behandlung mit blutstillenden oder stopfenden Medikamenten. Beim Abklingen akuter Beschwerden, um feuchte Hitze auszutreiben und zur Vorbeugung von Rückfällen. Fieber, Grippe und anhaltende Erkältungen im späten Stadium.
Symptombild
Kopf: Kopfweh. Gefühl, als ob ein Band um die Stirn gespannt ist; oder Gefühl, als ob sich die Kopfhaut löst, weil der Kopf zerspringen will. Chronische gelbe Absonderungen aus der Nase, rote brennende Nasenlöcher. Gerötete Augen; juckende und verschwollene Augenlider, morgens krustig verklebt. Hellrote Lippen. Zunge außer der Spitze belegt, trockener Mund, Durst nach kaltem Wasser. Chronische Halsentzündungen, geschwollene Mandeln, heftiger Atem.
Verdauung: Neigung zu Milchunverträglichkeit bei Babys. Kinder haben guten Appetit, wissen genau, was sie essen wollen, bevorzugen stark gewürzte Speisen, Süßigkeiten, fettes Fleisch, rotes Fleisch (vgl. *Pulsatilla*). Träge nach den Mahlzeiten. Typische Kennzeichen: Hunger am frühen Vormittag, vergrößerter Bauch, auch wenn nach innen eingezogen. Blähungen, Sodbrennen und Neigung zu Gelbsucht und Koliken, geröteter und juckender After bei Durchfall. Neigung zu Windel-Dermatitis.
Brust: Vermeidet stickige Luft, braucht frische Luft, aber sehr empfindlich bei Luftzug. Wiederholte Bronchitis- oder Asthma-Attacken; Schleim rasselt in der Brust, besonders beim Liegen; dicker, gelber bis grünlicher Auswurf. Ringt mitten in der Nacht nach Luft.
Urin: reichlich am Tag, in der Nacht Bettnässen. Schleim und Eiter im Harn, starker Harndrang, brennende Schmerzen beim Wasserlassen, entzündete Harnröhre.
Fieber/Frost: Hitzewallungen, manchmal Schüttelfrost, starkes Schwitzen. Wiederkehrendes Fieber.
Schlaf: Wacht singend oder mit Lachkrämpfen auf. Alpträume nach Ärger und Streit.
Gliedmaßen: Heiße Füße baumeln nachts aus dem Bett. Tagsüber heißer Kopf, aber kalte Hände und Füße.
Haut: Ausschläge, Jucken, Milchschorf, Nesselsucht, wunde, brennende Hautfalten, Windel-Dermatitis, Abszesse, Akne, verzögerte Wundheilung. Charakteristische Verschlimmerung durch Waschen oder Baden.
Besserung durch: Kühle trokkene Luft, lockere Kleidung, Kind muß sich in jeglicher Hinsicht (geistig, emotional, körperlich) ausbreiten können.
Vermeiden: Reichhaltige Ernährung, Milchprodukte, rotes Fleisch, gebackene Speisen, Zucker, Fett, Überfütterung, Bewegungsmangel, Baden oder Tauchen.
Zwecks allgemeiner Informa-

MATERIA MEDICA DER MINERALSTOFFE

tionen über die Mineralstoffe und ihre Beziehungen zu den homöopathischen Arzneimitteln siehe Seite 54. Die folgenden zwölf Mineralstoffe sind nach ihren internationalen Bezeichnungen alphabetisch geordnet.

Calc. fluor.
Calcium fluoratum

Wirkungen: Stärkt die Elastizität und den Tonus der Muskeln.
Indikationen: Kinder ohne Energie oder Spannkraft. Löst Verhärtungen, daher wirksam (zusammen mit anderen Mitteln) bei »Echokrankheiten« (Seite 25) mit geschwollenen Drüsen. Kalzium ist ein Baustein für die Zähne, daher hilfreich bei schlecht ausgebildeten Zähnen und Zahnfleischentzündungen.
Besserung durch: Massagen und Wärme.

Calc. phos.
Calcium phosphoricum

Wirkungen: Stärkt Knochen und Zähne; fördert die allgemeine Entwicklung. Calc. phos. ist ein unverzichtbarer Baustein für die Knochen. Bei ungenügender Zufuhr Gefahr einer schwachen Konstitution. Größerer Wirkungsbereich als andere Kalzium-Präparate, allgemein kräftigend.
Indikationen: Erholung nach Krankheit, verzögerte Entwicklung, schwache Knochenstruktur, verspätetes Zahnen, Schulprobleme wegen langsamer Auffassung, Menstruationsbeschwerden.

Calc. sulf.
Calcium sulfuricum

Wirkungen: Verringert Eiterbildung und andere Absonderungen (ergänzt Silicea).
Indikationen: Abszesse, Furunkel und Karbunkel. Auch eitriger Schnupfen. Eitrige Ohr- und Mandelentzündungen, eitriger Stuhl.

Ferr. phos.
Ferrum phosphoricum

Siehe auch Seite 59
Wirkungen: Hilft bei Schwäche, Fieber, Verletzungen. Eisen stärkt besonders die Blutbildung, Phosphor wärmt und kräftigt die Nerven. Allgemein abwehrstärkend.
Indikationen: Alle Arten von Schwäche. Fieber, leichte Entzündungen wie Abszesse, nässende Ausschläge, Pickel und geschwollene Wundränder. Zahnungsprobleme, Nasenbluten.

Kali mur.*
Kalium muriaticum

Wirkungen: Löst starke Schleimproduktion.
Indikationen: Bei allen Beschwerden mit dickem weißem Schleim: Ohr- und Halsentzündungen, Schnupfen, Verdauungsprobleme, Erbrechen, weicher Stuhl, Ausfluß aus der Vagina. Auch bei Pusteln und Verbrennungen. Stärkt die Abwehr des Darms gegen Würmer.

Kali phos.
Kalium phosphoricum

Wirkungen: Wichtiges Funktionsmittel für die Nerven.
Indikationen: Nervöse Erschöpfung und Verwirrung. Nervöse Kopfschmerzen, schlechte Laune im Wechsel mit Unlust und Depressionen. Schlaflosigkeit wegen Aufregung, Unlust wegen Überforderung in der Schule. Wiederkehrendes Fieber im Babyalter, Fieber verursacht Überempfindlichkeit und Angst. Nervöse Beschwerden wie Jucken und Kribbeln der Haut.
Besserung durch: Ruhe und Wärme.
Vermeiden: Zuviel Anstrengung.

Kali sulf.
Kalium sulfuricum

Wirkungen: Lindert gelbe Absonderungen, die nach Auffassung der Chinesen »feuchte Hitze« anzeigen (Seite 26).
Indikationen: Fieber und Infektionskrankheiten mit gelbschleimigen Absonderungen und Hitzegefühlen: Ohr- und Halsentzündungen, Hautunreinheiten, Kopfschuppen, Ausfluß aus der Vagina. Am Anfang oft starkes Bedürfnis nach frischer Luft, warme, stickige Räume verschlimmern die Beschwerden.

* In der Bundesrepublik als Kalium chloratum im Handel. (Anm. d. Übers.)

MATERIA MEDICA DER MINERALSTOFFE

Mag. phos.
Magnesium phosphoricum

Wirkungen: Entspannt Muskelkrämpfe aller Art.
Indikationen: Krämpfe in den Beinen, Muskelzucken, Bauchkrämpfe (wie bei »heißer« Schlaflosigkeit), Schluckauf, Ischias, Menstruationskrämpfe, andere stechende und ziehende Schmerzen.
Besserung durch: Hitze, Gegendruck
Vermeiden: Kälte.

Nat. mur.*
Natrium muriaticum

Siehe auch Seite 61
Wirkungen: Gleicht den Wasserhaushalt aus.
Indikationen: Alle wässerigen Beschwerden: Laufende Nase, übermäßige Speichelbildung, Erbrechen, Durchfall, reichliche Harnbildung. Auch bei Wasseransammlungen im Körper: Aufgedunsenes Gesicht, dicke Beine, aufgedunsener Bauch. Nesselsucht. Charakteristisch ist ein elendes Aussehen des Kindes.

Nat. phos.
Natrium phosphoricum

Wirkungen: Gleicht den Säurehaushalt aus. Löst »Leberstauung« (Seite 23). Wichtig: Babys und Kleinkinder nehmen das meiste tierische Fett aus der Milch auf, die Leber ist das wichtigste Verdauungsorgan.
Indikationen: Saure Verdauungsstörungen, Unverdaulichkeit von fetter Nahrung, Koliken nach reichhaltigen Mahlzeiten, Schlaflosigkeit wegen Verdauungsbeschwerden, Durchfall mit grünem Stuhl. Lust auf Süßigkeiten, brennende Zungenspitze oder gelber Belag auf der Zunge.

Nat. sulf.
Natrium sulfuricum

Wirkungen: Reinigungsmittel gegen grüne Absonderungen.
Indikationen: Alle grünen Schleimabsonderungen aus Nase, Hals, Zungenbelag, Eiterbeulen, Pusteln. Auch Blähungen.

Silicea

Siehe auch Seite 62
Wirkungen: Reinigend, regt die Ausscheidung von Giften an. Einer der wirksamsten Mineralstoffe, oft verwendet.
Indikationen: Eitrige Pickel und Abszesse. Husten mit eitrigem Auswurf, besonders bei Hals- und Mandelentzündungen. Bei Eiterbildung werden die Körperfette nicht richtig ausgenutzt, daher charakteristische Symptome wie brüchige Fingernägel und übelriechende Schweißfüße. Das »Silicea-Kind« ist leicht beeinflußbar, friert und reagiert auf jeden Wetterwechsel.

Mineralstoff-Kombinationen

Kombination B: Calc. phos., Kali phos., Ferr. phos.
Kombination E: Calc. phos., Mag. phos., Nat. phos., Nat. sulf.
Kombination H: Mag. phos., Nat. mur., Silicea.
Kombination J: Ferr. phos., Kali mur., Nat. mur.
Kombination O: Ferr. phos., Kali mur., Kali sulf., Nat. mur.
Kombination R: Calc. fluor, Calc. phos., Ferr. phos., Mag. phos., Silicea.

* In der Bundesrepublik als Natrium cloratum im Handel. (Anm. d. Übers.)

DIE BACH-BLÜTEN

Von allen natürlichen Heilmethoden ist die Bach-Blütentherapie* die unkomplizierteste mit dem größten Wirkungsspektrum. Auf den ersten Blick allerdings wirkt die große Einfachheit dieser Therapie nicht gerade überzeugend. Sie basiert nämlich nur auf 38 verschiedenen Mitteln, den sogenannten Bach-Blüten, die aus den Blütenblättern bestimmter Pflanzen gewonnen werden. Aber viele Menschen, die es wagten, bestätigen, daß die Bach-Blüten schnell und tiefgreifend wirken.

Die Bach-Blütentherapie fußt auf einer ausgesprochen positiven Einstellung zur Gesundheit: Statt die Medikamente nach den Symptomen der Erkrankung auszuwählen, richtet sie sich ausschließlich nach der seelischen Verfassung des Patienten.

Welches Mittel ist das richtige?

Versuchen Sie stets, die Gemütsverfassung Ihres Kindes zu erkennen und kümmern Sie sich nicht so sehr um die Krankheitssymptome. Natürlich kann das bisweilen sehr schwierig sein, vor allem, wenn Ihr Kind sehr unter den Symptomen leidet. Jedoch ist einzig die richtige Beurteilung der Gemütsverfassung für den Erfolg der Bach-Blütentherapie ausschlaggebend. Gewöhnlich werden Ihnen zunächst die negativen Seiten der aktuellen seelischen Verfassung Ihres Kindes auffallen. Das ist aber ein guter Anknüpfungspunkt, er wird Sie zu dem richtigen Heilmittel leiten. Wenn möglich, vergleichen Sie auch die positiven Aspekte des Mittels, die vielleicht Ihr Kind eher charakterisieren.

* Die Bach-Blütenmethode wurde von dem englischen Arzt Dr. Edward Bach entwickelt, dessen Namen sie auch trägt. Bach (1886–1936) vertrat anfänglich die schulmedizinische Richtung. Nach seiner Niederlassung als praktischer Arzt in London entdeckte er, daß bei vielen seiner Patienten ganz offenbar seelische Schwierigkeiten die Ursache für die körperliche Erkrankung waren. Daher wandte er sich zunächst der Homöopathie zu, entwickelte jedoch bald eine eigene, auf die Seele des Patienten konzentrierte Methode: die Blütentherapie. Sie basiert auf dem Grundsatz der Homöopathie »Behandle den Patienten, nicht die Krankheit«, erweitert ihn jedoch in: »Behandle die Seele, nicht den Körper des Patienten.« (Anm. d. Übers.)

Wie viele Mittel? Kinder brauchen nur selten mehr als vier verschiedene Bach-Blüten. Sie können aber in Extremfällen bis zu sieben Mitteln wählen. Prüfen Sie sicherheitshalber vorher noch einmal, ob Sie den Gemütszustand Ihres Kindes nicht doch klarer fassen können. Sind die Symptome zu diffus, geben Sie zunächst »Holly« oder »Wild Oat«, um das Bild zu klären.

Die Reaktion auf die Bach-Blüten unterscheidet sich, je nachdem, ob das Kind an einer akuten oder einer chronischen Erkrankung leidet. Bei einer akuten Erkrankung ähnelt die Reaktion sehr der auf andere Therapien. So fühlt sich beispielsweise ein fieberndes Kind rasch besser und beginnt zu schwitzen. Bei chronischen Erkrankungen oder Störungen des inneren Gleichgewichts, die aber noch nicht zum Ausbruch einer Erkrankung geführt haben, äußern sich die Veränderungen auf andere Weise: Das Kind wird seine eigenen Gedanken und Gefühle bewußter wahrnehmen.

Zubereitung und Dosierung

Bach-Blütenkonzentrate erhalten Sie in der Apotheke (meist erst auf Bestellung).

Zur Einnahme wird die gekaufte oder selbst hergestellte Urlösung stark verdünnt. Füllen Sie eine 20 oder 25 ml fassende Tropfenflasche zur Hälfte mit abgekochtem Tafelwasser, fügen Sie zwei bis drei Tropfen der Urlösung hinzu. Nun ist Ihr Bach-Blütenmittel fertig zur Verwendung. Die Standard-Dosis beträgt zwei bis drei Tropfen viermal täglich. Sie können das Mittel direkt unter die Zunge oder in die Nahrung geben. Bei kranken Babys, die gestillt werden, benetzen Sie am besten die Lippen mit dem Mittel. Die Mutter kann das Mittel aber auch selbst nehmen, da sich seine Wirkung über die Muttermilch auf das Kind überträgt.

INDIKATIONEN FÜR BACH-BLÜTEN

Die folgenden Beschreibungen sind aus Platzgründen und zugunsten der Übersichtlichkeit stark gekürzt. Wenn Sie mehr über diese Therapieform wissen möchten, lesen Sie eines der im Anhang angegebenen weiterführenden Bücher.

Gruppe 1: Angst

Rock rose (Helianthemum nummularium)
Gelbes Sonnenröschen

Schlüsselwörter: Terrorgefühle, innere Panik.

Für überempfindliche Babys und Kinder. Kinder reagieren auf (wahre und imaginäre) Vorkommnisse viel sensibler als Erwachsene und »schnappen« daher auch eher über. Angstzustände mit Herzklopfen und weitgeöffneten Augen. Positive Aspekte: Das Kind ist empfindsam und verantwortungsbewußt, sehr mutig ohne Rücksicht auf Gefahr für sich selbst.

Besonders geeignet bei nächtlichem Erwachen aus Alpträumen, Fieber und zur Vorbeugung von Fieberkrämpfen.

Mimulus (Mimulus guttatus)
Gefleckte Gauklerblume

Schlüsselwörter: Konkrete Ängste (vgl. Aspen), großer Mut.

Das Kind fürchtet sich vor konkreten Ereignissen oder Situationen, etwa vor Reisen, einer bestimmten Person oder Klassenarbeiten. Es reagiert überempfindlich, schüchtern, errötet leicht, schnell verlegen. Positive Aspekte: Das Kind ist sehr mutig und daher manchmal unvorsichtig mit Feuer und im Straßenverkehr. Es mag empfindsam und extrovertiert erscheinen, braucht aber viel Zeit für sich selbst.

Cherry Plum (Prunus cerasifera)
Kirschpflaume

Schlüsselwörter: Angst, die Kontrolle zu verlieren.

Das Kind ist geistig überfordert, seelisch außerordentlich empfindsam, leicht zu erschrekken, weint schnell, reagiert plötzlich unbeherrscht und erschrickt darüber. Positive Aspekte: Große Selbstkontrolle, kann schmerzliche Gefühle durch geistige Kraft überwinden, ohne seelisch Schaden zu nehmen.

Besonders geeignet bei Bettnässen und wenn das Kind die Eltern zur »Raserei« bringt.

Aspen (Populus tremula)
Espe, Zitterpappel

Schlüsselwörter: Irrationale Ängste, Ängste ohne konkreten Grund (vgl. Mimulus).

Das Kind fürchtet das Unbekannte, die Dunkelheit, den »Löwen im Schrank«, hat dunkle Vorahnungen. Will nicht im Dunklen schlafen. Positive Aspekte: Große seelische Empfindsamkeit, Phasen fast »übersinnlicher« Wahrnehmung, bringt sich aber manchmal dadurch selbst in Gefahr.

Red Chestnut (Aesculus carnea)
Rote Kastanie

Schlüsselwörter: Sorgt sich übertrieben um die Familie und nahestehende Personen.

Das Kind regt sich auf, wenn ein Elternteil das Haus verläßt, weil diesem etwas zustoßen könnte. Positive Aspekte: Hat großes Vertrauen in die Familie und seine Freunde, hält sie für die besten, die es gibt.

Besonders geeignet bei Asthma und während der Stillzeit (Einnahme durch die Mutter).

Gruppe 2: Unsicherheit

Cerato (Ceratostigma willmottiana)
Bleiwurz, Hornkraut

Schlüsselwörter: Selbstzweifel, Mangel an Selbstvertrauen, braucht Anleitung.

Für Kinder, die nicht allein sein können und ständig Rat und Bestätigung bei anderen suchen, auch wenn die Antwort auf der Hand liegt. Manche streichen sogar in Klassenarbeiten Richtiges wieder durch. Positive Aspekte: Kind besitzt eine unerschütterliche Selbstsicherheit, versucht oft, kleineren Kindern etwas beizubringen.

Scleranthus (Scleranthus annuus)
Einjähriger Knäuel

Schlüsselwörter: Unschlüssig, »Zappelphilipp«, Stimmungsschwankungen.

Das Kind kann sich nicht entscheiden und ärgert sich darüber. Hat oft Probleme, eine Sache zu beginnen, oft bleiben Schulaufgaben liegen. Sehr leidenschaftlich. Die meisten Probleme entstehen, wenn die Leidenschaftlichkeit die Gedanken übermannt. Positive Aspekte: Reagiert sehr schnell, entscheidet sich mit traumwandlerischer Sicherheit für das Richtige.

Besonders bei Stimmungsschwankungen und Reisekrankheit.

Gentian (Gentiana amarella)
Herbstenzian

Schlüsselwörter: Leicht entmutigt und deprimiert.

Das Kind beginnt mit Begeisterung und Energie eine Sache, läßt sich aber vom kleinsten Rück-

INDIKATIONEN FÜR BACH-BLÜTEN

schlag entmutigen und gibt völlig auf (vgl. Elm). Scheint diese Depression zu genießen. Weint oft, wenn es gezwungen wird, eine Aufgabe zu beenden. Positive Aspekte: Große Begeisterungsfähigkeit, reißt die Umgebung mit.

Hilfreich zur Stärkung nach Krankheit.

Gorse (Ilex europaeus)
Stechginster

Schlüsselwörter: Verzweiflung und Hoffnungslosigkeit.

Das Kind scheint an einer tiefen Depression zu leiden, besonders während einer Krankheit: »Es hat doch alles keinen Sinn mehr« (vgl. Mustard). Positive Aspekte: In guter Stimmung sehr gelassen und optimistisch.

Hornbeam (Caroinus betulus)
Hain- oder Weißbuche

Schlüsselwörter: Leicht zu irritieren, Überempfindlichkeit.

Das Kind will morgens nicht aufstehen, fühlt sich schwach und kraftlos – ist aber grundsätzlich gesund. Positive Aspekte: Selbstsicher und selbstvertrauend, liebt die Abwechslung.

Hilfreich zur Erholung.

Wild Oat (Bromus romosus)
Waldtrespe

Schlüsselwörter: Ziellosigkeit, Unzufriedenheit, Unruhe.

Das Kind weiß nicht, was es tun und welchen Weg es gehen soll, es fühlt sich allgemein unsicher. Besonders hilfreich, um Entscheidungen, etwa in der Schule, zu fällen. Auch, um dem Kind zu helfen, die Gegenwart zu genießen.

Wild Oat oder Holly helfen, bei unklarem Gemütszustand zunächst die Symptome zu klären.

Gruppe 3: Desinteresse

Clematis (Clematis vitalba)
Weiße Waldrebe

Schlüsselwörter: Innere Leere, Unaufmerksamkeit, Tagträume.

Das Kind lebt in seiner »eigenen Welt« und erscheint daher unaufmerksam und unbeteiligt (vgl. Honeysuckle). Es träumt in den Tag hinein und hat oft glasige Augen. Zuviel Lesen oder Fernsehen kann die Situation verschlimmern. Positive Aspekte: Künstlerisch sehr kreativ, großes Interesse an neuen Ideen.

Besonders nach einer langen Krankheit, um dem Kind bei der Rückkehr in die reale Welt zu helfen.

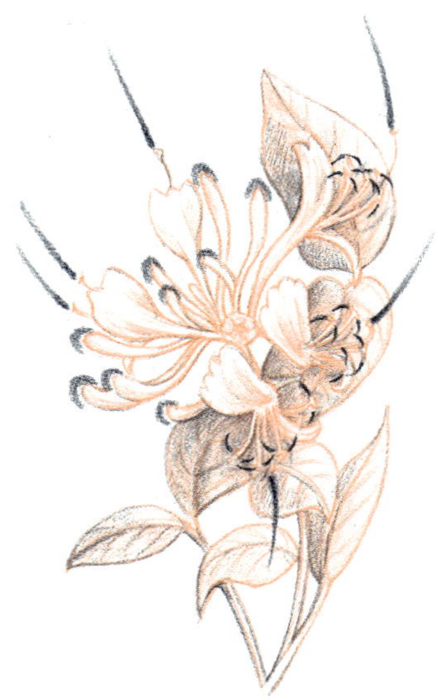

Die Aura der Honeysuckle-Blüten zeigt Schwingungen, die von den Staubgefäßen aus stracks vorwärts und von den Blütenstempeln aus rückwärts weisen – genauso wie die Gedanken bei Trauer und Schmerz.

Honeysuckle (Lonicera caprifolium)
Geißblatt, Jelängerjelieber

Schlüsselwörter: Leben in der Vergangenheit, Sehnsucht, Heimweh.

Für Kinder, die ständig an frühere Erlebnisse und bessere Zeiten denken. Ähnlich wie Clematis, die auch verbunden ist mit dem Leben in einer vergangenen Welt, allerdings einer imaginären. Positive Aspekte: Sehr gutes Gedächtnis, Sammelleidenschaft.

Hilfreich, wenn das Kind zeitweise von zu Hause entfernt lebt, etwa im Internat.

Wild rose (Rosa canina)
Hecken-, Zaun-, Apfelrose

Schlüsselwörter: Apathie, Resignation.

Das Kind erscheint teilnahmslos, kann sich für nichts begeistern, ist traurig. Oft nach Krankheiten oder bei Echo-Erkrankungen, Seite 25. Positive Aspekte: Nach Wiederherstellung seiner Kräfte ist das Kind sehr begeisterungsfähig und energiegeladen.

Olive (Olea europaea)
Olive

Schlüsselwörter: Starke Erschöpfung, Lustlosigkeit.

Das Kind ist nach einer langen Zeit der Überarbeitung und Überforderung oder nach Krankheit und Schlafentzug völlig erledigt. Daher teilnahmslos, kann sich kaum für etwas begeistern. Erledigt seine täglichen Aufgaben automatisch, als ob es einen Autopiloten eingeschaltet hat, hat aber eigentlich keine Energie mehr. Positive Aspekte: Kann große Belastungen und Streß ertragen, ohne darunter zu leiden.

Hilfreich zur Erholung und Stärkung.

White chestnut (Aesculus hippocastanum)
Roßkastanie oder weiße Kastanie

Schlüsselwörter: Zwangsgedanken, Konzentrationsschwäche.

Das Kind bekommt keinen klaren Kopf, seine Gedanken drehen sich ständig im Kreis. Es erscheint dadurch völlig eingenommen von etwas, dabei möchte es ausbrechen, nur weiß es nicht, wie (vgl. Vervain). Positive Aspekte: Ausgeglichener Geisteszustand, klare Gedanken.

Besonders bei Schlafstörungen und Schlaflosigkeit.

Mustard (Sinapis arvensis)
Wilder Senf

Schlüsselwörter: Depression.

Das Kind ist aus unerfindlichen Gründen deprimiert (vgl. Gorse). Seine Stimmungen wechseln schnell ohne sichtbaren Auslöser und erkennbare Ursache. Bemerkt nicht, daß es selbst etwas unternehmen muß, um seine depressive Stimmung zu überwinden. Positive Aspekte: Ruhig, gelassen, überträgt diese Gefühle auf die Umgebung.

Chestnut bud (Aesculus hippocastanum)
Knospe der Roßkastanie

Schlüsselwörter: Lernt nicht aus eigenen Fehlern.

Das Kind verarbeitet die eigenen Erfahrungen nicht richtig. Macht ständig dieselben Fehler nach dem Motto »Das habe ich immer so gemacht«, kritisiert sie aber stets bei anderen. Schulprobleme sind oft die Folge, das Kind erscheint geistig blockiert. Positive Aspekte: Schnelle Auffassungsgabe in den Erfahrungsbereichen, wo keine Blockaden vorhanden.

Ein empfehlenswertes Mittel, um eingefahrene Verhaltensweisen zu ändern – zum Beispiel, wenn sich Eltern und Kind immer wieder über dieselbe Gewohnheit streiten.

Gruppe 4: Einsamkeit

Water violet (Hottonia palustris)
Sumpfwasserfeder

Schlüsselwörter: Distanziertheit, Arroganz.

Das Kind nimmt sich zurück, wirkt daher arrogant, kann sich schlecht mitteilen, weil seine emotionale Energie erschöpft ist. Oft sieht das Kind blaß und kühl aus. Positive Aspekte: Spielt stundenlang ohne Anleitung, selbständig.

Impatiens (Impatiens glandulifera)
Drüsentragendes Springkraut

Schlüsselwörter: Ungeduld, Ruhelosigkeit, Unabhängigkeit.

Für Kinder, die schnell einer Sache überdrüssig werden. Zappelphilipp, kann nicht stillsitzen und abschalten, geistig hyperaktiv, aber oft sehr intelligent. Positive Aspekte: Einfühlsam und verständig, oft schnelle Auffassungsgabe, sehr unabhängig.

Hilfreich bei Schlafstörungen und Fieber, wenn der Geist nicht zur Ruhe kommen kann.

Heather (Calluna vulgaris)
Heidekraut

Schlüsselwörter: Ichbezogenheit, großes Selbstmitleid.

Das Kind sieht nur sich selbst, eigene Beschwerden und Probleme sind stets schwerwiegender als die der anderen. Will immer im Mittelpunkt stehen, saugt Energie aus der Umgebung ab (in gesundem und krankem Zustand). Positive Aspekte: Optimistisch, macht das Beste aus einer Situation, sieht das Beste in Menschen.

Besonders bei Erkältungen und schwacher Energie.

Gruppe 5: Überempfindlichkeit gegenüber Einflüssen und Ideen

Agrimony (Agrimonia eupatoria)
Kleiner Odermennig

Schlüsselwörter: Nach außen freundliche, sorglose Erscheinung, aber innerlich ruhelos.

Hinter einer glücklichen und lachenden Fassade verbirgt das Kind Ärger und depressive Gefühle. Kann seine inneren Gefühle nicht ins Gleichgewicht bringen, scheint daher gehemmt. Oft sind Halsbeschwerden und Blasenprobleme ein Symptom dafür. Positive Aspekte: Ein unermüdlicher »Friedensstifter«, nimmt Sorgen und Beschwerden mit Optimismus hin.

Centaury (Centaurium umbellatum)
Tausendgüldenkraut

Schlüsselwörter: Schüchternheit, leicht zu beeindrucken.

Für Kinder, die sich aus lauter Hilfsbereitschaft als »Fußabtreter oder seelischer Mülleimer« mißbrauchen lassen. Die Kinder können nicht »nein« sagen, haben keine Willensstärke – können aber im Grunde nicht vertragen, wenn man ihnen Vorschriften macht. Sie haben oft ein blasses Aussehen und leiden ständig an kleinen Beschwerden. Positive Aspekte: Zuvorkommend, liebenswürdig, treu.

INDIKATIONEN FÜR BACH-BLÜTEN

Walnut (Juglans regia)
Walnuß

Schlüsselwörter: Überempfindsam, besonders bei veränderten Lebensbedingungen.

Das Kind klammert sich an die Vergangenheit, frühere Erfahrungen, alte Gewohnheiten. Positive Aspekte: Bleibt sich selbst treu, wenig durch andere beeinflußbar.

Ein wirksames Mittel, um Übergänge wie Schulwechsel, Umzug, Pubertät zu erleichtern. Schützt das Kind vor schlechten Einflüssen der Umgebung, etwa brutalen und angstmachenden Gedanken. Auch bei Verstopfung.

Holly (Ilex aquifolium)
Stechpalme

Schlüsselwörter: Ärger, Neid, Eifersucht, Haß.

Das Kind ist ärgerlich, neidisch, mißtrauisch, eifersüchtig, rachsüchtig. Es zeigt allgemein unsoziale Verhaltensweisen. Positive Aspekte: Großzügige, liebevolle und warme Persönlichkeit, verlangt keine Gegenleistung.

Zusammen mit Wild Oat zur Klärung diffuser Gemütszustände.

Gruppe 6: Mutlosigkeit und Verzweiflung

Larch (Larix decidua)
Lärche

Schlüsselwörter: Mangel an Selbstvertrauen.

Das Kind erwartet grundsätzlich nur Fehlschläge, daher passiv. Hat möglicherweise zuviel Ehrfurcht und Angst vor seinen Lehrern oder wird schikaniert und gehänselt (vgl. Chicory) oder fürchtet sich vor Klassenarbeiten (vgl. Mimulus). Läßt sich gerne zum Malen und Zeichnen bewegen, kann sich besonders gut mit Farben ausdrücken. Positive Aspekte: Kennt klar die Grenzen seiner Fähigkeiten, richtet sich danach.

Pine (Pinus sylvestris)
Kiefer

Schlüsselwörter: Selbstvorwürfe, Bedauern.

Das Kind macht sich ständig Selbstvorwürfe, verdrängt beschämende Ereignisse aus der Vergangenheit. Reagiert überaufmerksam, entschuldigt sich ständig für alles und jedes. Neigt dazu, sich zu überfordern. Positive Aspekte: Engagiert sich sehr für Schwache und Benachteiligte, urteilt sehr vernünftig.

Elm (Umlus procera)
Ulme

Schlüsselwörter: Zeitweise entmutigt.

Für ein Kind, das alle Energie auf ein großes Vorhaben konzentriert, sich aber der Verantwortung nicht gewachsen fühlt, sondern müde und schwach. Fürchtet sich vor Rückschlägen. Positive Aspekte: Fängt sich schnell wieder und schöpft neue Kraft (vgl. Gentian), oft eine Führungspersönlichkeit.

Sweet Chestnut (Castanea sativa)
Eß- oder Edelkastanie

Schlüsselwörter: Angst, Verwirrung.

Besonders während einer Krankheit, wenn das Kind meint, die Grenze des Ertragbaren erreicht zu haben und keinen Ausweg mehr sieht. Positive Aspekte: In gesundem Zustand ruhige und ausgeglichene Gefühle.

Star of Bethlehem (Ornithogalum umbellatum)
Goldiger Milchstern

Schlüsselwörter: Schock(erlebnisse)*

Für Kinder, die ein Schockerlebnis gehabt haben, sowohl seelisch als auch körperlich, einschließlich vor und während der Geburt. Die Gedankenwelt ist vom Körper und den Gefühlen getrennt, das Kind erscheint dösig, betäubt oder schreit, ohne daß es getröstet werden kann. Durch das Schockerlebnis kann der körperliche Stoffwechsel gestört sein, Gifte sammeln sich an und verursachen Hautunreinheiten und Eiterbeulen. Positive Aspekte: Das Kind kann sich gut an neue energetische Bedingungen anpassen, was aber gewöhnlich nicht auf den ersten Blick erkennbar ist.

Im Gegensatz zu den anderen Bach-Blüten richtet sich die Auswahl dieses Mittels weniger nach der Persönlichkeit des Kindes, sondern nach einer erlebten Situation.

Willow (Salix vitellina)
Gelbe Weide

Schlüsselwörter: Innerer Groll, Verbitterung.

Das Kind grollt innerlich, ist mürrisch und verbittert. Schimpft und beschwert sich, sucht die Schuld bei anderen, kann nicht vergeben und vergessen. Gehört oft zum »kalten Typ« (Seite 22). Positive Aspekte: Optimistisch und vertrauensvoll, fühlt sich verantwortlich für das eigene Schicksal.

* Achtung: Keinesfalls zu verwechseln mit dem akuten medizinischen Schockzustand (völliger Kreislaufzusammenbruch), der höchste Lebensgefahr bedeutet und daher sofortige Behandlung durch einen Arzt erfordert. (Anm. d. Übers.)

Oak (Quercus robur)
Eiche

Schlüsselwörter: Verantwortungsgefühl, Überarbeitung, Unbeweglichkeit.

Für Kinder, die sich sehr verantwortlich fühlen, sich ständig überarbeiten und starrköpfig verhalten. Sie tragen – wie die Eiche – tapfer ihre Bürde ohne sichtbares Zeichen der Erschöpfung, bis plötzlich der Zusammenbruch kommt. Die Kinder haben oft dunkle Ringe unter den Augen. Positive Aspekte: Große Ausdauer und Stärke, ertragen extreme Belastungen, ohne geistig und seelisch zu ermüden.

Crab apple (Malus pumila)
Holzapfel

Schlüsselwörter: Fühlt sich unrein oder schmutzig ohne ersichtlichen Grund.

Das Kind zeigt ein übergroßes Reinlichkeitsbedürfnis, es fühlt sich innerlich und äußerlich schmutzig, ohne einen klaren Grund dafür angeben zu können. Möglicherweise stimmt das aktuelle Dasein nicht mit den inneren Idealen überein. Körperliche Symptome dafür sind Hautunreinheiten und Eiterbeulen. Positive Aspekte: Gute Hygiene, stets sehr sauber, tolerant, akzeptiert großzügig die Fehler anderer.

Gruppe 7: Übergroße Sorge um das Wohlergehen anderer

Chicory (Chichorium intybus)
Wegwarte

Schlüsselwörter: Kritiksucht, Nörgelei.

Für Kinder, die ständig nörgeln und kritisieren. Sie suchen fortwährend Aufmerksamkeit, haben ständig irgendwelche Wünsche, sind aber nie zufriedenzustellen. Hängen am Rockzipfel der Mutter, gehen der Umgebung sehr auf die Nerven. Leiden oft an Krankheiten des »kalten Typs«. Positive Aspekte: Große Ausdauer, läßt sich auch von Rückschlägen nicht beeindrucken.

Vervain (Verbena officinalis)
Eisenkraut

Schlüsselwörter: Egoismus, Perfektionismus.

Das Kind verhält sich sehr egoistisch, perfektionistisch, überdreht. Hört nicht mit einer Sache auf, obwohl mehrfach dazu aufgefordert, scheint die Ermahnungen zu genießen. Positive Aspekte: Große Konzentrations- und Überzeugungskraft, hohe Abstraktionsfähigkeit.

Vine (Vitis vivifera)
Weinrebe

Schlüsselwörter: Dominanz, Grausamkeit.

Das Kind benimmt sich wie ein »kleiner Tyrann«, liebt es, seine Umgebung zu beherrschen, ist ehrgeizig und hyperaktiv. Manchmal auch außerordentlich aggressiv, sieht andere gerne leiden. Positive Aspekte: Kann eine Lehrer- und Führungspersönlichkeit werden. Vertrauenswürdige Persönlichkeit, wenn es gelernt hat, die Gefühle anderer zu respektieren.

Beech (Fagus sylvatica)
Rotbuche

Schlüsselwörter: Intoleranz, extreme Ordnungsliebe und Disziplin, opfert sich für hohe Ideale.

Das Kind hat oft ein ausgeprägtes moralisches Gespür für »richtig« und »falsch«, verlangt von jedem, daß er sich ebenfalls nach diesen Vorstellungen richtet: Reagiert überkritisch, regt sich über Kleinigkeiten auf. Positive Aspekte: Verständnis für menschliche Schwäche, nicht nachtragend oder neidisch.

Rock Water (Aqua petra)
Quellwasser

Schlüsselwörter: Strenges Aussehen, Unbeweglichkeit, Egoismus.

Für Kinder mit Strenge und starren Ansichten, die sich auch nach fixen Ideen richten. Sie mögen oft ihre Überzeugungen auch dann nicht aufgeben, wenn sie Unwohlsein verursachen. Körperliches Symptom: Drüsenbeschwerden. Positive Aspekte: Kann eigene Überzeugungen über Bord werfen, wenn ihm bewiesen wird, daß sie falsch sind. Hat große und hehre Ideale, nicht leicht beeinflußbar.

Rescue
Erste-Hilfe- oder Notfallmittel

Eine Kombination aus Star of Bethlehem, Rock Rose, Impatiens, Cherry Plum und Clematis. Am besten fertig kaufen. Wirksames Erste-Hilfe-Mittel bei Unfällen, Verletzungen, Schockerlebnissen und bei schweren Krankheiten. Kann auch zur Vorbeugung verwendet werden, beispielsweise vor einer Operation. Erhältlich auch als Creme zum Auftragen auf schmerzende und verletzte Körperteile wie etwa Quetschungen oder kleine Brandwunden. Auch bei Ohrenschmerzen hilfreich.

Wenn das Kind bewußtlos ist, kann man (bis der Arzt oder der Krankenwagen kommt!) seine Lippen mit den Rescue-Tropfen benetzen oder sie auf der Stirn und den Handgelenken (über dem Puls) verreiben.

MASSAGEN

Rückgratmassage

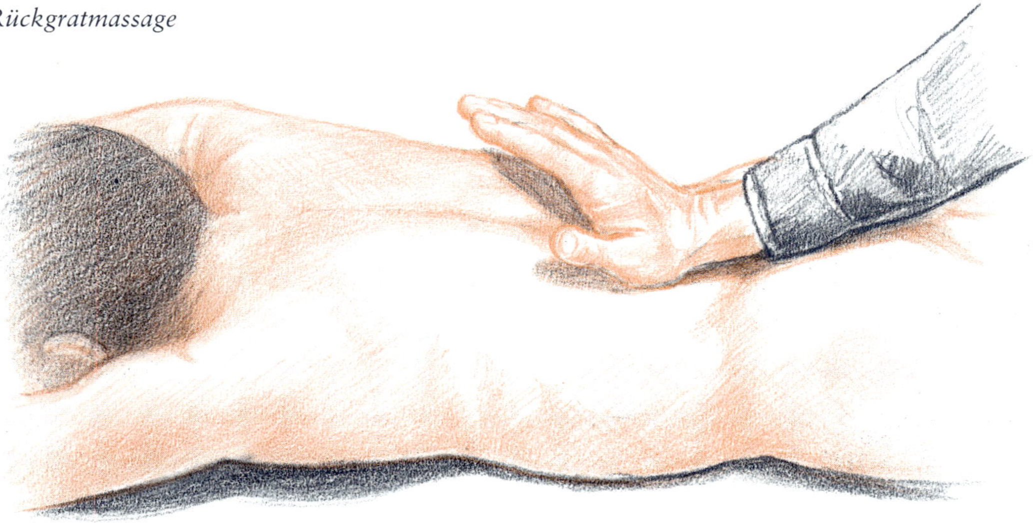

Die Massage ist eine der ältesten und natürlichsten Heilmethoden. In China hat sich die Massage zu einer hohen Kunst entwickelt, was zum Teil auch daran liegt, daß es die Chinesen waren, die die Energiekanäle im menschlichen Körper entdeckten (Seite 14). Entsprechend fein und genau wurden die einzelnen Massagetechniken abgestimmt. Massage ist in China bei sehr vielen Beschwerden das Mittel der Wahl oder wird ergänzend angewendet. Die Chinesen schätzen die Massage ganz besonders zur Behandlung von kranken Kindern, weil sie eine sehr sanfte Therapie ist und weil der körperliche Kontakt während der Massage Kindern und Eltern wohltut.

Einige praktische Hinweise

□ Das Kind und Sie sollten vor Beginn der Massage zur Ruhe kommen. Bei kranken Kindern, die aufgeregt und verwirrt sind, kann das recht schwierig sein. Ruhe und Entspannung sind aber ausschlaggebend für den Erfolg der Massage. Beginnen Sie mit einigen beruhigenden Atemübungen oder vergleichbaren Entspannungstechniken.

□ Wählen Sie eine ruhige Umgebung.

□ Verteilen Sie ein wenig Öl auf den Körperpartien, die massiert werden sollen. Im Grunde ist jedes Öl geeignet, als besonders geeignet hat sich Olivenöl (aus der Küche) erwiesen. Machen Sie das Kind mit dem Öl vertraut, lassen Sie es daran schnuppern.

□ Massieren Sie sanft aber zügig, achten Sie auf die Reaktionen des Kindes und richten Sie sich danach. Sprechen Sie ruhig und zärtlich, um ihnen beiden Sicherheit zu geben. Falls das Kind aufgeregt werden sollte, unterbrechen Sie die Massage, beruhigen Sie das Kind und beginnen Sie von neuem.

□ Stellen Sie sich während der Massage vor, wie die heilende Energie durch Ihre Hände und Finger zum Kind strömt. Achten Sie darauf, daß Ihre Handgelenke nicht steif werden – halten Sie sie locker, damit die heilende Energie ungehindert fließen kann.

□ Stellen Sie sich vor, daß Sie die Energie des Kindes durch die Massagebewegungen zu den kranken Körperpartien dirigieren. Versuchen Sie, bei der Wirbelsäulenmassage heiße Energie vom Kopf weg zu bewegen, oder bei der Kreuzbeinmassage die Darmtätigkeit wieder in Gang zu bringen.

INDIVIDUELLE MASSAGETECHNIKEN

In diesem Abschnitt finden Sie alle in diesem Buch empfohlenen Massagetechniken, geordnet »vom Kopf bis zu den Zehenspitzen«. Die meisten Techniken werden hier ausführlich beschrieben. Einige wenige sind nur kurz skizziert; die genaue Darstellung finden Sie auf den jeweils angegebenen Seiten in Teil 3 dieses Buches. Alle Techniken sind außerdem im Stichwortregister aufgeführt.

Über die Stirn: längs

Halten Sie den Kopf des Kindes mit beiden Händen, das Kind schaut Sie dabei an. Streichen Sie 50mal mit dem einen, dann mit dem anderen Daumen von der Nasenwurzel zur Haarlinie.
Indikationen: Fieber, Kopfschmerzen.

Über die Stirn: quer

Halten Sie den Kopf des Kindes mit beiden Händen, das Kind schaut Sie dabei an. Streichen Sie 50mal mit Ihren beiden Daumen sanft von der Stirnmitte zu den Schläfen.
Indikationen: Fieber und Kopfschmerzen.

Fengchi (Hinterkopf)

Suchen Sie die Mittelpunkte der Vertiefungen genau unterhalb und seitlich der unteren Schädelerhebungen am Hinterkopf (siehe Zeichnung). Die seitlichen Massagepunkte liegen genau neben den Muskelsträngen, die das Genick halten. Machen Sie mit beiden Daumen oder Daumen und Zeigefinger ein bis zwei Minuten lang vibrierende Bewegungen oder lassen Sie Ihre Finger 50mal kreisen.
Indikationen: Kopfschmerzen, Fieber, überanstrengte Augen.

Nase–Oberlippe

Siehe Krämpfe (Seite 91)
Indikationen: Bewußtlosigkeit bei Krämpfen, Epilepsie und Ohnmacht.

Rund um die Augen/Jingming (Helle Augen, klare Sicht)

Siehe Augenbeschwerden (Seite 117)
Indikationen: Kurzsichtigkeit, gerötete und entzündete Augen.

Über die Stirn: längs

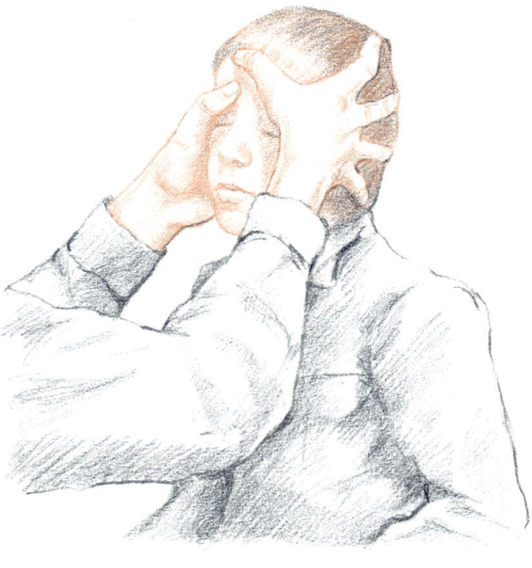

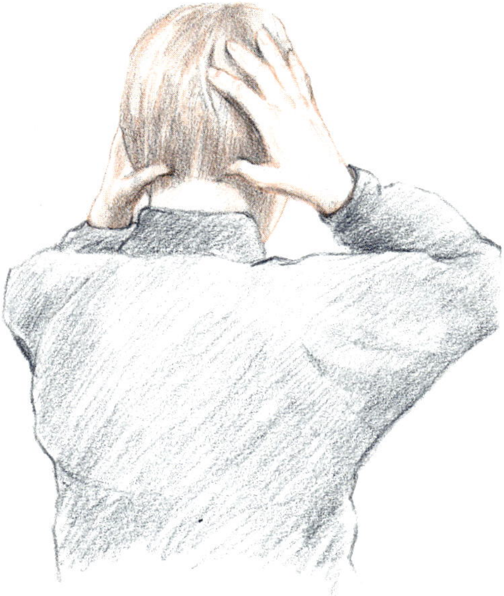

Fenghi-Massage

INDIVIDUELLE MASSAGETECHNIKEN

Brust

Setzen Sie das Kind, das Gesicht Ihnen zugewandt, auf Ihre Knie und halten Sie es mit Ihren Händen unter den Armen fest. Massieren Sie die Brust des Kindes sanft mit Ihren Daumen (siehe Zeichnung). Streichen Sie 50- bis 100mal sanft von der Mitte der Brust nach außen zu den Brustwarzen.
Indikationen: Husten, Asthma.

Schulter

Siehe Asthma Seite 106
Indikationen: Schwere Asthma-Anfälle.

Schulterblätter

Setzen Sie das Kind rücklings auf Ihre Knie und halten Sie es mit Ihren Händen unter den Armen fest. Massieren Sie den Rücken des Kindes zwischen den Schulterblättern mit Ihren Daumen (siehe Zeichnung). Streichen Sie 50- bis 100mal mit festem Griff von oben nach unten zum Ende der Schulterblätter.
Indikationen: Husten, Asthma, Keuchen, allgemeine Schwäche.

Kreisende Bauchmassage

Das Kind liegt bequem auf dem Rücken. Massieren Sie seinen Bauch 50- bis 100mal sanft mit kreisenden Fingerbewegungen im Uhrzeigersinn (siehe Zeichnung). Bei manchen Beschwerden ist übrigens die entgegengesetzte Bewegungsrichtung besser geeignet.

Massage der Schulterblätter

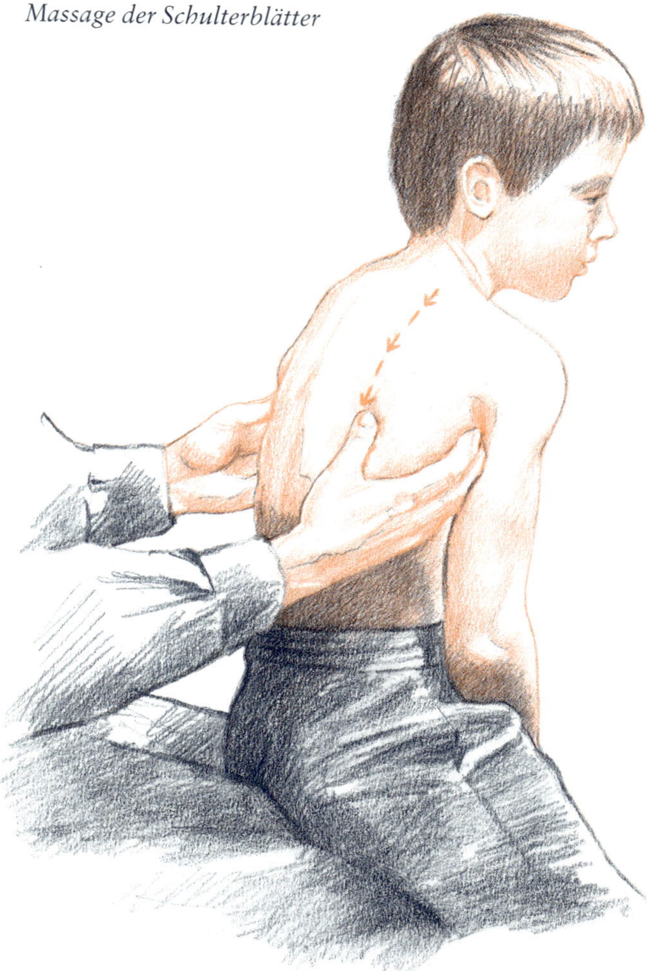

Indikationen: »Leberstauung« (Seite 139), Verstopfung, Koliken und sonstige Bauchschmerzen sowie dadurch bedingte Schlafstörungen, schwache Verdauung.

Handballen auf Oberbauch

Massieren Sie den oberen Bauchbereich zwischen dem Ansatz des Brustkorbs und dem Nabel mit Ihrem Handballen (siehe auch Unterbauch). Bewegen Sie Ihren Handballen etwa 50mal mit sanftem Druck im Uhrzeigersinn.
Indikationen: Verdauungsstörungen, schwache Verdauung und dadurch bedingte Schlafstörungen, Appetitmangel.

Handballen auf Unterbauch

Massieren Sie den unteren Bauchbereich unterhalb des Nabels (siehe auch Oberbauch). Bewegen Sie Ihren Handballen etwa 50mal mit

sanftem Druck im Uhrzeigersinn.
Indikationen: Wie bei Oberbauchbeschwerden und allgemeiner Schwäche, Bettnässen, Blasenentzündung und anderen Beschwerden der Harnwege.

Zhongwan (Magen)

Das Kind liegt bequem auf dem Rücken. Massieren Sie die Mitte zwischen dem Nabel und dem Brustbein mit Ihren Zeige- und Mittelfingern (siehe Zeichnung). Kreisen Sie etwa 200mal sanft mit den Fingern.
Indikationen: »Leberstauung« (Seite 23), Verdauungsstörungen, schwache Verdauung, allgemeine Schwäche, Appetitmangel.

Guanyuan (Darm)

Wie bei Zhongwan, aber massieren Sie die Mitte zwischen dem Nabel und dem Schambein.
Indikationen: Allgemeine Schwäche, Beschwerden der Harnwege.

Tiantu (Luftröhre)

Das Kind sitzt aufrecht. Ein Baby halten Sie am besten aufrecht und stützen seinen Kopf mit Ihrer Hand ab. Massieren Sie von hinten die Vertiefung oberhalb des Genicks und den oberen Teil der Brust mit Ihren Zeigefingern (siehe Zeichnung). Lassen Sie die Finger etwa 200mal sanft vibrieren.
Indikationen: Husten, Keuchen, Asthma.

Zhongwan-Massage

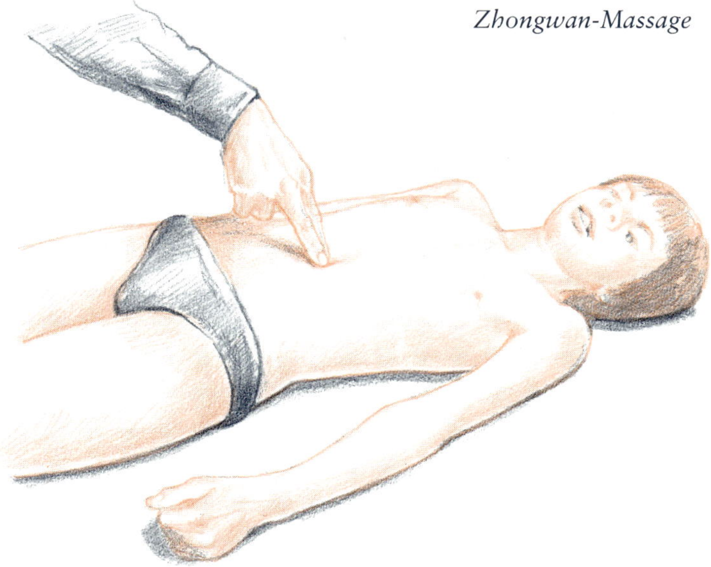

Tiantu-Massage

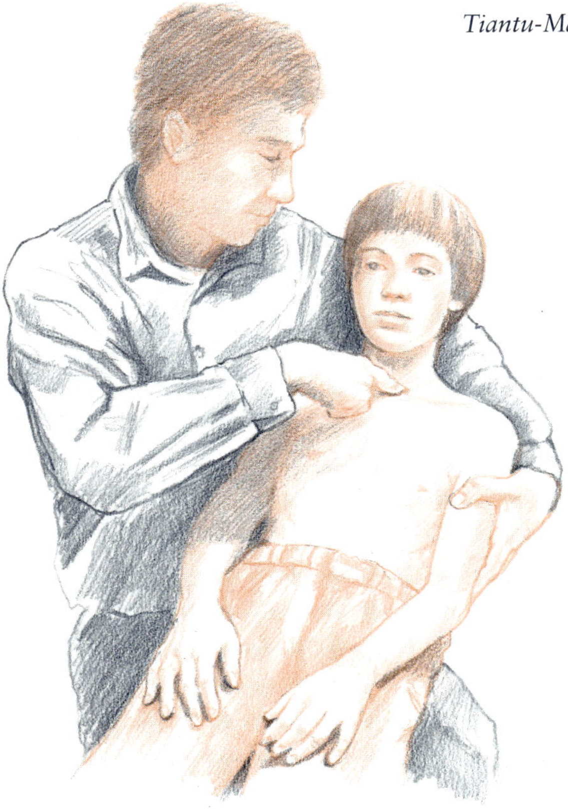

INDIVIDUELLE MASSAGETECHNIKEN

Rückenmassage (nur für Babys)

Das Baby liegt auf dem Bauch. Beginnen Sie im unteren Rükkenbereich und greifen Sie vorsichtig mit dem Daumen und Zeigefinger beider Hände ein Stückchen Haut und Muskel (siehe Zeichnung). Rollen Sie die Haut wie eine kleine Welle, indem Sie die Daumen nach unten, die Zeigefinger nach oben bewegen. Massieren Sie auf diese Weise den ganzen Rücken. Wenn Sie oben angekommen sind, beginnen Sie von neuem, insgesamt 20- bis 50mal. *Indikation:* Allgemeine Schwäche.

Ellbogen abwärts

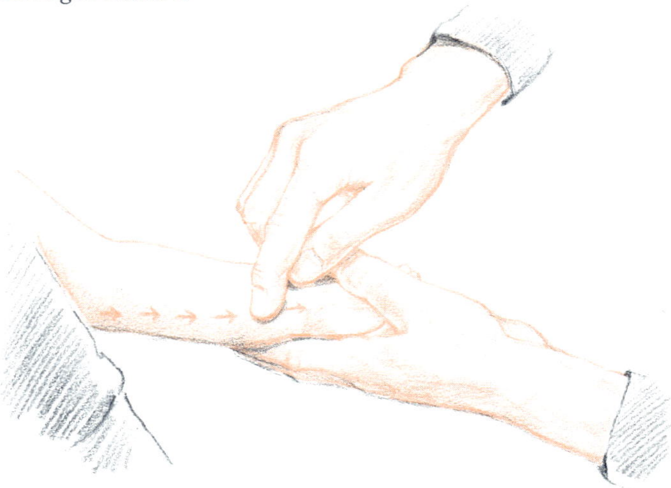

Wirbelsäulenmassage

Siehe Fieber Seite 87. *Indikationen:* Fieber, brennende Augen, Kopfschmerzen.

Kreuzbein abwärts

Siehe Kreuzbein aufwärts auf Seite 155. Massieren Sie den Rücken 50- bis 100mal mit Ihrem Handballen vom Kreuzbein abwärts bis zum Po. *Indikation:* Verstopfung.

Kreuzbein aufwärts

Siehe akuter Durchfall, Seite 155. *Indikation:* Durchfall.

Shenshu (Nieren)

Spreizen Sie Ihre Zeige- und Mittelfinger auseinander, massieren mit Ihnen den Rükken längs der Wirbelsäule bis zu den Hüftknochen. Lassen Sie Ihre Finger sanft ein bis zwei Minuten lang vibrieren. Bei älteren Kindern können Sie möglicherweise Ihre Finger nicht weit genug spreizen. Massieren Sie in diesem Falle erst die eine, dann die andere Rückenhälfte. *Indikationen:* Beschwerden der Harnwege, allgemeine Schwäche.

Kreuz

Massieren Sie das Kreuz sanft, aber fest mit Ihren Handballen etwa 50- bis 100mal (siehe Zeichnung). *Indikationen:* Beschwerden der Harnwege, allgemeine Schwäche, Bettnässen.

Ellbogen abwärts

Halten Sie die Hand des Kindes in Ihrer linken Hand (Linkshänder umgekehrt) und streichen Sie mit Ihrem Zeige- und Mittelfinger sanft auf der Innenseite des Vorderarms bis zum kleinen Finger (siehe Zeichnung). Wiederholen Sie diese Massage 30- bis 50mal an beiden Armen. *Indikationen:* Fieber, heißer Kopf, Angst und Panikzustände. Besonders wirksam bei Kindern unter 3 Jahren.

Daumen aufwärts

Halten Sie die Hand des Kindes in Ihrer linken Hand (Linkshänder umgekehrt) und streichen Sie mit Ihrem Zeige- und Mittelfinger sanft auf der Innenseite des Armes vom Daumen zum Ellbogen. Wiederholen Sie diese Massage 30- bis 50mal an beiden Armen. *Indikationen:* Schwache Verdauung, Durchfall, Schüttelfrost. Besonders wirksam bei Kindern unter 3 Jahren.

Sanjiao-Kanal

Halten Sie die Hand des Kindes in Ihrer linken Hand (Linkshänder umgekehrt) und streichen Sie auf der Außenseite des Vorderarms sanft vom Ellbogen bis zur Hand genau in der Mitte zwischen Elle und Speiche. Wiederholen Sie diese Massage 30- bis 50mal an jedem Arm.
Indikationen: Ohrenschmerzen, gerötete und entzündete Augen.

Thenar Eminence (Daumenwurzel)

Daumen des Kindes in Ihrer linken Hand halten (Linkshänder umgekehrt), sanft von der Daumenwurzel bis zum Handgelenk massieren. 200- bis 300mal an jeder Hand wiederholen.
Indikationen: Verdauungsstörungen, Durchfall.
Besonders wirksam bei Kindern unter 3 Jahren.

Zeigefinger

Halten Sie die Hand des Kindes in Ihrer linken Hand (Linkshänder umgekehrt) und massieren Sie die Rückseite des Zeigefingers in Richtung Handgelenk (siehe Zeichnung). Wiederholen Sie diese Massage 200- bis 300mal an jeder Hand.
Indikationen: Verdauungsstörungen, Durchfall.
Besonders wirksam bei Kindern unter 3 Jahren.

Dewpond (Tauquelle)

Halten Sie die Hand des Kindes mit der Innenseite nach oben in Ihrer linken Hand (Linkshänder umgekehrt). Befeuchten Sie die Hand mit kühlender Creme oder kaltem Wasser. Massieren Sie nun von der Spitze des kleinen Fingers über den Rand des Handballens bis zum Daumenansatz (siehe Zeichnung). Wiederholen Sie diese Massage 50mal an jeder Hand.
Indikationen: Fieber, Panik, Schlafstörungen vom »heißen Typ«.

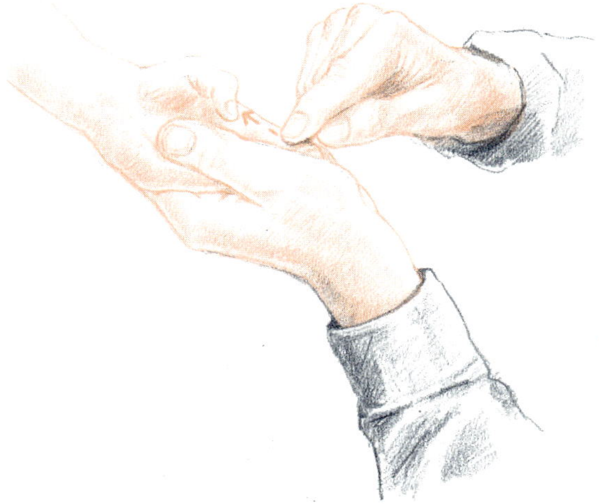

Zeigefinger-Massage

Dewpond-Massage

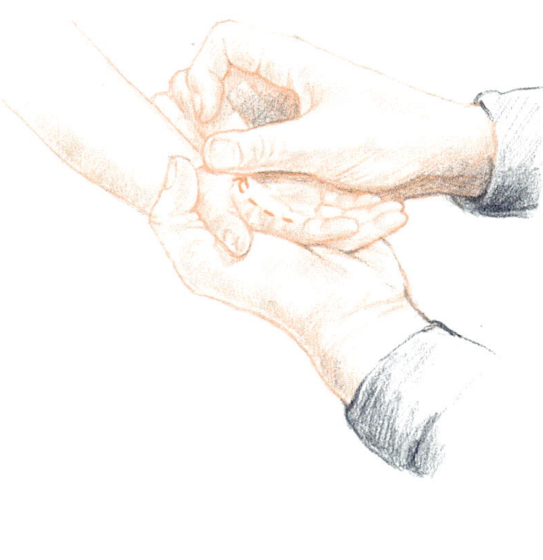

INDIVIDUELLE MASSAGETECHNIKEN

Magenkanal-Massage

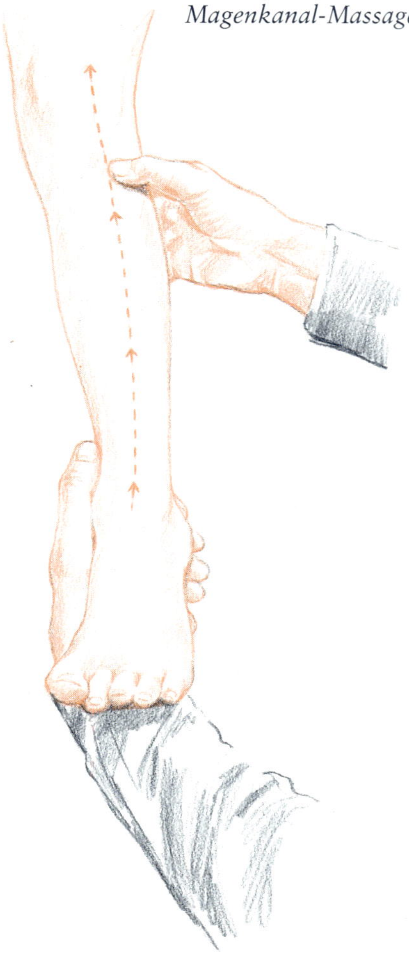

Zusanli-Massage

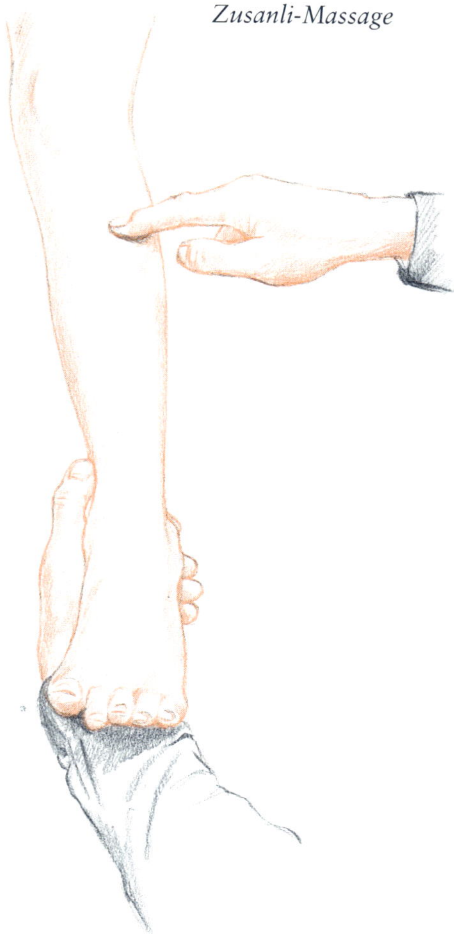

Zehn Könige

Massieren Sie jeden Finger genau unterhalb der Fingernägel mit einem Streichholz oder einem Kugelschreiber ohne Mine. Gewöhnlich reicht es, wenn Sie die »Zehn Könige« ein- bis zweimal fest drücken.
Indikationen: Schlafstörungen wegen Angstgefühlen, nach Schockerlebnissen.

Lebenslinie

Siehe Schlafstörungen, Seite 165.
Indikationen: Schlafstörungen, nächtliche Ängste und Panik.

Hegu

Siehe Zahnungsprobleme, Seite 159. Dieser Punkt kann auch über Nacht mit einem Umschlag aus Gewürznelken bedeckt werden.
Indikationen: Verdauungsstörungen, Zahnungsprobleme und dadurch bedingte Schlafstörungen, Kurzsichtigkeit.

Fingerkuppen

Halten Sie das Handgelenk des Kindes in Ihrer linken Hand (Linkshänder umgekehrt). Legen Sie Ihre rechte Hand unter die Hand des Kindes, spreizen Sie dabei Ihren Daumen ab. Massieren Sie nun die Fingerkuppen bis zur Spitze. Wiederholen Sie diese Massage etwa 100mal an jeder Hand.
Indikationen: Bei Verdauungsstörungen und chronischem Katarrh mit Schleimbildung.

Neiguan (Innere Organe)

Siehe Reisekrankheit, Seite 147.
Indikationen: Übelkeit, Erbrechen, Reisekrankheit.

Magenkanal

Halten Sie das Bein des Kindes in Ihrer linken Hand (Linkshänder umgekehrt) und massieren Sie die Muskelstränge seitlich des Schienbeins ein bis drei Minuten lang (siehe Zeichnung).
Indikationen: Verdauungsstörungen, Erbrechen, Durchfall, allgemeine Schwäche.

Zusanli (Magenpunkt)

Siehe auch Magenkanal. Der Magenpunkt befindet sich auf dem Kanal, und zwar in der Vertiefung genau unterhalb des Knies. Massieren Sie diesen Punkt mit Ihren Zeigefingern ein bis zwei Minuten lang. Wiederholen Sie die Massage am anderen Bein.
Indikationen: Verdauungsstörungen, Erbrechen, Durchfall, allgemeine Schwäche.

Blasenkanal

Dieser Kanal verläuft genau in der Mitte auf der Rückseite der Beine (wie die Naht bei Nahtstrümpfen). Bei Blasenentzündung und anderen Infektionen der Harnwege massieren Sie den Blasenkanal abwärts vom Knie bis zur Achilles-Sehne oberhalb der Ferse, um die Infektion auszutreiben. Bei Blasenschwäche ohne Entzündung arbeiten Sie in umgekehrter Richtung, um Energie zur Blase zu bringen. Massieren Sie jedes Bein zwei bis drei Minuten lang.
Indikationen: Beschwerden der Harnwege, Bettnässen.

Ferse

Massieren Sie die Vertiefung der Achilles-Sehne oberhalb der Ferse mit Ihrem Daumen und Zeigefinger. Lassen Sie die Finger ein bis fünf Minuten lang leicht vibrieren. Wiederholen Sie die Massage am anderen Bein. Wenn das Kind von einer zweiten Person gehalten wird, können Sie beide Beine gleichzeitig massieren.
Indikationen: Fieberanfälle, Krämpfe, heißer Kopf.

Yongquan

Halten Sie den Fuß des Kindes mit Ihrer linken Hand und massieren Sie den Mittelpunkt (siehe Zeichnung) mit Ihrem Daumen ein bis zwei Minuten lang. Am anderen Fuß wiederholen.
Indikationen: Fieber, heißer Kopf, gerötete und entzündete Augen, Erbrechen, Durchfall.

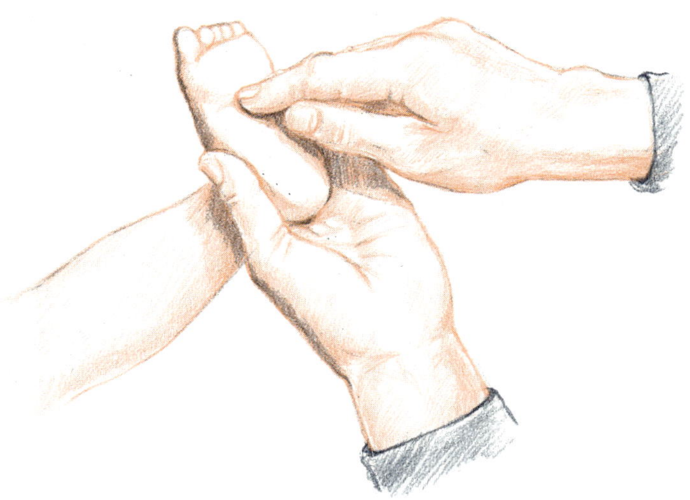

Yongquan-Massage

TEIL 3

BEHANDLUNG VON KRANKHEITEN IM KINDESALTER

Viele Krankheiten im Kindesalter lassen sich problemlos mit natürlichen Heilverfahren zu Hause behandeln. Doch die meisten Menschen kennen sich mit diesen Methoden nicht aus. Sie sind gewöhnt, zum Arzt zu gehen, damit er die Diagnose stellt und Ihnen eine Packung Tabletten in die Hand drückt. Wer sich aber trotzdem in das unbekannte Gebiet der Natürlichen Medizin vorwagt, der wird sehr schnell ein Gefühl für ihre Methoden entwickeln und lernen, wie man sie am besten und sinnvollsten verwendet.

VORSICHT

Mit den natürlichen Heilverfahren lassen sich viele Krankheiten behandeln. Doch viele Eltern hatten bislang nicht die Möglichkeit, in dieser Hinsicht Erfahrungen zu sammeln. Sie überlassen die Behandlung ihrer Kinder lieber den Ärzten, was die westliche Schulmedizin auch kräftig unterstützt.

Die Zeiten ändern sich, wenn auch langsam. Trotzdem werden Sie nicht immer auf einen Arzt verzichten können. Ärztliche Hilfe ist immer notwendig,

- ☐ um bei unklaren Symptomen eine Diagnose zu stellen oder bestätigen zu lassen,
- ☐ zur Abklärung möglicher Komplikationen und Vorbeugung,
- ☐ bei einer plötzlichen oder unerklärbaren Verschlechterung des Zustandes des Kindes und
- ☐ in allen lebensgefährlichen Situationen (Seite 11).

Sobald Sie sich selbst mehr um die Behandlung Ihres Kindes kümmern, werden Sie auch sein körperliches und emotionales Temperament besser kennen- und verstehenlernen. Sie werden Ihre Antennen ausfahren, um die frühen Signale einer beginnenden Krankheit aufzufangen. Und Sie werden Ihr Kind intensiver durch alle Krankheitsstadien begleiten, ihm das Kranksein erleichtern und sich mit ihm über die Genesungsfortschritte freuen können.

Gliederung dieses Kapitels

Dieses Kapitel besteht aus fünf Abschnitten, die jeweils die Krankheiten enthalten, die dieselbe oder eine ähnliche Ursache haben. Hinweise zur Benutzung dieses Kapitels finden Sie auf Seite 10–11, eine Liste der beschriebenen Krankheiten im Inhaltsverzeichnis auf den Seiten 6 und 7.

»Dich kennenlernen.« Krankheit ist eine Belastungsprobe, aber auch eine große Chance, die emotionalen und spirituellen Bande zwischen Eltern und Kind zu stärken.

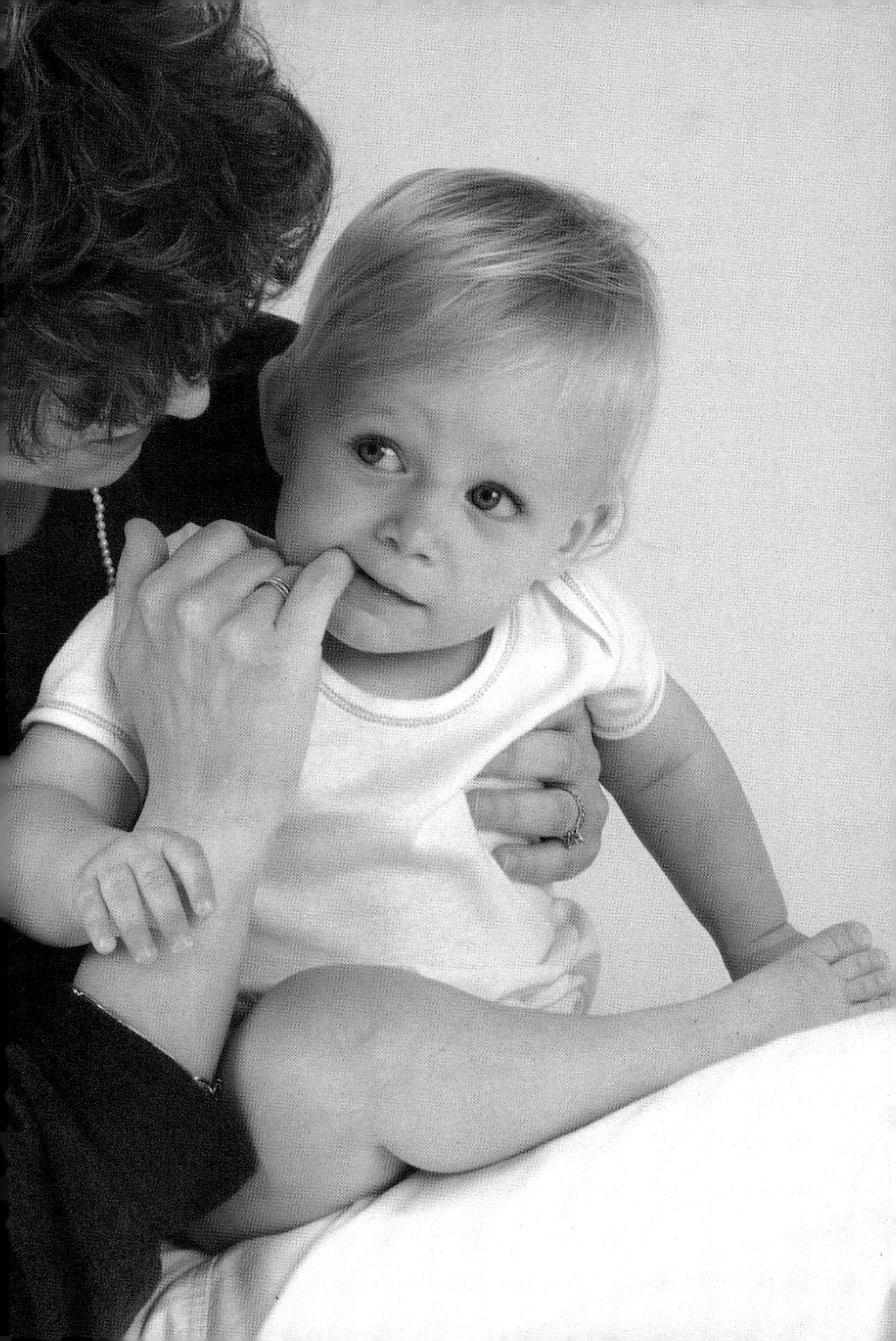

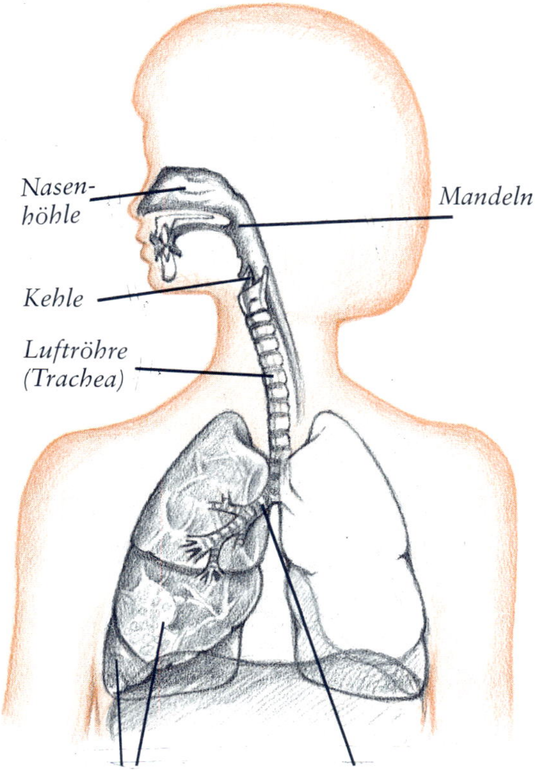

Die Zeichnung zeigt die wichtigsten Teile des Atmungssystems, von der Nase und den Nasenhöhlen bis zur Lunge.

Alle in diesem Abschnitt beschriebenen Beschwerden beeinträchtigen die Funktion der Schleimhäute in Nase, Nebenhöhlen, Mund, Hals, Luftröhre und Lunge sowie der Augen und des Innenohrs. Der Schleim schützt diese Bereiche, hält sie feucht und bindet Staub und Schmutz. Weil aber alle diese Schleimhäute auch mit der Luft in Kontakt kommen, sind sie anfällig für Infektionen, die durch Viren, Bakterien und andere Mikroben (Kleinstlebewesen) übertragen werden. Bei all diesen Beschwerden wirken die natürlichen Heilverfahren oft sehr schnell und erfolgreich. Sie regen die Abwehr des Körpers an, den Krankheitserreger zu bekämpfen.

Die Natürliche Medizin geht davon aus, daß ein gesunder Körper stets selbst in der Lage ist, Viren und Bakterien unter Kontrolle zu halten und zu bekämpfen. Nur wenn das physische Gleichgewicht des Körpers gestört ist, können die Krankheitserreger auch wirklich Krankheiten hervorrufen.

Die Behandlung zielt daher darauf, die Ursache der Gleichgewichtsstörung herauszufinden und Energie in die betroffenen Bereiche zu lenken. Sobald die Energie dort eintrifft, wird die körperliche Abwehr ihr Werk beginnen. Das ist auch ein Grund dafür, warum Massagen so wirksam bei Krankheiten im Kindesalter helfen, besonders in den frühen Krankheitsstadien.

Antibiotika

Manchmal ist eine Infektion so stark, daß der Körper des Kindes ohne fremde Hilfe nicht mehr mit ihr fertig wird. Unter diesen Umständen können Antibiotika eine große Hilfe sein, auch wenn sie immer Nebenwirkungen (Seite 83) haben.

Antibiotika töten die Krankheitserreger ab. Sie stellen aber nicht das körperliche Gleichgewicht wieder her. Das heißt, die körperliche Verfassung des Kindes ist dieselbe wie vor der Krankheit. Die Gleichgewichtsstörung bleibt, so daß Infektionen wiederkehren können. Hier helfen die natürlichen Methoden, indem sie das Gleichgewicht wiederherstellen und stabilisieren.

Falls Ihr Arzt, trotz Ihrer Versuche mit natürlichen Heilmethoden, die Behandlung mit Antibiotika empfiehlt, lassen Sie sich nicht entmutigen. Halten Sie trotzdem an Ihrem Behandlungskonzept fest, verwenden Sie (selbstverständlich nach Absprache mit dem Arzt) die natürlichen Heilverfahren als Ergänzung zu den schulmedizinischen. Und vor allem: Fahren Sie mit Ihrer Behandlung fort, wenn sich der Zustand des Kindes bessert. Denn sie hilft, das Energiegleichgewicht wiederherzustellen und beugt neuen Krankheiten vor.

Nebenwirkungen der Antibiotika

Antibiotika töten oder hemmen nur Bakterien, sie sind daher auch nur zur Behandlung bakterieller Infektionen geeignet. Unter bestimmten Umständen ist eine sorgfältig abgestimmte Antibiotika-Therapie notwendig, um schwere Gesundheitsschäden zu vermeiden, ja sogar manchmal, um Leben zu retten.

Trotzdem: Diese Medikamente haben eine starke und anhaltende Wirkung auf den menschlichen Körper und sollten daher im allgemeinen nur dann verwendet werden, wenn andere Mittel versagt haben. Zu den Nebenwirkungen von Antibiotika gehören die folgenden:

Durchfall. Damit die Verdauung richtig funktioniert, ist eine ganze Reihe wichtiger Bakterien notwendig. Antibiotika unterscheiden jedoch nicht zwischen »guten« und »schlechten« Bakterien, sie bekämpfen alle. Dadurch wird die Verdauung gestört, Durchfall ist die Folge.

Nach dem Ende der Antibiotika-Behandlung sollte der Durchfall aufhören. Manche Kinder, besonders wenn sie wiederholte Antibiotika-Therapien hinter sich haben, werden ihn jedoch nicht wieder los. Bei ihnen besteht die Gefahr, daß sich das »Leberstauungsmuster« entwickelt (Seite 23).

Um dies zu verhindern, gibt es zwei wichtige Methoden: 1. Wiederherstellung des körperlichen Gleichgewichts durch Behandlung des Durchfalls (Seite 151). 2. Wiederherstellung der natürlichen Bakterien-»Landschaft« im Verdauungstrakt. Naturjoghurt, besonders wenn er Acidophilus-Kulturen enthält, ist ein sehr wirksames Mittel. Das Kind braucht nur eine kleine Menge davon: 1 gehäufter Teelöffel reicht für ältere Kinder, kleinere erhalten ¼ Teelöffel. Ist das Kind gegen Kuhmilchprodukte allergisch, versuchen Sie es mit Ziegenmilchjoghurt in gleicher Menge.

Hautausschlag. Manche Kinder bekommen einige Tage nach Beginn der Antibiotika-Therapie einen starken Hautausschlag. In diesem Fall sofort mit der Behandlung aufhören und den Arzt informieren.

Gewöhnlich ist der Ausschlag nicht so gefährlich, wie er aussieht. Er kann daher kommen, daß der Körper »latente Hitze« ausscheidet (Seite 26). Das wird der Fall sein, wenn sich die Stimmung des Kindes bald nach Auftreten des Ausschlages bessert. Hält der Ausschlag länger als eine Woche nach Abbruch der Antibiotika-Behandlung an, sollten Sie schnellstens einen Arzt für Naturheilkunde um Rat fragen.

Schleimbildung. Nach einer Antibiotika-Behandlung bleibt oft Schleim im Körper zurück. Bei vielen Kindern löst sich das Problem auf natürliche Weise, bei manchen jedoch bildet der Schleim eine Brutstätte für Bakterien, das Kind bekommt schnell wieder eine neue Infektion – und braucht mehr oder stärkere Antibiotika. Um diesen Teufelskreis zu unterbrechen, sollten Sie den Schleim mit natürlichen Heilmitteln und einer angepaßten Ernährung behandeln (siehe entsprechende Stichwörter).

Soor. Antibiotika wirken gegen Bakterien, aber nicht gegen Pilzinfektionen. Sie erhöhen sogar bisweilen die Anfälligkeit für Soor-Infektionen (Candida-Infektionen) im Mund oder der Vagina. Zwar können weitere Medikamente Abhilfe schaffen, sinnvoller ist es aber, die natürliche Bakterien-»Landschaft« im Körper auf oben beschriebene Weise wiederherzustellen. Zusätzlich am besten auch schleimlösende Heilkräuter geben, da auch Schleim Pilzinfektionen begünstigt.

Fieber ist eines der häufigsten Krankheitssymptome bei Kindern. Doch viele Eltern fürchten sich so sehr davor, daß sie manchmal völlig überzogene Maßnahmen ergreifen, um das Fieber zu senken. Und genau das ist meistens falsch. Denn gelegentliches Fieber ist für viele Kinder (und Erwachsene) ausgesprochen gesund, weil es »latente Hitze« austreibt (Seite 26).

Manchmal allerdings kann Fieber auch gefährlich werden, besonders wenn das Kind zu Krämpfen neigt (Seite 90). Deswegen sollten alle Eltern die Gefahrensignale kennen (siehe unten).

Die folgenden Seiten beschäftigen sich mit den Symptomen und Behandlungsmöglichkeiten des »gewöhnlichen« Fiebers ohne begleitende andere Beschwerden und Komplikationen. Fieberzustände, die in Zusammenhang mit anderen Erkrankungen wie Ohrenschmerzen, Masern und Halsentzündungen auftreten, werden unter den jeweiligen Stichwörtern erläutert.

Symptome und Fieberarten

Gewöhnlich zeigt sich ein beginnendes Fieber in Verhaltensänderungen des Kindes. Es ist plötzlich verwirrt, nörgelt, mault und ist sehr anhänglich. Das Wärmegleichgewicht seines Körpers ist gestört (Seite 22), das Kind friert oder schwitzt und mag nicht mehr richtig essen.

Charakteristische Symptome in diesem Stadium sind ein gerötetes Gesicht und eine heiße Stirn. Bei Babys und Kleinkindern entwickelt sich Fieber meist ungeheuer schnell, innerhalb weniger Stunden hat das eben noch gesunde Kind hohes Fieber. Bei einem normalen Fieberverlauf betragen die Temperaturen für einige Tage bis zu 39 Grad C. Nach einer starken Schwitzperiode sinkt dann das Fieber, das Kind erholt sich schnell. Dieser Fiebertyp ist im Kindesalter sehr häufig und bedeutet gewöhnlich keine Gefahr für die Gesundheit.

GEFAHRENSIGNALE

Sofortige ärztliche Hilfe ist notwendig, wenn

- ☐ die Körpertemperatur über 40 Grad C steigt und das Kind sehr heiß ist,
- ☐ das Kind teilnahmslos und verwirrt ist oder das Bewußtsein verliert,
- ☐ die eine Körperseite heiß, die andere dagegen kalt ist,
- ☐ das Kind Krämpfe bekommt.

Daneben gibt es eine ganze Reihe anderer Fiebertypen, die ebenfalls charakteristische Symptome aufweisen und unterschiedliche Therapien erfordern.

»Heißes« und »kaltes« Fieber

Bei »heißem« Fieber klagt das Kind über zu starke Hitze, es hat ein rotes Gesicht, schwitzt und wirft die Bettdecke weg. Beim »kalten« Fieber dagegen friert und zittert es (Schüttelfrost), obwohl die Körpertemperatur erhöht ist. Manchmal wechseln sich beide Fiebertypen ab, doch gewöhnlich dominiert einer.

Außerdem gibt es noch folgende Typen: Das »schleimige« Fieber, das vor allem im Babyalter zusammen mit einem dicken gelben Schleim aus der Nase und Husten auftritt. Das »ängstliche« Fieber, bei dem das Kind auf alle Symptome sehr ängstlich reagiert; es weint, ist sehr aufgeregt und hängt verzweifelt an seinen Eltern. Und nicht zuletzt gibt es auch das Fieber, das das Verdauungssystem eines Babys überfordert und eine »Leberstauung« hervorruft (Seite 23).

Ursachen und Auslöser

In körperlicher Hinsicht ist Fieber eine Antwort auf bakterielle oder virale Infektionen. Es zeigt an, daß die körperliche Abwehr auf Hochtouren läuft.

Äußere Ursachen. Kinder merken meistens nicht, ob sie zu heiß oder zu kalt sind. Sie sitzen in der Sonne und werden überhitzt oder sie schwimmen zu lange und frösteln danach. Dadurch können Infektionen auftreten.

Innere Ursachen. Für die Natürliche Medizin ist Fieber eher ein Anzeichen für Heilung als eine Krankheit. Fieber reduziert Gleichgewichtsstörungen im Körper. Gewöhnlich handelt es sich dabei um einen Stau »latenter Hitze« (Seite 26). Es mag Eltern überraschen, daß in diesen Fällen Fieber sehr gesund ist, weil es eben die überschüssige Hitze aus dem Körper austreibt. Nachher fühlt sich das Kind zwar müde, aber sehr viel besser als vorher.

Emotionale Ursachen. Auch Gefühle können Fieber auslösen, und zwar in zweierlei Hinsicht. Bei Babys und Kleinkindern ist die Verbindung zwischen Geist, Gefühl und Körper noch sehr direkt, jeder störende Gedanke oder jedes unangenehme Gefühl kann daher Fieber auslösen. Wenn sich das Kind zum Beispiel sehr ärgert oder plötzlich erschrickt, kann sich sehr schnell ein »ängstliches« Fieber entwickeln. Auch versteckte, verdrängte Gefühle, nach Bestrafung oder Verlassenwerden, können sich in Fieber verwandeln (siehe Tabelle).

Ältere Kinder haben schon eine bessere Kontrolle über ihren Körper, so daß plötzliche Gefühle nur selten Fieber auslösen. Bei ihnen sind es vor allem negative Gefühle, wie niedergedrückte Stimmung, Hoffnungslosigkeit oder Schulprobleme, die die Abwehr schwächen und damit Infektionen die Tür öffnen.

Entwicklungsbedingte Ursachen. Wie auf Seite 18 beschrieben, reagieren Kinder manchmal in bestimmten Entwicklungsstadien und -übergängen mit Fieber, besonders im zweiten und im siebten Lebensjahr.

URSACHEN UND ERSCHEINUNGSWEISEN VON FIEBER

Ursachen

☐ »Latente« Hitze (übriggebliebene Hitze vom Winter).

☐ Verlangsamte Anpassung an Wetterwechsel.

☐ Zuviel »Heiße« Nahrung (Seite 35).

☐ »Echokrankheiten« (Seite 25).

Krankheitsmuster:

☐ Epidemieartiges Auftreten von Fieber im Frühjahr.

☐ Oft einige Tage, nachdem das Wetter plötzlich wärmer wurde.

☐ Entwickelt sich langsam; Zunge zeigt einen dicken, schmutzig-gelben Belag, auch Flecken und Geschwüre im Mund.

☐ Wiederholte Fieberattacken, immer nach demselben Muster, manchmal sogar monatlich.

Allgemeine Hinweise zur Behandlung

Fieber wird gewöhnlich dadurch geheilt, daß die Hitze aus dem Körper ausgetrieben wird. Das geschieht meist durch Schwitzen, bisweilen aber auch durch Entschlackung des Darms. Wenn Ihr Kind ein trockenes Fieber hat, sollten Sie es mit natürlichen Heilmitteln zum Schwitzen bringen. Abführmittel sind ebenfalls bei bestimmten Fieberarten sehr wirksam; das Fieber sinkt recht schnell, die Nebenwirkungen eines milden, natürlichen Abführmittels sind geringer als bei Antibiotika.

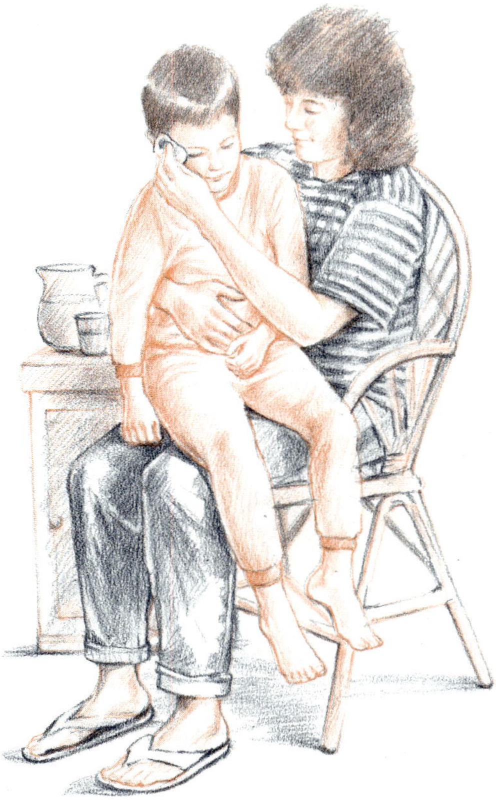

Ein fieberndes und schwitzendes Kind fühlt sich unwohl und »klebrig«. Waschen Sie es sanft mit lauwarmem Wasser und einem Schwamm ab, und zwar besonders im Gesicht sowie an Händen und Füßen.

Bei einem »ängstlichen« Fieber ist die Angst das Hauptsymptom und verzögert oder hemmt oft den Heilungsprozeß. Beruhigen und streicheln Sie Ihr Kind, damit es die Angst verliert.

Fiebernde Kinder gehören gewöhnlich ins Bett. Decken Sie das Kind gut zu, achten Sie aber darauf, daß es nicht zu heiß wird. Vermeiden Sie Durchzug und baden Sie das Kind nicht. Wenn es sehr verschwitzt und schmutzig ist, waschen Sie es am besten mit einem Schwamm ab.

Ernährung. Ein fieberndes Kind sollte nicht viel essen, damit es all seine Energie zur Abwehr der Krankheitserreger einsetzen kann. Achten Sie darauf, daß sich keine »Leberstauung« entwickelt. Zuviel Nahrung, besonders reichhaltige und »heiße« Nahrungsmittel verlängern den Heilungsprozeß (Seite 32). Auch wenn das Fieber bereits sinkt, sollte das Kind noch zwölf Stunden mit dem Essen warten, es sei denn, es ist sehr schwach. Fiebernde Kinder müssen viel trinken, um den Flüssigkeitsverlust auszugleichen. Geben Sie viel Tee mit Honig und Zitrone.

Wichtig: Fiebernde Babys verlieren rasend schnell an Flüssigkeit, behalten Sie stets (!) die Fontanelle (Vertiefung in der Schädelmitte, wo die beiden Schädelhälften noch nicht zusammengewachsen sind) im Auge. Sie darf nicht einsinken, wenn doch: mehr Flüssigkeit geben, eventuell eine spezielle Elektrolytmischung* für Babys. Wenn keine Besserung eintritt, den Arzt rufen.

Fieberhöhe. Wenn das Fieber über 40 Grad C steigt, sollten Sie das Kind abkühlen. Kalte (mit Eiswürfeln gefüllte, in ein Handtuch gewickelte) Wärmflaschen unter jedem Arm oder kalte Wadenwickel helfen zuverlässig. Auch das Abwaschen von Gesicht, Armen und Beinen mit kaltem Wasser ist ein bewährtes Mittel.

Genesung

Wenn das Fieber sinkt, ist das Kind meist sehr erschöpft und braucht Stärkung. War das Fieber unter 24 Stunden, kann das Kind bald wieder normal essen. Eventuell einige stärkende Nahrungsmittel zusätzlich geben.

Nach langandauerndem Fieber ist dagegen Vorsicht geboten: Geben Sie am Anfang nur wenig Nahrung, steigern Sie die Menge schrittweise. Für Babys sind stark verdünntes

* In Apotheken gebrauchsfertig erhältlich.
(Anm. d. Übers.)

Zuckerwasser, später verdünnte Milch und Fruchtsäfte geeignet. Ältere Kinder können mit Haferschleim oder einer leichten Suppe und einem Stück Toastbrot beginnen. Auch wenn das Kind sehr hungrig ist, sollten Sie ihm nur kleine Portionen geben und erst abwarten, wie es darauf reagiert. Sehr geschwächten Kindern hilft eine klare Rinderbouillon, wieder auf die Beine zu kommen.

Während der Genesungsphase braucht ein Kind sehr viel Ruhe. Babys schlafen gewöhnlich so lange wie nötig. Ältere Kinder dagegen müssen manchmal erst davon überzeugt werden, daß ihnen eine Mittagsruhe gut tut. Als Faustregel gilt: Das Kind sollte so lange nach dem Rückgang des Fiebers zu Hause bleiben, wie das Fieber gedauert hat.

HEILMITTEL FÜR »HEISSES« FIEBER

Heilkräuter und Heilpflanzen

Allgemeine Angaben zu Dosis und Gegenanzeigen siehe Seite 40.

☐ Hauptmittel: Katzenminze *(Nepeta cateria)* zur Kühlung und Heilung. Wenn das Fieber über 40 Grad C steigt und das Kind an Verstopfung leidet, zusätzlich Sennesblätter als Abführmittel (erhältlich in Apotheken, Dosis siehe Pakkungsaufschrift).

☐ Alternative: Kalifornischer Kreuzdorn *(Rhamnus purshiana)*, 20 Tropfen pro Dosis (Kinder unter 2 Jahren erhalten die Hälfte, Kinder über 5 Jahren das Doppelte).

☐ Ergänzungsmittel bei »schleimigem«, »ängstlichem« oder Fieber vom »Leberstauungs-Typ« und bei Magen-Darm-Krämpfen: Die unter den jeweiligen Stichwörtern für »kaltes« Fieber genannten Mittel.

Homöopathie

Dosierung und Gegenanzeigen siehe Seite 54.

☐ Gerötetes Gesicht, erweiterte Pupillen und eventuell sogar Halluzinationen: Belladonna.

☐ Gelbe Flecken im Gesicht, Anzeichen für Schleimansammlungen und Husten: Mercurius solubilis.

Andere Heilverfahren

Siehe unter Stichwort »kaltes Fieber« auf der nächsten Seite.

Massagen

Allgemeine Hinweise siehe Seite 72.

Die folgenden Massagen helfen bei allen Fiebertypen.

☐ Zur Förderung des Schwitzens und um die Hitze vom Kopf wegzulenken: »Wirbelsäulenmassage«, 5 Minuten lang (etwa 100 Striche).

☐ Zur Förderung des Schwitzens: »Ellbogen abwärts«, 50mal an jedem Arm, alle 2 Stunden wiederholen.

☐ Zur Genesung, wenn das Kind blaß, schwach und appetitlos ist: »Zusanli«, 5 Minuten lang und/oder kreisende »Bauch-Massage«.

☐ Zur Genesung bei Babys: »Rückenmassage für Babys«.

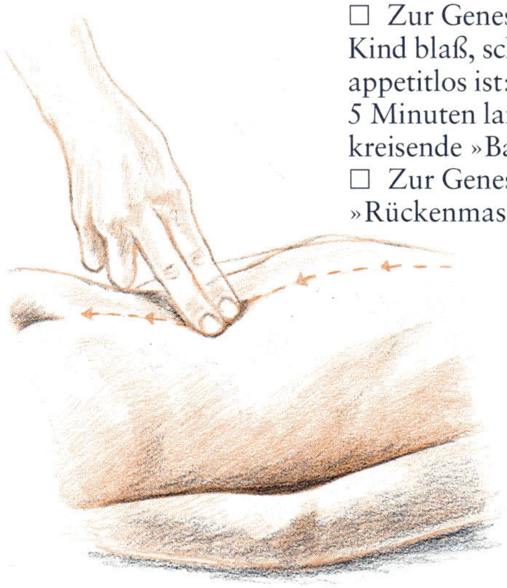

Wirbelsäulenmassage

HEILMITTEL BEI »KALTEM« FIEBER

Heilkräuter und Heilpflanzen

Dosierung und Gegenanzeigen siehe Seite 40.

Heilkräuter und Heilpflanzen sind die ältesten und wirksamsten Mittel zur Fieberbehandlung.

☐ Hauptmittel für Fieber bei Kindern: Holunderblüten *(Sambucus nigra)* und Pfefferminze *(Mentha piperata)*. Herstellung siehe Seite 41; Sie können den gebrauchsfertigen Sirup auch in der Apotheke oder im Reformhaus kaufen.

☐ Auch Schafgarbe *(Achillea millefolium)* ist ein gutes Mittel, obwohl viele Kinder seinen bitteren Geschmack nicht mögen; besonders geeignet für ältere Kinder (und Erwachsene), weil kräftigend und fiebersenkend.

☐ Lindenblüten *(Tillea europaea)* werden wie Schafgarbe verwendet; außerdem zur Beruhigung der Nerven.

Dosis: Zur Senkung des Fiebers alle 4 Stunden. Hat sich die Temperatur normalisiert, 3mal täglich 3 Tage lang zur Stärkung.

☐ Ergänzungsmittel bei »kaltem schleimigen« Fieber: Yssop *(Hyssopus officinalis)*, Huflattich *(Farfara tussilago)* oder Alant *(Inula helenium)* zur Stärkung der Brust.

☐ Ergänzungsmittel bei »kaltem ängstlichem« Fieber: Herzgespann *(Leonurus cardiaca)* oder Passionsblume *(Passiflora incarnata)*.

☐ Ergänzungsmittel bei kaltem Fieber mit »Leberstauung«: Virginischer Ehrenpreis *(Leptandra virginica)*.

☐ Bei Magen-Darm-Krämpfen: zusätzlich frische Ingwerwurzel *(Zingiber officinale)*.

☐ Zur allgemeinen Genesung, besonders wenn das Kind blaß, schwach und appetitlos ist: Gelber Enzian *(Gentiana lutea)* und Ingwer vor jeder Mahlzeit; jüngere Kinder erhalten die Tinkturen von Hafer *(Avena sativa)* und Luzerne *(Medicago sativa)*. Wichtig: Tinkturen niemals unverdünnt geben (Seite 184).

☐ Zur Genesung nach Fieber allgemein, wenn noch viel Schleim vorhanden: Kanadische Gelbwurzel *(Hydrastis canadensis)* und Alant vor den Mahlzeiten sowie ein warmes Bad mit Eukalyptus-Zusatz (10–20 Tropfen Öl).

Homöopathie

Dosierung und Gegenanzeigen siehe Seite 54.

Geben Sie das Mittel am Anfang alle halbe Stunde. Ist es das richtige, wird sich der Gemütszustand des Kindes schnell bessern. Manche körperlichen Beschwerden verschlimmern sich jedoch zunächst, besonders das Schwitzen.

☐ Hohes Fieber, Unruhe und Angst, wenig Schleimbildung: Aconitum.

☐ Bei Schwerfälligkeit, Apathie, Verwirrung, starker Schleimbildung: Gelsemium.

☐ Bei Lustlosigkeit und Blässe, bevor Fieber auftritt: Gelsemium.

☐ »Kaltes schleimiges« Fieber und durchsichtiger Schleim: Gelsemium; bei gelbem Schleim: Mercurius solubilis.

☐ »Kaltes ängstliches« Fieber: Aconitum.

☐ Alle Fiebertypen, bei denen hohe Temperaturen und starkes Schwitzen länger als 24 Stunden andauern, deuten auf »Leberstauung« hin: Sulfur D 30, 2- bis 3mal täglich.

☐ Zur allgemeinen Genesung: Calcium carbonicum, auch für »Echokrankheiten«.

☐ Zur allgemeinen Genesung, wenn noch viel Schleim vorhanden ist: Sulfur vor den Mahlzeiten.

Mineralstoffe

Allgemeine Angaben zu Dosis und Gegenanzeigen siehe Seite 64.

☐ Alle Fiebertypen: Ferr. phos.

☐ »Kaltes« Fieber und Verstopfung: Ferr. phos und Kali mur. zusammen.

☐ »Kaltes schleimiges« Fieber, wenn flüssiger Schleim: Nat. mur.; wenn dicker Schleim: Kali mur.

☐ Zur Förderung des Schwitzens bei allen Fiebertypen: Kali sulf.

☐ Übermäßiges Schwitzen bei allen Fiebertypen: Calc. phos. oder Kali phos.

☐ Zur allgemeinen Genesung, wenn das Kind blaß, schwach und appetitlos ist: Kombination B.

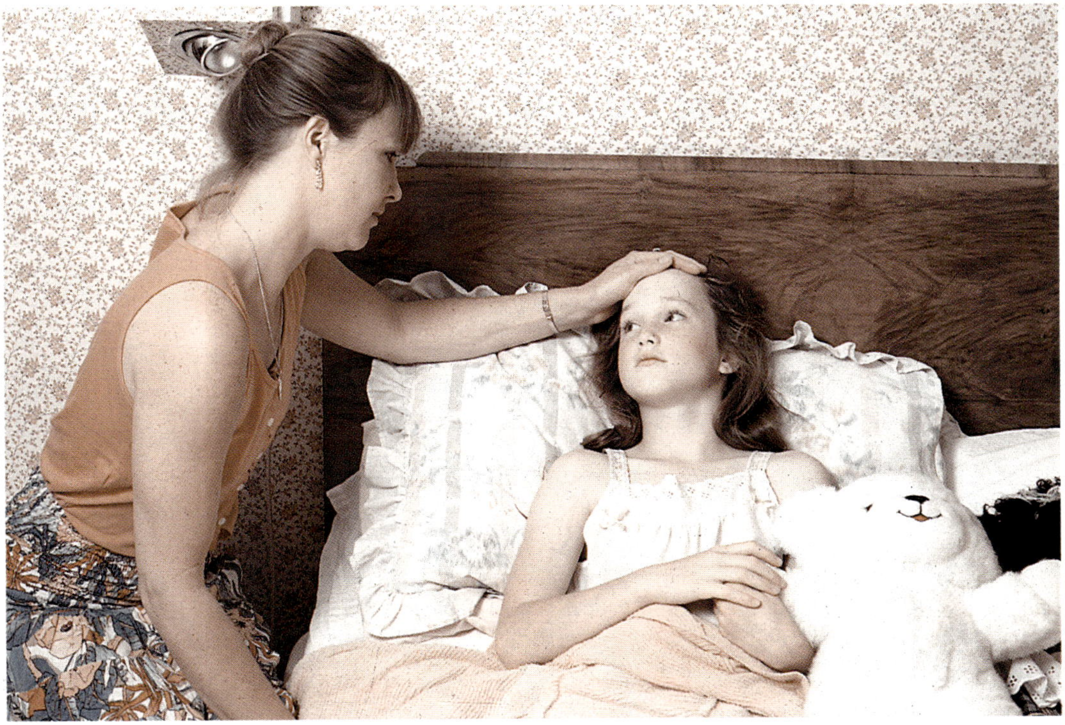

☐ Zur allgemeinen Genesung, wenn noch viel Schleim vorhanden: Kombination J.

Bach-Blüten

Allgemeine Hinweise siehe Seite 66.

Zur Fieberbehandlung gibt es kein spezielles Bach-Blütenmittel. Die Notfalltropfen (»Rescue«) können jedoch gute Dienste leisten, besonders bei »ängstlichem« Fieber. Geben Sie 1–2 Tropfen »Rescue« auf ein Glas Wasser, stellen Sie das Glas neben das Bett, damit sich das Kind selbst bedienen kann. Andere hilfreiche Mittel sind: Impatiens, Chicory, Holly, Hornbeam und Clematis (zur Genesung).

Akupunktur

Akupunktur hat sich ebenfalls als sehr wirksam bei Fieber erwiesen. Gewöhnlich beginnt die Temperatur ein bis zwei Stunden nach der Behandlung zu sinken.

Geistiges Heilen

Am besten wirkt diese Methode, wenn Sie starke, kräftigende Gedanken aussenden und sich vorstellen, daß es Ihrem Kind besser geht. Bei anhaltendem Fieber bewirkt außerdem das Auflegen der Hände oft die Wende zur Besserung.

Lassen Sie Ihrem Kind Zeit, sich zu erholen. Eine gewaltsame Beschleunigung der Genesung erreicht meist nur das Gegenteil: das Fieber kehrt zurück.

Massagen

Siehe unter Stichwort »heißes Fieber« Seite 87.

Krampfanfälle im Kindesalter können viele verschiedene Ursachen haben. In diesem Abschnitt werden jedoch nur die Fieberkrämpfe besprochen, da nur sie – nach Abklärung durch den Arzt – zu Hause behandelt werden können.

Fieberkrämpfe kommen durch eine Störung der Gehirnfunktion während sehr hohen Fiebers (Seite 84), einer schweren Mittelohrentzündung (Otitis media), aber auch durch fiebrige Zahnungsbeschwerden zustande. Die Aktivität des Gehirns nimmt, wie die der anderen inneren Organe, mit steigender Körpertemperatur zu. Bei manchen Kindern stören die hohen Temperaturen die Koordination zwischen den Nervenzellen des Gehirns, die Zellen senden plötzlich unkontrollierte Signale durch das gesamte Nervensystem des Körpers, was in charakteristischen Zuckungen und Krämpfen sichtbar wird.

Nach der Chinesischen Medizin treten Fieberkrämpfe vor allem dann auf, wenn der Körper viel Schleim produziert, weil dieser auch die Gehirnfunktionen beeinträchtigt. Auch Kinder, die sich fürchten, neigen zu Fieberkrämpfen. Ein plötzlicher Schrecken kann die Gehirnfunktionen eines Babys sehr leicht durcheinanderbringen. Zudem ist Angst ohnehin ein häufiges Begleitsymptom von Fieber im Kindesalter.

Symptome

Fieberkrämpfe treten, wenn überhaupt, gewöhnlich erst bei hohem Fieber auf. Dem Kind sind die hohen Temperaturen bereits anzusehen, es hat ein rotes Gesicht, schwitzt meist, ist sehr unruhig und orientierungslos.

Zu Beginn der Krämpfe drehen sich zunächst meist die Augen nach oben, so daß nur noch das Weiße zu sehen ist, das Gesicht wird blaß. Hände und Füße beginnen zu zittern, die Bewegungen steigern sich schnell, bis sie schließlich den ganzen Körper erfassen. Arme und Beine schlagen nun wild um sich, sie geraten völlig außer Kontrolle; der Rücken krümmt sich, die Gesichtszüge sind verzerrt. In diesem Stadium verliert das Kind meist das Bewußtsein.

Nicht jeder Fieberkrampf verläuft gleich. Manche Kinder haben nur sehr leichte Anfälle, bei denen die Augen verdreht sind und sich der Körper nur einige Sekunden lang versteift. Schwerere Anfälle dauern bis zu einer Minute, das Kind zittert, sein Gesicht ist blaß. Bei schweren Anfällen gerät der ganze Körper für einige Minuten außer Kontrolle. Sobald sich die Muskeln wieder entspannen, kehrt auch das Bewußtsein zurück. Nach einem solchen Anfall ist das Kind gewöhnlich sehr erschöpft und noch mehrere Stunden lang benommen.

Risiken

Fieberkrämpfe sind bei Kindern ziemlich verbreitet, ein Kind von 25 bekommt im Laufe seiner ersten Lebensjahre einen solchen Krampf. Obwohl sie sehr beängstigend aussehen, sind Fieberkrämpfe gewöhnlich nicht gefährlich – solange sie weniger als zehn Minuten dauern. Halten sie länger an oder wiederholen sie sich innerhalb weniger Tage, kann die Sauerstoffversorgung des Gehirns so stark gestört sein, daß ein bleibender Hirnschaden entsteht.

WICHTIGE REGELN

□ Beim ersten Krampfanfall (gleichgültig welcher Art) sofort den Arzt rufen. Es könnte sich auch um den ersten epileptischen Anfall handeln. Lassen Sie die Diagnose zur Sicherheit auch von einem Facharzt für Naturheilkunde abklären.

□ Treten weitere Anfälle auf, braucht das Kind schulmedizinische Medikamente, die die Symptome kontrollieren und Hirnschäden vermeiden helfen.

In sehr seltenen Fällen kann eine Hirnhautentzündung (Meningitis) die Ursache für die Krämpfe sein. Typische Anzeichen sind hohes Fieber, Unruhe, spitze, wie Vogelgeschrei klingende Schmerzensschreie (wegen der starken Kopfschmerzen) sowie unterschiedliche Temperaturempfindungen im Körper (eine Hälfte warm, die andere kalt). Wenn Ihr Kind diese Symptome zeigt, braucht es sofortige ärztliche Hilfe: Rufen Sie den Notarzt oder den Rettungsdienst, oder bringen Sie das Kind selbst in die Kinderklinik (fahren Sie nicht selbst, nehmen Sie ein Taxi). Geben Sie alle Viertelstunde bis zum Eintreffen des Arztes das homöopathische Mittel Apis mellifica.

Vorbeugung

Achten Sie darauf, daß die Verdauung Ihres Kindes in Ordnung ist und nicht eine »Leberstauung« entsteht (Seite 23). Sonst könnte »latente Hitze« (Seite 26) leicht in hohes Fieber umschlagen. Vermeiden Sie schleimfördernde (Seite 36) und erhitzende Lebensmittel (Seite 35). Streichen Sie besonders rotes Fleisch einstweilen vom Speisezettel. Wenn das Kind bereits Fieber hat und die Temperaturen rasch ansteigen, kühlen Sie es ab (Seite 86). Und vermeiden Sie alles, was ein fieberndes Kind erschrecken könnte: Lärm, plötzliche Bewegungen usw.

HEILMITTEL BEI FIEBERKRÄMPFEN

Heilkräuter und Heilpflanzen

Dosierung und Gegenanzeigen siehe Seite 40.

☐ Zur Vorbeugung bei Fieber: Katzenminze *(Nepeta cataria)* und Weinraute *(Ruta graveolens)* als Tee.

☐ Alternative: Baldrian *(Valeriana officinalis)* und Herzgespann *(Leonurus cardiaca)* als Tee.

Homöopathie

Dosierung und Gegenanzeigen siehe Seite 54.

☐ Zur Vorbeugung bei Fieber: Belladonna oder Mercurius solubilis je nach Leitsymptomen.

☐ Bei Krämpfen wegen Zahnungsproblemen: Chamomilla.

☐ Bei Krämpfen nach einem Sturz: Cicuta.

☐ Bei Krämpfen während Keuchhusten: Cuprum metallicum.

☐ Bei Krämpfen während Masern: Stramonium.

Wenn alle Mittel nichts genutzt haben, das Fieber nicht sinken will, versuchen Sie es mit Massage.

Massagen

Allgemeine Angaben s. S. 72.

☐ Bei steigenden Temperaturen, wenn Sie das Gefühl haben, es kündigt sich ein Krampf an, und andere Mittel nicht geholfen haben: »Wirbelsäulenmassage«.

☐ Notfallmassage, um einen Krampf zu stoppen: »Ferse«.

☐ Bei Bewußtlosigkeit: »Nase-Oberlippe«. Massieren Sie den Punkt in der Mitte zwischen Nase und Oberlippe mit dem Fingernagel oder einem Kugelschreiber ohne Mine 5 Minuten lang (siehe Zeichnung). Diese Massage fördert die Blutversorgung des Gehirns.

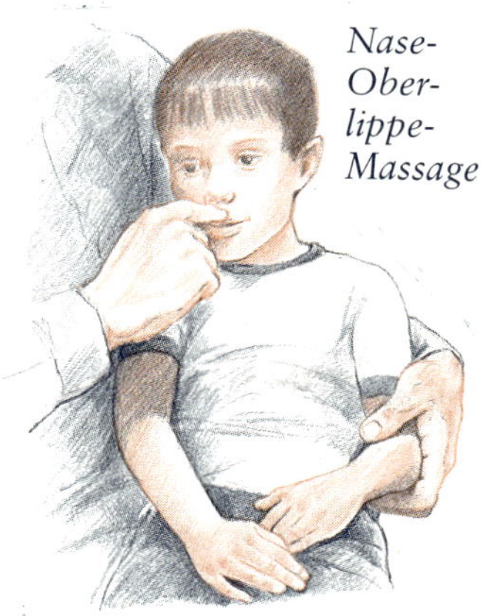

Nase-Oberlippe-Massage

Äußerliche Anwendungen

☐ Wenn das Kind keinen der oben genannten Tees trinken will: Alle 2 Stunden je einen Teelöffel Katzenminze- und Weinrauten-Tinktur auf seinem Bauch verreiben.

☐ Zusätzlich: »Nase-Oberlippe-Massage«.

Erkältungen sind wohl eine der häufigsten Erkrankungen, Kinder und Erwachsene haben gleichermaßen unter ihnen zu leiden. Obwohl sie grundsätzlich zu jeder Jahreszeit auftreten können, haben Erkältungen im Winter Hauptsaison.

Die Chinesische Medizin betrachtet Erkältungen als »oberflächliche« Erkrankungen, weil sie den Körper nicht sehr herausfordern. Man unterscheidet zwei Hauptarten: die »fröstelnde«, die oft im Winter auftritt, und die »heiße« Erkältung, die eher im Sommer zu beobachten ist.

Ursachen und Auslöser

Erkältungen werden immer durch Störungen des Immunsystems, der Abwehr verursacht. Der Auslöser ist gewöhnlich ein Kontakt mit Viren, die sich solange nicht im Körper ausbreiten können, wie die Abwehr stabil ist. Erwachsene sind besonders erkältungsgefährdet, wenn sie sich niedergeschlagen fühlen und negative Gedanken hegen. Babys und Kleinkinder dagegen erwischen eine Erkältung meistens deswegen, weil ihre Abwehr noch nicht ausgereift und daher noch nicht sehr stark ist.

Die Ursache für die Störungen des Abwehrgleichgewichts sind meist wechselhaftes Wetter, wie etwa plötzliche Temperaturumschwünge, oder starker kalter Wind, so daß das Kind friert. Hinzu kommt meist auch noch ein Stau »latenter Kälte« im Körper (Seite 26), verursacht durch feuchtes Klima oder den Wechsel von Sommer zu Winter. Der »heiße« Erkältungstyp, der vornehmlich bei heißem Wetter auftritt, ist dagegen oft mit einem Stau »latenter Hitze« (Seite 26) beim Wechsel von Winter zu Sommer verbunden. Ist das Kind auch noch übermüdet, geschwächt oder emotional sehr belastet, dann werden diese krankmachenden Effekte noch verstärkt.

Kleine Kinder bekommen ihre erste Erkältung gewöhnlich, wenn sie mit anderen Kindern zusammenkommen, etwa auf dem Spielplatz oder im Kindergarten.

Allgemeine Symptome

Die typische Erkältung beginnt mit Müdigkeit und Reizbarkeit, die Nase läuft, das Kind muß ständig niesen. Oft brennt auch der Hals, was sich in den folgenden drei Tagen noch verschlimmert. Die Nase läuft schließlich wie ein Wasserhahn, der Schleim ist wäßrig und durchsichtig, manchmal aber auch dick und grau, gelb oder sogar grün. In diesem Stadium, das gewöhnlich drei Tage lang dauert, hat das Kind ein aufgedunsenes Gesicht, es kann nichts riechen und hat keinen Appetit. Bisweilen ist auch sein Gehör beeinträchtigt, weil die Ohren mit Schleim verstopft sind. Das Kind fühlt sich schwer, verwirrt und dumpf. Anschließend klingt die Erkältung wieder ab, was gewöhnlich ebenfalls drei Tage dauert. Daher kommt auch das Sprichwort: »Drei Tage zum Kommen, drei zum Bleiben und drei zum Gehen.«

Manche Kinder werden jedoch ihren Schnupfen nicht mehr richtig los, andere erholen sich nicht vollständig und sind bei der nächsten Gelegenheit wieder erkältet. In diesen Fällen spricht man von einer chronischen

SCHEINBARE ERKÄLTUNGEN

Manche Krankheiten und Beschwerden zeigen anfangs Symptome wie eine Erkältung:

☐ Frühstadien vieler Infektionskrankheiten wie Mumps, Masern, Windpocken und Keuchhusten;

☐ Impfreaktionen in der ersten Woche nach der Impfung vor allem gegen Polio und Keuchhusten (Seite 28)

☐ Probleme beim Durchbruch der Zähne (Seite 158).

Erkältung oder einer chronisch »verschleimten« Verfassung. Dazu kommt es oft nach einer sehr schweren Erkältung oder einem schweren Husten. Chronische Erkältungen gehören zu den häufigsten »Echokrankheiten« (Seite 25).

Symptomprofile: die verschiedenen Erkältungstypen

Natürlich hängt die Behandlung von den Symptomen ab. Die folgende Tabelle hilft bei der Einordnung. Manchmal wechseln Erkältungen mit dem Stadium auch den Typ, etwa vom wäßrigen zum katarrhartigen Typ.

Komplikationen

Bei sonst gesunden Kindern bleibt eine Erkältung meist auf den Kopfbereich beschränkt. Ist das Kind dagegen anfällig für Lungenbeschwerden, kann die Erkältung auch in die Brust wandern und sich dort als schleimiger Husten (Seite 96) festsetzen. Bestimmte Kinder bekommen auch sehr leicht Asthma-Attacken. Andere leiden besonders unter Ohrenschmerzen (Seite 118) oder Polypen (Seite 95).

ERKÄLTUNGSTYPEN	
Wäßrige Erkältung	Klare, flüssige Absonderungen aus der Nase, die wie ein Wasserhahn läuft. Weißes Gesicht. Niedergedrückte Stimmung.
Katarrhartige Erkältung (entzündete Schleimhäute)	Dicke weiße, gelbe oder grüne Absonderungen aus der Nase. Blasses Gesicht, manchmal mit grünem Streifen um den Mund, rote Wangen. Klebriger grauer Zungenbelag. Kind ist durcheinander.
»Heiße« Erkältung	Dicker, klebriger gelber Nasenschleim. Nase schmerzt meist. Heiße Stirn, oft rote Wangen. Schneller Pulsschlag. Dünner gelber Zungenbelag. Kind ist unruhig und anhänglich.
Chronische Erkältung	Erkältung kommt und geht, kommt nie richtig zum Ausbruch. Nasenschleim wechselt von dünn und klar zu dick und zäh. Geschwollene Drüsen, wenig Appetit. In schweren Fällen Gefahr von chronischem Husten oder sogar Asthma.

HEILMITTEL FÜR ERKÄLTUNGEN

Leichte Erkältungen braucht man eigentlich nicht zu behandeln, denn sie verursachen nur kleine Befindlichkeitsstörungen. Es ist besser, das Kind die Sache alleine ausfechten zu lassen.

Schwere Erkältungen dagegen sollten behandelt werden, besonders wenn in der Familie eine Veranlagung für Lungenbeschwerden besteht. Durch einen zeitigen Therapiebeginn läßt sich meist auch Husten vermeiden, und damit die Gefahr, daß sich die Erkältung zu einer »Echokrankheit« entwickelt.

Bei chronischen Erkältungen bedarf es einer intensiven Behandlung. Hier sind Heilpflanzen gefordert, wobei sich die Symptome in den ersten sieben bis zehn Tagen verschlimmern können, bevor Besserung eintritt.

Mineralstoffe

Allgemeine Hinweise siehe Seite 64.

Mineralstoffe sind in den meisten Fällen das Mittel der ersten Wahl, weil sie sanft und sicher wirken und Erkältungen meist keine starken Medikamente erfordern.

☐ Wäßrige Erkältung: Nat. mur.

☐ Katarrhartige Erkältung: Kali mur, Kombination J.

☐ »Heiße« Erkältung: Ferr. phos., Kali sulf., Kombination Q.

☐ Chronische Erkältung: Kali sulf., Silicea, Kombination Q.

Heilpflanzen und Heilkräuter

Allgemeine Angaben zu Dosis und Gegenanzeigen siehe Seite 40.

☐ Wäßrige Erkältung: Wachsbeere *(Myrica cerifera)* und Ingwer *(Zingiber officinalis)*. Alternative für Ingwer: Cayenne-Pfeffer *(Capsicum frutescens)*.

☐ Wenn die Nase wie ein Wasserhahn läuft: Zusätzlich Klebendes Labkraut *(Galium aparine)*.

☐ Katarrhartige Erkältung: Die Mittel für »wäßrige« Erkältung zusammen mit Knoblauch und Zitrone. In sehr hartnäckigen Fällen: Alant *(Inula helenium)* und Kanadische Gelbwurzel *(Hydrastis canadensis)*.

☐ »Heiße« Erkältung: Salbei *(Salvia officinalis)* und Zitronentee, Augentrost *(Euphrasia officinalis)*.

☐ Chronische Erkältung: Kanadische Gelbwurzel, Alant und Ysop *(Hyssopus officinalis)*; die beiden ersten lösen den Schleim, Ysop reinigt die Lungen- und Nasendurchgänge.

☐ Bei geschwollenen Drüsen: buntfarbige Schwertlilie *(Iris versicolor)* und Kermesbeere *(Phytolacca decandra)* in doppelter Standard-Dosis zusätzlich zu den Mitteln für chronische Erkältung.

Homöopathie

Allgemeine Angaben zu Dosis und Gegenanzeigen siehe Seite 54.

☐ Wäßrige Erkältung, insbesondere wiederkehrende, und bei ängstlicher, empfindsamer Gemütsverfassung: Aconitum.

☐ Wäßrige Erkältung, besonders bei brennenden Augen und Nase: Euphrasia.

☐ Wäßrige Erkältung, besonders bei geschwächten und hoffnungslosen Kindern: Ferrum phosphoricum.

☐ Katarrhartige Erkältung, besonders bei feuchtem Wetter: Gelsemium.

☐ Katarrhartige Erkältung, wenn durch Wetterwechsel von heiß zu kalt ausgelöst: Dulcamara.

☐ Katarrhartige Erkältung bei sehr gefühlsbetonten Kindern: Kalium bichromicum, Pulsatilla.

☐ Katarrhartige Erkältung mit starker Schleimbildung und Hitzeentwicklung: Nux vomica.

☐ »Heiße« Erkältung mit starker Hitzeentwicklung: Kalium jodatum, Rhus toxicodendron.

☐ »Heiße« Erkältung mit Fieber: Aconitum, Belladonna (Seite 57)

☐ Chronische Erkältung: Sulfur, Calcium carbonicum, Silicea.

POLYPEN

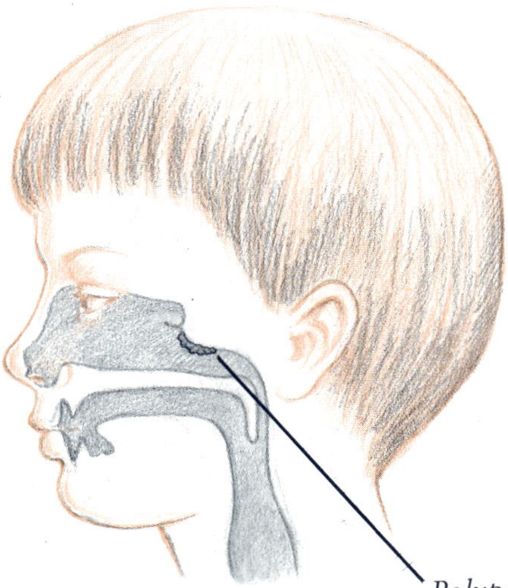

Die Lage der Polypen in der Nase

Bei manchen Kindern schwellen Polypen in der Nase so stark an, daß sie nicht mehr genug Luft durch die Nase bekommen. Typischerweise sprechen solche Kinder oft durch die Nase, neigen zur Mundatmung – und zum Schnarchen.

Ursachen und Behandlung

Die Natürliche Medizin sieht die Ursache für Polypen in einer zu großen Ansammlung von Schleim. Bei vielen Kindern zeigt sich dieser Schleim ganz deutlich durch eine ständig laufende Nase. Bei anderen dagegen ist der Schleim so dick und zäh, daß er nicht mehr fließen kann, sondern nur anhand bestimmter Symptome wie vergrößerte Halsdrüsen festzustellen ist. Solch dicker Schleim ist in der Regel auf Grund des »Echomusters« entstanden (Seite 25).

Natürliche Heilverfahren können oft helfen, sie sollten nach zwei bis drei Wochen einen Erfolg zeigen: Der Schleim verflüssigt sich und fließt durch die Nase ab. Gemütsverfassung und Appetit des Kindes bessern sich. Wenn jedoch nach vier Wochen keine Änderung eingetreten ist, einen Arzt um Rat fragen.

Operation

Sollte das Kind auch nach einer sechsmonatigen Behandlung mit natürlichen Verfahren durch einen erfahrenen Arzt keine Besserung empfinden, wird es besser sein, die Polypen operativ entfernen zu lassen. Die Operation ist heutzutage ein risikoarmer Routineeingriff – sofern das Kind ansonsten gesund ist. Betrachten Sie die Versuche mit der Natürlichen Medizin nicht als sinnlos und vergeblich: Die natürlichen Heilmittel stärken Ihr Kind für die Operation und helfen ihm, sich danach schneller zu erholen.

HEILMITTEL FÜR POLYPEN

Natürliche Heilverfahren löschen das »Echomuster« der Krankheit.

Heilkräuter und Homöopathie

Heilmittel wie für chronische Erkältung (Seite 94).

Massage

Allgemeine Hinweise siehe Seite 72.

- ☐ Eine tägliche Massage der Akupunkturpunkte (entlang der Energiekanäle gelegen, Seite 14) stärkt spürbar den Energiefluß in den Polypen und beschleunigt den Heilungsprozeß.
- ☐ Nasenmassage: Massieren Sie beide Seiten der Nase mit dem Daumen und Zeigefinger, etwa 50mal.
- ☐ »Daumen aufwärts« mit dem Daumen etwa 3 Minuten lang.

Husten kann in sehr vielfältigen Formen auftreten: Die Beschwerden reichen von einem leichten Kitzeln im Hals, das einige Tage andauert, bis hin zu schweren Hustenanfällen mit starker Verschleimung, die auch in Bronchitis, Lungenentzündung oder Asthma umschlagen können.

Ursachen und Auslöser

Rein körperlich gesehen, werden die meisten Hustenerkrankungen durch Bakterien oder Viren verursacht, die Entzündungen der Atmungsorgane und eine Überproduktion von Schleim hervorrufen. Entzündungen, die mit einem fiebrigen Husten einhergehen, sind in aller Regel auf Bakterien zurückzuführen; die Entdeckung der Antibiotika, die die Bakterien abtöten, hat diesem Hustentyp viel von seinem Schrecken genommen.

Wetter und Jahreszeiten. Bei jedem Wetterwechsel und auch beim natürlichen Wechsel der Jahreszeiten muß sich der Körper stets erst an die neue Situation gewöhnen. Verzögert sich diese Anpassung, können »latente Hitze« oder »latente Kälte« entstehen, die beide Infektionen den Weg bereiten (Seite 22).

Innerliche Ursachen und Gefühle. Infektionen können sich sehr leicht ausbreiten, wenn der Körper müde oder ausgebrannt ist, etwa weil das Kind unter Schlafstörungen leidet, gerade einen Wachstumsschub hat oder mit Impfreaktionen kämpft, besonders nach Keuchhusten- und Polio-Impfungen.

Auch bestimmte negative Gemütszustände wie Reizbarkeit oder Niedergeschlagenheit können die Infektionsanfälligkeit erhöhen. Aber auch positive überwältigende Gefühle können das Kind aus seinem emotionalen Gleichgewicht bringen.

GEFAHRENSIGNALE

Rufen Sie stets einen Arzt, wenn das Kind

- ☐ hohes Fieber (über 40 Grad C) bekommt;
- ☐ zunehmend lethargischer und apathischer reagiert,
- ☐ keucht oder andere Atemprobleme hat,
- ☐ über Schmerzen in der Brust klagt.

Auch sonst sollten Sie stets ärztlichen Rat suchen, wenn Sie in irgendeiner Weise beunruhigt sind. Kommt Husten in Ihrer Familie häufig vor, wissen Sie wahrscheinlich schon genau, worauf zu achten ist. Beim ersten Kind oder wenn das Kind zum ersten Mal einen schweren Husten hat, zögern Sie nicht, den Arzt zu rufen oder das Kind ins Krankenhaus zu bringen.

Hustentypen und Erscheinungsmuster

Um die verschiedenen Hustentypen zu beschreiben, verwendet die Medizin eine Vielzahl von Begriffen: Ein akuter Husten beginnt plötzlich und dauert ein bis zwei Tage. Ein chronischer hält dagegen lange an, manchmal wochenlang, die Symptome sind mal besser, mal schlimmer. Ein produktiver Husten bringt sehr viel Schleim hervor, dieser kann dünn und klar sein oder dick und zäh. Erwachsene haben gewöhnlich gelernt, den Schleim herauszuhusten, Kinder schlucken ihn dagegen meist hinunter. Aus Hals und Brust des Kindes sind daher häufig gurgelnde und rasselnde Geräusche zu hören, manchmal scheint es, als ertrinke das Kind in Schleim. Ein nichtproduktiver Husten bringt keinen oder nur sehr wenig Schleim hervor. Das Hustengeräusch klingt harscher und härter, in manchen Fällen »Krupp-artig«, das heißt laut und bellend. Der Atem geht oft keuchend, das Kind klagt über ein enges Gefühl in der Brust.

Die fünf häufigsten Erscheinungsmuster von Husten: Fiebriger, wäßriger, katarrhartiger, harter (Krupp-artiger) und chronischer

Husten. Sind die Symptome nicht eindeutig zuzuordnen, am besten zum Arzt gehen.

Vorbeugung

Im Winter nicht die Wohn- und Schlafräume überheizen. Der krasse Übergang von warmen Temperaturen im Haus zu kalten im Freien kann den Körper derart belasten, daß sich ein Krupp-artiger Husten festsetzen kann, der oft nur schwer zu behandeln ist. Zudem trocknet warme Heizungsluft die Schleimhäute aus, was die Infektionsanfälligkeit fördert.

Bestimmte Nahrungsmittel, besonders Kuhmilch, Käse, geröstete Erdnüsse, Zucker und Bananen wirken schleimbildend und sollten deshalb während einer Erkältung nicht auf dem Speiseplan stehen. Kinder, die an chronischem Husten leiden, verzichten am besten zwei bis drei Wochen auf diese Lebensmittel und beginnen danach nur langsam wieder mit ihnen.

Auch ein negativer Gemütszustand zieht oftmals Husten an. Ermutigen Sie das Kind zu einer positiven Einstellung, zu viel Bewegung und Aktivitäten, besonders an der frischen Luft und in der Sonne. Im Winter sollte das Kind aber schon abgehärtet und vor allem warm angezogen sein, wenn es draußen regnet und stürmt.

WICHTIG FÜR DIE THERAPIE

Bei der Behandlung mit natürlichen Heilmitteln werden Sie eventuell feststellen, daß jedes Mittel für Lungenbeschwerden auch die Hustensymptome bessert. Trotzdem gilt: Je genauer die Diagnose, desto erfolgreicher auch die Therapie. Die folgende Liste der verschiedenen Krankheitsbilder soll Ihnen bei der Diagnose helfen. Achten Sie außerdem darauf, ob und unter welchen Umständen sich der Husten ändert (etwa warme oder kalte Luft), und ob das Kind in den letzten Monaten geimpft wurde (Seite 27).

Wichtig: Bei den empfohlenen Pflanzenmitteln handelt es sich meist um Tinkturen, die auf dem Bauch verrieben werden.

Die Massagen für Asthma (Seite 104) sind auch bei allen anderen Hustentypen einschließlich des chronischen sinnvoll. Verwenden Sie zur Massage Eukalyptusöl. Auch das Einreiben der Brust mit Beinwell-Öl *(Symphytum officinale)* hilft.

KRANKHEITSBILD	SIEHE UNTER
Langandauernd	Chronischer Husten
Mit Fieber oder Schmerzen in der Brust	Fiebriger Husten
Mit Atembeschwerden	Asthma oder harter Husten
Mit gelbem Schleim	Fiebriger Husten
Mit weißem Schleim	Katarrhartiger Husten
Mit klarem Schleim	Wäßriger Husten
Hartklingend und »Krupp-artig«	Harter Husten, Keuchhusten oder fiebriger Husten
Mit Hautausschlag	Kinderkrankheiten, zum Beispiel Masern

Fiebriger Husten (auch Bronchitis)

Symptomprofil: Die Krankheit erscheint plötzlich und ist offensichtlich durch eine Infektion verursacht. Symptome sind:

☐ Hart klingender Husten, der das Kind nachts oft nicht schlafen läßt.
☐ Leichtes Fieber mit heißer Stirn, manchmal Schwitzen und ein gerötetes Gesicht.
☐ Brennender, entzündeter Hals und
☐ laufende Nase oder dicker gelber Hustenauswurf.

Dieser Hustentyp wird in der Chinesischen Medizin als »Hitze-Attacke« bezeichnet. Er tritt meist im Frühjahr auf, wenn das Wetter plötzlich wärmer wird, oder am Ende des Sommers; manchmal ist fiebriger Husten aber auch ein schweres Stadium eines leichteren Hustentyps.

Genesung: Schon bald nach Beginn der Therapie sollte sich die Gemütsverfassung des Kindes bessern. Beim richtigen Mittel wird das Kind innerhalb einer Stunde anfangen zu schwitzen. Der Körper bekämpft nun ganz offensichtlich die Infektion. In diesem Stadium löst sich der Husten und bringt mehr Schleim hervor. Wenn das Fieber weitgehend gesunken ist, kann dieser Hustentyp in den katarrhartigen umschlagen (Behandlung siehe dort.) Beobachten Sie das Kind aufmerksam, denn ein fiebriger Husten kann sich leicht zu einer Bronchitis oder einer Lungenentzündung auswachsen.

HEILMITTEL FÜR FIEBRIGEN HUSTEN

Heilkräuter und Heilpflanzen

Allgemeine Angaben zu Dosis und Gegenanzeigen siehe Seite 40.

Die Behandlung zielt darauf ab, die Entzündung zu lindern, den Schleim zu reduzieren (wenn notwendig) und den Husten zu beruhigen.

☐ Zur Senkung des Fiebers und zur Linderung der Entzündung: Entweder Kuhschelle *(Pulsatilla pratensis)*, Lobelie *(Lobelia inflata)* oder Wurzel der Knolligen Seidenpflanze *(Asclepias tuberosa)* als Tinktur in standardmäßiger Verdünnung. Oder auch: Holunder *(Sambucus nigra)*, Spitzwegerich *(Plantago lanceolata)* oder Eibischblätter *(Althea officinalis)* als Tee.
☐ Zur Schleimreduzierung: Alant *(Inula helenium)* oder Roter Sonnenhut *(Echinacea purpurea)*.
☐ Zur Beruhigung des Hustens: Lobelie.
☐ Hausmittel aus Tinkturen: 2 Tropfen Passionsblume, 20 Tropfen Wurzel der Knolligen Seidenpflanze und 10 Tropfen Lobelia alle 2–4 Stunden in Wasser, bis Besserung eintritt. Bei Verstopfung zusätzlich 10 Tropfen Virginischer Ehrenpreis *(Leptandra virginica)* zu jeder Dosis. Ist das Kind weinerlich oder ängstlich, zusätzlich 2–4 Tropfen Herzgespann *(Leonurus cardiaca)*.

Homöopathie

Allgemeine Angaben zu Dosis und Gegenanzeigen siehe Seite 54.

☐ Erstickungsgefühle, kurzer trockener Husten, der sich zu Krupp-artigem entwickeln könnte, plötzliches Fieber mit Schüttelfrost: Aconitum.
☐ Gefühl der Enge und Schmerzen in der Brust, trokkener Husten mit Keuchen, starkes Schwitzen: Bryonia.
☐ Starker Husten, beginnt als Kitzeln im Hals, Kopfschmerzen, rotes Gesicht mit Fieber, heiße Haut: Belladonna.
☐ Weinerliche Verfassung und Nasenschleim: Pulsatilla.
☐ Brutaler Husten mit Würgen und Erbrechen: Nux vomica.

Mineralstoffe

Allgemeine Hinweise siehe Seite 64.

☐ Ferr. phos. zur Stärkung der Abwehrkräfte im Frühstadium.

Wäßriger Husten

Symptomprofil: Ein wäßriger Husten kommt meist urplötzlich. Zu den typischen Symptomen gehören:

☐ Wäßriger Hustenauswurf.
☐ Klarer Nasenschleim; zäh wie Klebstoff oder dünnflüssig wie Eiweiß.
☐ Husten oft schlimmer im Liegen, weil sich die Lungen mit Schleim füllen.
☐ Ein blasses Gesicht, das manchmal zwischendurch auch gerötet ist.
☐ Das Kind fühlt sich oft kalt und zittrig auf den Beinen. Husten bessert sich merkbar, wenn das Kind warm angezogen ist.

Dieser Hustentyp wird in der Chinesischen Medizin »Kälte-Attacke« genannt. Er tritt vor allem bei naß-kaltem Wetter auf, das die Reaktionsfähigkeit des Körpers verlangsamt und damit das Immunsystem schwächt. Deswegen fühlt sich das Kind schwach und zittrig auf den Beinen.

Genesung: Schon bald nach Behandlungsbeginn sollte sich die Gemütsverfassung des Kindes merklich aufhellen, es sich wieder für andere Dinge interessieren. Nach 1 bis 2 Stunden bessern sich dann auch die körperlichen Beschwerden langsam.

Nach 3 bis 6 Stunden verfliegt allerdings meist die Wirkung der Mittel, eine neue Dosis ist erforderlich. Bleiben Sie für einige Tage bei diesem Einnahmerhythmus, bis die Symptome nicht mehr wiederkehren. Schlägt der Husten in einen anderen Typ um, so verwenden Sie die unter dem entsprechenden Stichwort angegebenen Mittel, die in diesem Buch beschrieben sind.

HEILMITTEL FÜR WÄSSRIGEN HUSTEN

Heilkräuter und Heilpflanzen

Allgemeine Hinweise zu Dosis und Gegenanzeigen siehe Seite 40.

Die Behandlung zielt darauf ab, den Körper zu erwärmen, seine Abwehr zu stärken und den Schleim aus der Lunge zu lösen.

☐ Hustentee zur Wärmung: Anis *(Pimpinella anisum)*, Fenchel *(Foeniculum vulgare)*, Ingwer *(Zingiber officinale)* und Stechende Esche *(Xanthoxylum americanum)*. 2 bis 3 dieser Kräuter auswählen für je 1 gehäuften Teelöffel. Tee nach Bedarf mit Honig süßen.
☐ Ergänzung (nur für ältere Kinder): Cayenne-Pfeffer *(Capsicum frutescens)* als Tinktur, 3 Tropfen zum Hustentee hinzufügen.
☐ Zur Lösung des Schleims in der Brust: Weißer Andorn *(Marrhubium vulgare)* und Huflattich *(Farfara tussilago)* als Tinktur in Standard-Dosis zum Hustentee hinzufügen oder ebenfalls aufbrühen.
☐ Zur Lösung des Nasenschleims: Augentrost *(Euphrasia officinalis)* als Tinktur in Standard-Dosis zum Hustentee hinzufügen oder ebenfalls aufbrühen.

Homöopathie

Allgemeine Angaben zu Dosis und Gegenanzeigen siehe Seite 54.

☐ Ängstlichkeit und Unruhe, Erstickungsgefühle, Kind verlangt kaltes Wasser, trinkt ständig in kleinen Schlucken, Verschlimmerung um Mitternacht und am frühen Morgen: Arsenicum album.
☐ Wäßriger Husten kehrt immer wieder: Arsenicum album.
☐ Während der Hustenanfälle versteift sich der Körper und läuft blau an, ständige Übelkeit, starker Speichelfluß, kein Durst: Ipecacuanha.

Mineralstoffe

Allgemeine Hinweise siehe Seite 64.

☐ Nat. mur. oder Kombination J.

Katarrhartiger Husten

Symptomprofil: Auch ein katarrhartiger Husten tritt meist sehr plötzlich auf und ist gewöhnlich durch eine Infektion verursacht. Zu den Symptomen gehören:

☐ Dicker weißer Hustenauswurf und dicker weißer oder grauer Schleim aus der Nase.

☐ Husten oft schlimmer im Liegen.

☐ Graue Gesichtsfarbe.

☐ Warme Kleidung hilft nur wenig, kalte Luft verschlimmert sehr.

☐ Bisweilen Durchfall.

Wie der wäßrige Husten gehört der katarrhartige zu den »kalten« Hustentypen, obwohl oft bei den Kindern eine konstitutionelle Veranlagung zu einer verstärkten Schleimbildung vorliegt. Diese Kinder sollten daher schleimbildende Lebensmittel meiden (Seite 36).

Genesung: Die Wirkung der natürlichen Heilmittel hängt sehr vom Stadium der Krankheit ab. Wie beim wäßrigen Husten sollte sich die Stimmung des Kindes bald nach Behandlungsbeginn aufhellen. Allerdings dauert dies hier etwas länger. Das gilt auch für die körperlichen Symptome, die sich ebenfalls langsam bessern. Bei einem milden Verlauf verschwinden die Symptome innerhalb weniger Tage, bei einem schweren Verlauf oder wenn der Husten wiederkehrt, besteht die Gefahr, daß der katarrhartige Husten in einen chronischen umschlägt.

Harter Husten (Krupp-Husten, Pseudo-Krupp)

Bei diesem Hustentyp sind der Kehlkopf und die Luftröhre entzündet, so daß das Kind den dicken zähen Schleim nicht mehr oder nur sehr schwer aushusten kann. In ganz schweren Fällen spricht man von Krupp-Husten* oder Pseudo-Krupp, die beide ärztliche Hilfe erfordern. Ein harter Husten entwickelt sich meist aus einem anderen Hustentyp, er kann wochenlang dauern. Manchmal handelt es

* Früher bezeichnete man nur den in Verbindung mit Diphtherie auftretenden Husten als Krupp-Husten. Inzwischen wurde der Begriff erweitert (Anm. d. Übers.).

HEILMITTEL FÜR DEN KATARRHARTIGEN HUSTEN

Heilkräuter und Heilpflanzen

Dosierung und Gegenanzeigen siehe Seite 40.

Die Behandlung zielt darauf ab, den Schleim aus den Lungen zu lösen und die Schleimmenge zu reduzieren.

Wenn die Mittel den Körper zu sehr erhitzen (etwa durch Cayenne-Pfeffer), kann der Schleim austrocknen und harte Knoten bilden.

☐ Zur Schleimlösung aus der Lunge: Alant *(Inula helenium)*, Ysop *(Hyssopus officinalis)* und Huflattich *(Farfara tussilago)*.

☐ Zur Verringerung der Schleimbildung: Kanadische Gelbwurzel *(Hydrastis canadensis)*.

Achtung: Kanadische Gelbwurzel nicht allein, sondern immer zusammen mit anderen Mitteln für die Lunge (siehe oben) geben.

☐ Hausmittel aus den Tinkturen von Alant, Ysop, Kanadische Gelbwurzel und Huflattich zu gleichen Teilen: 12 Tropfen der Mischung in Wasser verdünnt 3mal täglich.

☐ Knoblauch als Gewürz oder als Umschlag (siehe Zeichnung).

Homöopathie

Allgemeine Angaben zu Dosis und Gegenanzeigen siehe Seite 54.

☐ Loser Husten am Morgen, trockener am Abend, dicker gelber oder grüner Schleim, weinerliche Stimmung, sehr gefühlsbetont: Pulsatilla.

☐ Schleim ist klebrig und zieht Fäden: Kalium bichromicum.

☐ Viel Schleim, Rasseln in der

sich auch um eine starke Reaktion auf eine Keuchhusten- oder Diphtherie-Impfung oder einen unentdeckten Keuchhusten.

Symptomprofil: Ein harter Husten entwikkelt sich oft innerhalb weniger Minuten. Zu den typischen Symptomen gehören:
☐ Der Hals ist eher kitzlig als entzündet, brennendes Gefühl wird durch häufige Hustenanfälle verursacht.
☐ Bei schwerem Verlauf Krupp-Husten (bellender Husten, lautes Atmen), bei mildem Verlauf keine solchen Symptome.
☐ Gewöhnlich ohne Fieber, ausgenommen nach schweren Hustenanfällen.
☐ Gewöhnlich kein Nasenschleim. Trotzdem ist die Nase verstopft, das Kind atmet durch den Mund.

Allgemeine Behandlung und Genesung: Das emotionale Leitsymptom bei diesem Krankheitsmuster ist meistens Reizbarkeit. Sie kann eine Spirale ohne Ende verursachen.

Das Kind braucht daher Hilfe, um seine Verwirrung und seinen Ärger zu überwinden. Wenn diese Gefühle ihre Ursache im Alltag haben, sollten alle Beteiligten offen darüber sprechen und nach einer Lösung suchen. Bach-Blütenmittel können dabei helfen.

Als erstes Anzeichen für eine Besserung beruhigt sich der Husten und bringt mehr Schleim hervor. Bei dem gewählten Mittel bleiben, wenn kein anderes vorhanden ist. Wenn sich der Husten in Richtung eines anderen Typs verändert, jedoch zu den entsprechenden Mitteln wechseln.

Harter Husten kann auch die Familie sehr belasten, weil sich die lauten Hustenanfälle am Abend und in der Nacht noch verschlimmern. Die empfohlenen Heilmittel können den Heilungsprozeß zwar nicht beschleunigen, wohl aber besänftigen sie die Symptome, besonders in der Nacht. So kann sich das Kind ausruhen, nachts schlafen und Energie tanken, um die Krankheit zu überwinden. Und auch die Familienmitglieder und Betreuer des Kindes können sich ausruhen und schlafen, so daß sich die Stimmung im Hause entspannt.

Lunge, Atembeschwerden, blasse bis bläuliche Gesichtsfarbe: Antimonium tartaricum.

☐ Lockerer Husten mit weißem oder gelbem Schleim, Reizbarkeit, heiße Hände und Füße: Sulfur.

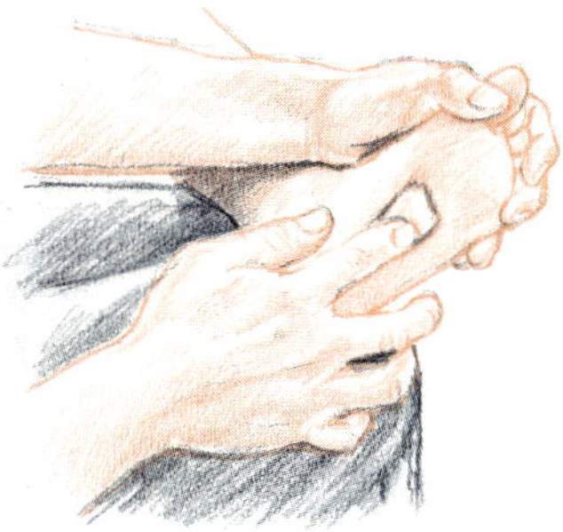

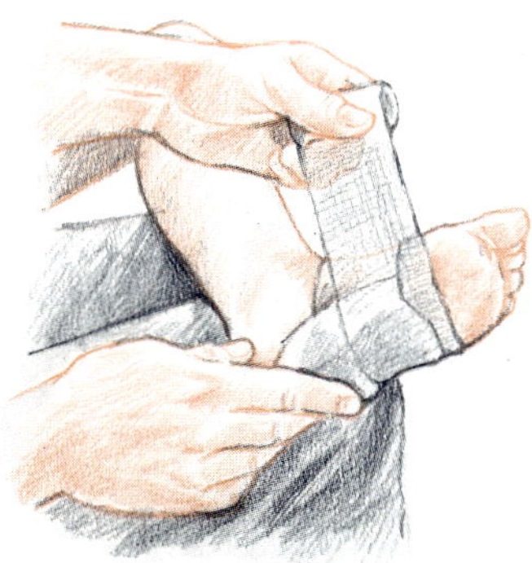

Mineralstoffe

Allgemeine Hinweise siehe Seite 64.
☐ Kali mur. oder Kombination Q geeignet.

Für einen Knoblauchumschlag einige Knoblauchzehen quetschen und mit einigen Tropfen Speiseöl zu einer Paste verrühren. Auf die linke Fußsohle (ganz links) auftragen und mit einer Bandage (links) befestigen. Über Nacht einwirken lassen.

HEILMITTEL FÜR HARTEN HUSTEN

Heilkräuter und Heilpflanzen

Allgemeine Angaben zu Dosis und Gegenanzeigen siehe Seite 40.

Die Behandlung zielt darauf ab, die Hustenkrämpfe dauerhaft zu beruhigen, den Schleim zu lösen und die Lungen zu reinigen.

☐ Zur Krampflösung: Lobelie *(Lobelia inflata)*, Wanzenkraut *(Cimicifuga racemosa)*, Wildkirsche *(Prunus serotina)* oder Thymian *(Thymus vulgaris)*.

☐ Zur Lösung des Schleims und zur Reinigung der Lungen: Alant *(Inula helenium)* oder Kanadische Blutwurzel *(Sanguinaria canadensis)*.

☐ Hausmittel: 20 ml Wildkirschensirup mit 5 ml Lobelia (Tinktur), 5 ml Alant (Tinktur), 5 ml Huflattich (*Farfara tussilago*-Tinktur) mischen, 3mal täglich ¼ Teelöffel (1 ml).

☐ Thymianbäder sind besonders geeignet für Babys, siehe Seite 132.

Homöopathie

Allgemeine Angaben zu Dosis und Gegenanzeigen siehe Seite 54.

☐ Plötzliches Auftreten, trockener und bellender Husten, Unruhe: Am Anfang Aconitum, Standard-Dosis, 2mal in halbstündigem Abstand. Wenn innerhalb der folgenden Stunden keine Besserung eintritt: Spongia.

☐ Lauter krächzender Husten, gestörte Nachtruhe, Schleim nur schwer auszuhusten, Kind ist niedergedrückt und ängstlich: Spongia.

☐ Harter kitzelnder Husten und Durst nach kalten Getränken (die manchmal wieder erbrochen werden), Schüttelfrost und/oder Schwitzen: Phosphorus.

☐ Tiefer, heiserer Husten, schlimmer in der Nacht, sobald sich das Kind hingelegt hat, Kitzeln im Hals ruft starke Hustenanfälle hervor, krampfender, keuchender und würgender Husten: Drosera rotundifolia.

Chronischer Husten

Ursachen: Eine sehr verbreitete Ursache für chronischen Husten ist die Behandlung eines fiebrigen Hustens mit Antibiotika. Diese Arzneimittel beseitigen zwar die Erreger, ändern aber nichts an der zugrunde liegenden Veranlagung des Kindes zu erhöhter Schleimbildung.

Auch Impfungen können chronischen Husten verursachen: die Impfung gegen Polio einen chronischen katarrhartigen Husten, die Impfung gegen Keuchhusten einen chronischen harten Husten. Diese Hustentypen können bis zu vier Wochen nach der Impfung auftreten und als »Echokrankheiten« wiederkehren (Seite 25).

Ein chronischer harter Husten kann auch auftreten, kurz bevor das Kind zu sprechen beginnt. Der Husten wird dann meist Ausdruck für den Ärger des Kindes sein, daß es sich noch nicht richtig ausdrücken und verständlich machen kann. Und nicht zuletzt kann auch das »Leberstauungsmuster« zugrunde liegen.

Symptomprofil: Zu den typischen Symptomen eines chronischen Hustens gehören:

☐ Andauernder Husten, manchmal besser, manchmal schlimmer.

☐ Husten verschwindet völlig, kehrt aber bald wieder zurück.

☐ Wiederholte Hustenattacken, die manchmal eine Antibiotika-Behandlung notwendig machen.

☐ Gewöhnlich stets dicker Schleim.

☐ Meist graue Gesichtsfarbe, bisweilen gerötete Wangen und ein grüner Streifen um den Mund.

☐ Appetitlosigkeit.

Allgemeine Behandlung und Genesung: Wenn Ihr Kind an einem chronischen Husten leidet, wird es sich kaum noch vorstellen können, was es heißt, gesund und glücklich zu sein. Neben der medizinischen Behandlung sollten Sie es deshalb zu möglichst vielen angenehmen Aktivitäten anregen, etwa Bewegung an der frischen Luft, Spaß und Unterhaltung. Wenn der Husten bereits seit Monaten besteht, müssen Sie einen Arzt für Naturheilkunde aufsuchen.

Die Therapie mit natürlichen Heilmitteln führt zunächst zu verstärktem Auswurf, der Husten verschlimmert sich für etwa eine Woche. Auch Durchfall kann hinzukommen. Bei manchen Kindern werden diese Beschwerden so stark, daß sie nur eine kleine Dosis der Mittel am Tag, und zwar morgens, einnehmen sollten. Um solche Probleme von Anfang an zu vermeiden, geben Sie in den ersten zwei Wochen nur die Mittel, die den Schleim aus der Brust lösen.

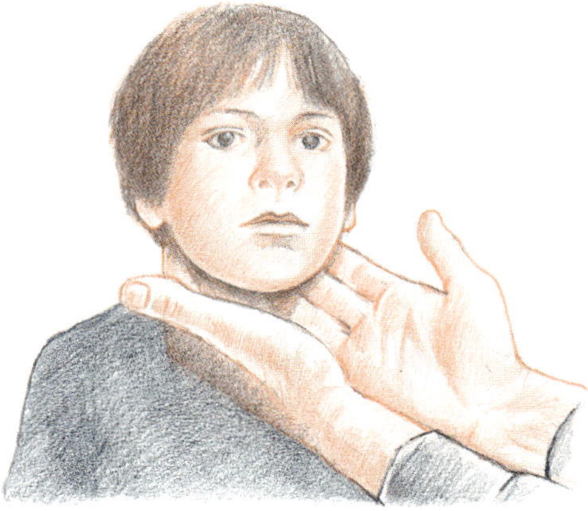

Bei chronischem »Echohusten« bleiben die Halsdrüsen geschwollen.

HEILMITTEL FÜR CHRONISCHEN HUSTEN

Heilkräuter und Heilpflanzen

Dosierung und Gegenanzeigen siehe Seite 40.

☐ Zur Schleimlösung: Ysop *(Hyssopus officinalis)*, Huflattich *(Farfara tussilago)* und Alant *(Inula helenium)*.

☐ Zur Verringerung der Schleimproduktion: Alant und Kanadische Gelbwurzel *(Hydrastis canadensis)*. Achtung: Kanadische Gelbwurzel nur zusammen mit anderen Mitteln für die Lunge geben.

☐ Hausmittel aus Tinkturen von Alant, Ysop, Kanadische Gelbwurzel und Huflattich: Standard-Dosis jedes Mittels 3mal täglich.

☐ Bei »Echohusten« zusätzlich zum Hausmittel: Kermesbeere *(Phytolacca decandra)* und buntfarbige Schwertlilie *(Iris versicolor)*, Standard-Dosis 3mal täglich.

☐ Bei »Leberstauungsmuster«: Zusätzlich zum Hausmittel Virginischer Ehrenpreis *(Leptandra virginica)*.

Homöopathie

Dosierung und Gegenanzeigen siehe Seite 54.

☐ Gelber Hustenauswurf, Husten schlimmer bei warmer Luft, gelber Nasenschleim und brennender Hals: Mercurius solubilis.

☐ Husten schlimmer bei Wetterwechsel: Kalium carbonicum.

Mineralstoffe

Allgemeine Hinweise s. S. 64.

☐ Husten schlimmer bei Wechsel von trockenem zu nassem Wetter; Beschwerden am stärksten am frühen Morgen, dicker grüner Auswurf: Nat. sulf.

☐ Dicker klebriger gelber Schleim, schlimmer in warmen Räumen: Kali sulf.

Bach-Blüten

Allgemeine Hinweise s. S. 66.

Bach-Blüten können ebenfalls sehr hilfreich bei chronischem Husten sein, besonders wenn der Husten mit einer tiefsitzenden emotionalen Gleichgewichtsstörung verbunden ist.

Asthma gehört zu den Erkrankungen der Atmungsorgane. Gewöhnlich fühlt sich das Kind die meiste Zeit wohl und leidet nur zeitweise unter Asthma-Attacken. In der Regel sind es bestimmte Auslöser, wie etwa eine Infektion der Atmungsorgane, Allergien oder emotionale Belastungen, die die Attacken auslösen. Ein gesundes Kind kann solche Belastungen wegstecken, das asthmatische Kind dagegen befindet sich meist nicht im Gleichgewicht und bekommt einen Asthma-Anfall.

Während der Attacke leidet das Kind unter Atembeschwerden, bei jedem Atemzug ist ein keuchendes Geräusch zu hören. Diese Beschwerden können sich innerhalb der nächsten Stunden soweit verschlimmern, daß das Kind schließlich um jeden Atemzug kämpft. Dieses Stadium ist sehr gefährlich; wenn nicht sofort eingegriffen wird, läuft das Kind bläulich an (besonders deutlich um die Lippen), weil der Sauerstoffgehalt des Blutes rapide sinkt.

In diesem schweren Stadium gerät das Kind meist in Angst und Panik. Doch oft dauert es (auch mit Behandlung) stundenlang, bis die Beschwerden ganz abgeklungen sind und die Atmung wieder frei ist. Und in manchen Fällen spitzen sich die Anfälle so zu, daß sofortige ärztliche Hilfe notwendig wird.

Ursachen und Auslöser

Asthma entsteht, wenn die Luftwege in den Lungen blockiert werden und keine Luft mehr von außen durchlassen können. Oder die Muskeln um die Luftwege beginnen unkontrolliert zu krampfen und verkleinern dadurch den Durchgang.

Schleimstauungen: Die Chinesische Medizin geht davon aus, daß Asthma immer mit zuviel Schleim verbunden ist. Bei manchen Kindern ist diese Überproduktion sichtbar, sie leiden zwischen den Asthma-Attacken an Nasenbeschwerden und anderen Anzeichen für übergroße Schleimbildung. Bei anderen Kindern ist der Schleim dagegen dick und knotig, das einzige äußere Anzeichen dafür sind ein bestimmter Pulsschlag und geschwollene Drüsen.

Schwache Lungen, schwache Energie: Kinder mit starken Lungen werden wahrscheinlich niemals Asthma bekommen, Kinder mit geschwächten Lungen sind dagegen grundsätzlich gefährdet. Schwache Lungen können vererbt (Asthma bei anderen Familienmitglieder, Tuberkulose in früheren Generationen) oder aber das Ergebnis wiederholter Infektionen sein. Auch bei einem niedrigen Energielevel des Körpers ist das Kind anfällig für Infektionen (Seite 14). In den meisten Fällen ist jedoch das Gewebe der Lunge sehr zart, die Luftwege klappen daher leichter zusammen.

Emotionale Belastungen: Sie spielen besonders bei Kindern über drei Jahren eine wichtige Rolle, weniger bei Babys. Zu diesen Belastungen gehören unausgesprochener Ärger, Spannungen, die von anderen Familienangehörigen übertragen werden, Verlassenheitsgefühle etwa bei Trennung der Eltern (auch bei Trennungsabsicht), aber auch Situationen, in denen sich das Kind überbehütet und von Elternliebe erstickt fühlt. Es reagiert auf diese Belastungen, indem es (unwillkürlich) die Brustmuskeln anspannt (um sich zu schützen) sowie mit einer allgemeinen Neigung zu Verkrampfungen. Manchmal haben diese Gefühle einen realen Hintergrund, manchmal aber kommen sie auch durch eine Fehleinschätzung des Kindes zustande.

Allergien: Allergische Reaktionen können ebenfalls Asthma-Anfälle hervorrufen. Besonders häufig sind Allergien gegen Hausstaub, Hausmilben, Blütenpollen, Haustiere, künstliche Lebensmittelfarben und -aromastoffe oder bestimmte Nahrungsmittel wie Äpfel, Tomaten und Apfelsinen.

Grundsätze der Behandlung

Asthma ist eine schwere Krankheit, die die gesamte Konstitution beeinträchtigt. Natürliche Heilmittel können oft Erleichterung bringen. Doch bevor Sie mit einer natürlichen Behandlung beginnen, müssen Sie auf jeden Fall einen Arzt für Naturheilkunde aufsuchen.

Andere Krankheiten: Auch Husten und Erkältungen können Asthma-Attacken hervorrufen. Werden diese Krankheiten bereits im Frühstadium mit natürlichen Heilmitteln behandelt, dann werden auch die Lungen gestärkt, auch die Behandlung des Asthmas wirkt daher schneller. Leidet Ihr Kind unter einem Ausschlag und an Asthma, vermeiden Sie nach Möglichkeit »kortikoid-haltige« (Kortison-haltige) Salben. Diese Salben stoppen den Ausschlag auf den ersten Blick zwar schnell, drücken ihn aber oft ins Körperinnere und verursachen damit möglicherweise einen Asthma-Anfall.

Bewegung: Viel Bewegung bringt Sauerstoff in die Lungen und stärkt so das Immunsystem. Aber Vorsicht: Zuviel des Guten kann das Kind außer Atem bringen und damit Asthma-Attacken hervorrufen. Spazierengehen und Wandern sind geeignete Übungen. Gleichzeitig sollte das Kind viel schlafen, denn während des Nachtschlafs regeneriert sich das Gewebe der Lungen, tiefsitzende Krankheiten heilen.

Ernährung: Vermeiden Sie schleimbildende Lebensmittel (Seite 36), besonders Milch und Käse. Babys und Kleinkinder sollten leicht verdauliche Nahrung essen und keine grobe wie etwa Vollkornbrot, das »Leberstauung« verursachen kann. Manche Kinder reagieren auch sehr empfindlich auf weißen raffinierten Zucker, während andere bestimmte Nahrungsmittelzusätze nicht vertragen.

Familiäre Situation: Ein Kind wächst mit seinen Eltern, mit seiner Familie, von ihr erhält es die Energie für seine geistige, seelische und körperliche Entwicklung. Asthma bedeutet eine große Belastung für die Familie, wodurch das Asthma möglicherweise noch verstärkt wird. Daher ist es immer hilfreich, wenn die Familienmitglieder offen miteinander über ihre Sorgen und Ängste sprechen.

Übererregung: Spannende Fernsehprogramme und Computerspiele sind bei Kindern sehr beliebt, sie wirken sehr anregend. Kinder, die an krampfartigem Asthma leiden, sollten aber gerade deshalb diese Aktivitäten auf ein Minimum beschränken.

Körperhaltung: Die Wichtigkeit einer aufrechten, geraden Sitzhaltung für asthmakranke Kinder kann nicht genug betont werden. Achten Sie besonders darauf, wenn Ihr Kind schreiben lernt. Es sollte gleichzeitig auch die richtige Sitzhaltung erlernen. Müssen Sie schlechte Sitzgewohnheiten feststellen, dann suchen Sie unverzüglich mit Ihrem Kind krankengymnastische Hilfe (besonders die sogenannte Alexander-Technik ist für Asthma-Kinder sehr geeignet).

WICHTIGE HINWEISE

Asthma-Anfälle treten oft in der Nacht auf. Aus Erfahrung werden Sie wahrscheinlich wissen, wie Sie die Attacken am besten unter Kontrolle bringen können, mit schulmedizinischen Medikamenten (etwa einem Dosieraerosol oder Medikamenten aus einem Inhalator) oder anderen hier beschriebenen Verfahren. Trotzdem: Wenn diese Mittel nicht wirken und Sie sich Sorgen um Ihr Kind machen, suchen Sie sofort ärztliche Hilfe. Rufen Sie den (Not-)Arzt lieber zu früh als zu spät.

HEILMITTEL FÜR DEN AKUTEN ASTHMA-ANFALL

Während eines akuten Asthma-Anfalls geht es darum, daß das Kind atmen kann. Wenn Sie Ihrem Kind mit natürlichen Mitteln helfen können, wird das Kind wahrscheinlich mit der nächsten Attacke besser fertig werden. *Wenn es aber seine schulmedizinischen Medikamente braucht: Geben Sie sie ihm – und zwar sofort.* Zögern Sie nicht, alle Maßnahmen zu ergreifen, um die Attacke unter Kontrolle zu bekommen.

Auch eine Vielzahl natürlicher Verfahren können bei Asthma helfen.

Heilkräuter und Heilpflanzen

Allgemeine Angaben zu Dosis und Gegenanzeigen siehe Seite 40.

☐ Zur Unterstützung der Atmung: Lobelie *(Lobelia inflata)*, Johanniskraut *(Hypericum perforatum)*, Baldrian *(Valeriana officinalis)*, Blauer Hahnenfuß *(Caulophyllum thalactroides)*. Wählen Sie zwei oder drei dieser Pflanzen aus, aber immer Lobelie, und geben Sie die Standard-Dosis der Tinktur alle Viertelstunde. Diese Mittel helfen die Muskeln zu entspannen und damit die Krämpfe zu lindern.

Bei milden Anfällen im Babyalter kann auch ein Thymianbad helfen (Seite 132).

Homöopathie

Allgemeine Angaben zu Dosis und Gegenanzeigen siehe Seite 54.

☐ Hydrocyanicum acidum alle Viertelstunde kann unter Umständen die Anwendung von Dosieraerosolen ersetzen.

Bach-Blüten

Allgemeine Hinweise siehe Seite 66.

☐ Red Chestnut ist oft angezeigt; alternativ: Notfalltropfen (Rescue).

Massage

Allgemeine Hinweise siehe Seite 72.

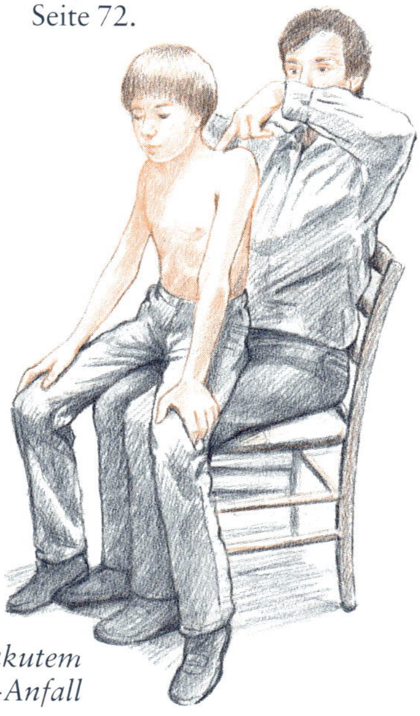

Schultermassage bei akutem Asthma-Anfall

Asthma-Attacken lassen sich oft durch drei sehr einfache Massagetechniken lindern. Beginnen Sie mit der Massage, sobald die Attacke einsetzt.

Bleiben Sie ruhig und starten sie langsam. Beruhigen Sie Ihr Kind, sprechen Sie mit ihm, damit es seine Kraft jetzt nicht durch Weinen verschwendet. Asthma-Anfälle kommen meistens nachts, wenn Ihre Aufmerksamkeit und Konzentration nicht gerade am Besten dran sind. Probieren Sie deshalb die folgenden Techniken schon bei Tag aus:

☐ »Schulterblatt« (Seite 74), etwa 5 Minuten lang.

☐ »Brust« (Seite 74), ebenfalls etwa 5 Minuten lang.

☐ »Schulter«: Pressen Sie den Punkt in der Mitte zwischen dem Genick und der Spitze der Schulter und lassen Sie Ihre Finger kräftig vibrieren (siehe Zeichnung). Kinder mögen diese Massage oft nicht leiden, versuchen Sie trotzdem weiterzumachen, um die Attacke zu stoppen.

Äußerliche Anwendungen

☐ Beinwell-Salbe (Symphytum officinale) auf der Brust verreiben; mit Massage kombinieren.

☐ Tinkturen der oben erwähnten Heilpflanzen auf dem Bauch verreiben (nicht alle auf einmal!).

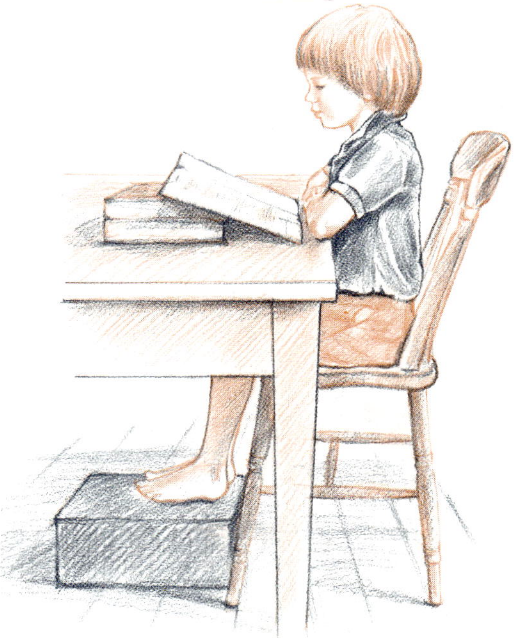

Ermutigen Sie Ihr Kind, gerade zu sitzen, damit Lunge und Brust nicht zusammengedrückt werden.

Die Heilung von Asthma kann sehr lange dauern, ein halbes Jahr oder sogar mehr als ein ganzes. Seien Sie nicht überrascht, wenn Ihr Kind einige Rückfälle erleidet. Und versuchen Sie nicht auf Biegen und Brechen ohne die schulmedizinischen Medikamente wie etwa Dosieraerosole auszukommen. Sie tun Ihrem Kind damit keinen Gefallen und bringen es sogar in Gefahr. Oft hilft es schon, wenn Sie Ihrem Kind zu Beginn der Attacke eine kleine Dosis des Aerosols geben oder es kurz durch den Inhalator atmen zu lassen, um den Anfall unter Kontrolle zu bekommen und größere Medikamentengaben zu vermeiden.

Natürliche Behandlung und schulmedizinische Medikamente

Zur Behandlung von Asthma gibt es eine ganze Reihe erprobter schulmedizinischer Medikamente. Sie haben eine starke Wirkung. Und sie haben schon vielen Kindern das Leben gerettet. Aber wie alle starken Arzneimittel (einschließlich starker Heilpflanzen!) haben sie auch Nebenwirkungen. Viele Eltern möchten Ihre Kinder gerne von solchen starken Medikamenten »entwöhnen«. Mit Hilfe der Natürlichen Medizin ist das oft möglich, denn im allgemeinen vertragen sich die natürlichen Heilmittel gut mit den schulmedizinischen.

Wichtig: *Setzen Sie die schulmedizinischen Medikamente niemals plötzlich eigenmächtig ab!* Eine Verminderung der Dosis ist nur schrittweise über mehrere Wochen möglich, ansonsten gerät Ihr Kind in große Gefahr. Besprechen Sie sich auf jeden Fall vorher mit dem behandelnden Arzt Ihres Kindes und reduzieren Sie die Dosis nur nach seiner Anweisung!

HEILMITTEL FÜR DIE LANGZEITBEHANDLUNG VON ASTHMA

Die Langzeitbehandlung von Asthma zielt wie die akute Behandlung darauf ab, daß das Kind während der Asthma-Anfälle atmen kann. Zusätzlich sollen die natürlichen Mittel die Lungen stärken, Schleim beseitigen, den Energielevel anheben und Verkrampfungen lösen. Wenden Sie diese Therapie stets unter Aufsicht eines Arztes an, denn Asthma ist eine schwere Krankheit und nicht in Eigenregie zu heilen. *Niemals die schulmedizinischen Medikamente plötzlich absetzen!*

Heilkräuter und Heilpflanzen

Allgemeine Angaben zu Dosis und Gegenanzeigen siehe Seite 40.

Bei jedem Asthmatyp Mit-

Fortsetzung nächste Seite

tel zur Stärkung der Lungen und zur Beseitigung des Schleims geben. Wenn das Kind sehr stark verstopfte Lungen hat, zunächst mit den lungenstärkenden Mitteln beginnen. 2–3 Wochen später folgt dann das Mittel zur Schleimlösung. Am besten Tinkturen verwenden.

□ Zur Stärkung der Lungen 2 der folgenden Mittel: Ysop *(Hyssopus officinalis)*, Huflattich *(Farfara tussilago)*, Weißer Andorn *(Marrhubium vulgare)*, Süßholz *(Glycyrrhiza glabra)*.

□ Zur Schleimlösung: Kanadische Gelbwurzel *(Hydrastis canadensis)*, Alant *(Inula helenium)*.

□ Zur Lösung von dickem und knotigem Schleim (oft bei »Echokrankheiten«) und zur Reinigung der Atmungsorgane (nach 2- bis 3wöchiger Vorbehandlung mit obigen Mitteln): Buntfarbige Schwertlilie *(Iris versicolor)*, Kermesbeere *(Phytolacca decandra)*. *Achtung:* Zum Beginn der Behandlung kann die Schleimproduktion ansteigen. Daher diese Mittel niemals während einer Attacke geben!

□ Bei durch Verdauungsstörungen (»Leberstauungs«-Muster) verursachtem Schleim leidet das Kind manchmal an übelriechenden Durchfällen, die sich mit Verstopfung abwechseln. Grobe und rohe Nahrung vermeiden (Seite 36). Virginischer Ehrenpreis *(Leptandra virginica)* hilft.

□ Zur Beruhigung und Entspannung 2 der folgenden Mittel auswählen: Lobelie *(Lobelia inflata)*, Hopfen *(Lupulus humulus)*, Johanniskraut *(Hypericum perforatum)*, Thymian *(Thymus vulgaris)*. Standard-Dosis Tee oder Tinktur geben.

□ Thymianbäder (Seite 132) helfen ebenfalls.

□ Die Tinkturen aller oben empfohlenen Kräuter können auch auf dem Bauch verrieben werden (aber nicht alle auf einmal!)

Homöopathie und Mineralstoffe

Allgemeine Angaben zu Dosis und Gegenanzeigen siehe Seite 54 und 64.

Die Auswahl des passenden homöopathischen Mittels ist bei Asthma sehr schwierig, besonders wenn die Symptome zwischen den Attacken nur milde Formen annehmen. Siehe auch bei Husten Seite 96.

□ Zur allgemeinen Stärkung: Sepia.

Entsprechend der Leitsymptome können Sie auch andere Mittel aussuchen. Hier einige Vorschläge:

□ Schleim: Natrium sulfuricum (grüner Auswurf), Arsenicum album, Sambucus nigra, Kalium muriaticum (weißer Auswurf), Calcium phosphoricum (dicker, klebriger Auswurf).

□ Schwache Lunge: Ipecacuanha, Calcium fluoratum.

□ Krämpfe, Verspannungen: Aconitum, Chamomilla, Kalium phosphoricum abwechselnd mit Magnesium phosphoricum.

Bach-Blüten

Allgemeine Hinweise siehe Seite 66.

Bach-Blüten sind für die häusliche Behandlung von Asthma sehr gut geeignet. Lassen Sie sich von einem erfahrenen Arzt für Naturheilkunde bei der Auswahl des Blütenmittels beraten.

Massagen

Allgemeine Hinweise siehe Seite 72.

□ »Daumen aufwärts« (Seite 76).

□ Tägliche Druckmassage der Brust und des Rückens kräftigen die Lungen.

□ Massage des Rückens und des Bauchs nach der Methode »Rückenmassage für Babys« (Seite 76).

Entspannungstechniken

Verspannungen bei älteren Kindern sind oft durch Überforderung in der Schule verursacht, manchmal aber auch durch Lebensmittelunverträglichkeiten. Allgemeine Entspannungstechniken können hier helfen.

Bei Babys sollten Verspannungen nicht auftreten. Wenn ein Baby trotzdem nervös und angespannt reagiert, liegt der Grund meist in seiner nächsten Umgebung. Achten Sie auch auf sich selbst, und ruhen Sie sich aus, wenn Sie angespannt sind.

Der Begriff »Heuschnupfen« (oder auch »Heufieber«) bezeichnete ursprünglich die Beschwerden, die durch den Staub beim Heumachen entstanden. Heutzutage umfaßt dieser Begriff die verschiedensten Allergien, einschließlich der Allergien gegen Blütenpollen, Bettfedern, Tierhaare und Hausstaub. Manchmal wird auch der Begriff »allergischer Schnupfen« (allergische Rhinitis) für dieses Krankheitsbild gebraucht. Er meint eine entzündete Nase und übergroße Schleimbildung auf Grund einer allergischen Reaktion. Die saisonale allergische Rhinitis tritt zu bestimmten Jahreszeiten auf, gewöhnlich im Frühjahr, Früh- und Spätsommer und im Herbst, eben zur Pollenflugzeit. Die ganzjährige allergische Rhinitis dagegen ist das ganze Jahr über anzutreffen und ist meist durch kleine Milben im Hausstaub und Tierhaare verursacht.

Symptome

Heuschnupfen ist eine Überreaktion der Schleimhäute, meist der Nasenschleimhäute, auf eine Reizung durch Blütenpollen und andere Allergene. Bei mildem Verlauf entzündet sich nur das Innere der Nase, das Kind niest häufig. Bei schwerem Verlauf juckt und schmerzt die Nase, sondert einen wäßrigen Schleim ab, das Kind niest ständig. Auch die Augen jucken und tränen und sind sehr lichtempfindlich, die Augenlider schwellen meist an, der Hals kratzt.

Während der jeweiligen Pollenflugzeit müssen viele Patienten den Tag im Haus verbringen, manche bleiben die ganze Zeit in einem abgedunkelten Raum auf dem Bett liegen, um Linderung zu finden.

Ursachen und Auslöser

Für die Schulmedizin sind Überreaktionen der Schleimhäute in Nase, Augen und Hals die Ursache für Heuschnupfen. Treffen bestimmte Allergene, etwa Blütenpollen auf diese überempfindlichen Schleimhäute, dann reagiert der Körper mit der Ausschüttung bestimmter körpereigener Substanzen, beispielsweise Histamin, die wiederum Reizungen und Entzündungen verursachen.

Die Chinesische Medizin nimmt dagegen an, daß Heuschnupfen durch zuviel Schleim und zuviel Hitze im Atmungstrakt verursacht wird. Zuviel Hitze hat verschiedene Ursachen, wie sie im folgenden beschrieben werden.

»Latente Hitze«: Im Winter produziert der Körper mehr Wärme als im Sommer. Ist der Anpassungsprozeß an die veränderten Temperaturen im Frühjahr gestört oder verzögert, dann entsteht »latente Hitze« (Seite 26). Sie wird entweder durch Fieber abgebaut oder verbleibt im Körper als begünstigender Faktor für Heuschnupfen. Auf die gleiche Weise kann sich auch langfristige Hitze, etwa nach Impfungen oder einer schweren fiebrigen Krankheit, entwickeln.

»Echohitze«: Manchmal wird ein Kind eine schwere Infektion der Atmungsorgane, etwa eine starke Erkältung, nicht wieder vollständig los. Das ist besonders nach einer Behandlung mit Antibiotika der Fall. Die Krankheit läßt nach dem »Echomuster« (Seite 25) eine leichte Entzündung der Schleimhäute zurück, zum Beispiel in der Nase, den Nebenhöhlen oder dem Hals. Diese bleibt solange symptomlos, bis eine außergewöhnliche Reizung, etwa durch Blütenpollen, die Entzündung aktiviert.

Übererregung: Wenn ein Kind übererregt ist, steigt seine Energie in seinen Kopf, wo sie unter Umständen einen Hitzestau hervorruft. Oft sind zuviel Fernsehen, zu spätes Zubettgehen und allgemein zuviel geistige Anforderungen ohne ausgleichende körperliche Bewegung Ursache der Übererregung.

Lebensmittelunverträglichkeiten: Einige Lebensmittel, etwa Zucker und viele künstliche Aroma-, Farb- und Konservierungsstoffe können allergische Reaktionen hervorrufen. Außerdem können auch »heiße« Lebensmittel (Seite 34) wie rotes Fleisch zur Entstehung von Heuschnupfen beitragen.

Ärger: Die Natürliche Medizin fragt nicht nur, auf *was,* sondern auch auf *wen* der Patient allergisch reagiert. Manche Menschen können wir einfach »nicht riechen«, sie ärgern uns. Und Ärger ist ein wichtiger Faktor bei der Entstehung von Heuschnupfen. Kinder unter sieben Jahren haben nur wenige Hemmungen und äußern ihren Ärger sehr frei; wenn sie unter Heuschnupfen leiden, kann von anderen Familienmitgliedern übernommener Ärger dahinter stecken. Ärgert sich zum Beispiel der Vater stumm vor sich hin, bekommt unter Umständen das Kind an seiner Stelle den Heuschnupfen. Ältere Kinder werden meist wegen ihres eigenen Ärgers krank.

Wichtig! Zeitige Vorbeugung

Mit der Vorbeugung beginnen Sie am besten drei Monate, bevor die Heuschnupfensaison Ihres Kindes anfängt. Dadurch hat das Kind die Möglichkeit, »latente Hitze« loszuwerden und die tieferen Ursachen für den Heuschnupfen anzugehen. Auch wenn die zeitige Vorbeugung nicht möglich ist, können die hier

HEILMITTEL FÜR HEUSCHNUPFEN

Wenn viel dicker Schleim oder andere deutlich sichtbare Symptome vorhanden sind, dann sind Heilkräuter die Mittel der ersten Wahl; sind dagegen vor allem emotionale Belastungen beteiligt, homöopathische Mittel, Mineralstoffe oder Bach-Blüten anwenden.

Heilkräuter und Heilpflanzen

Dosierung und Gegenanzeigen siehe Seite 40.

☐ Zur Schleimlösung: Kanadische Gelbwurzel *(Hydrastis canadensis)*, Alant *(Inula helenium)* und Virginischer Ehrenpreis *(Leptandra virginica)*. Von jeder Tinktur jeweils 3 Tropfen auf ein Glas, 3mal täglich.

☐ Zum Austreiben der Hitze aus Nase und Augen: Augentrost *(Euphrasia officinalis)*, Kuhschelle *(Pulsatilla pratensis)* und Johanniskraut *(Hypericum perforatum)*, Dosis wie oben.

☐ Zur Lösung von Ärger und Verspannungen: Johanniskraut, Baldrian *(Valeriana officinalis)* und Hopfen *(Lupulus humulus)*, Dosis wie oben.

☐ Hausmittel: Kanadische Gelbwurzel, Alant, Augentrost und Baldrian. Von jeder Tinktur jeweils 2 bis 5 Tropfen auf ein Glas Wasser, 3- bis 5mal täglich.

Homöopathie

Dosierung und Gegenanzeigen siehe Seite 54.

☐ Juckende, tränende Augen; Reizbarkeit; Beschwerden schlimmer an der frischen Luft, im Liegen und hellem Licht: Euphrasia.

☐ Furchtsamkeit; Beschwerden schlimmer bei kaltem Wetter: Arsenicum album.

☐ Brennende, schmerzende Augen, verstopfte Nase, Ärger; Beschwerden schlimmer bei Nacht und im Freien: Nux vomica.

☐ Nase läuft wie ein Wasserhahn: Natrium muriaticum.

☐ Konzentrationsschwäche, geistige Erschöpfung; besser nach dem Essen, schlimmer nach geistiger Anstrengung: Anacardium. Das Mittel ist besonders für Schulkinder und zur Prüfungsvorbereitung im Sommer geeignet.

Andere Mittel: Allium cepa, Sinapis nigra (für niedergeschlagene Kinder), Sabadilla und Rhus toxicodendron.

aufgeführten Mittel wirksam helfen, wenn sie mehrmals am Tag während der Heuschnupfensaison eingenommen werden.

Allgemeine Hinweise zur Behandlung

□ Schleimbildende Nahrungsmittel meiden, besonders Käse, Milch und geröstete Erdnüsse (Seite 36).
□ Auf anregende und reizende Nahrungsmittel verzichten, besonders rotes Fleisch, stark gewürzte Speisen und Zucker.
□ Keine künstlich gefärbten, konservierten und aromatisierten Nahrungsmittel.
□ Bei Impfungen auf eine mögliche Begünstigung von Heuschnupfen achten (Seite 27).
□ Übererregung vermeiden (zuviel Fernsehen und Videospiele) ohne ausgleichende körperliche Bewegung.
□ Während des Frühjahrs, vor Beginn der Heuschnupfensaison, sollte sich das Kind viel an der frischen Luft aufhalten. Aktivitäten, die das Kind zum Schwitzen bringen, sind besonders empfehlenswert, weil sie »latente Hitze« austreiben.
□ Sprechen Sie mit Ihrem Kind offen über alle emotionalen Belastungen, auch über Spannungen in der Familie und Probleme in der Schule oder im Freundeskreis.

Mineralstoffe

Allgemeine Hinweise siehe Seite 64.
□ Allgemeine Behandlung: Kombination H. Das darin enthaltene Mag. phos. wirkt krampflösend und entspannend, Nat. mur. gleicht den Wasserhaushalt des Körpers aus und lindert das Niesen, Silicea besänftigt die juckende Nase und die Überempfindlichkeit.
□ Bei weiteren Anzeichen für Hitze: zusätzlich Ferr. phos.

Bach-Blüten

Allgemeine Hinweise siehe Seite 66.

Bach-Blüten haben sich in vielen Fällen als sehr wirksam bei Heuschnupfen erwiesen. Wählen Sie die Mittel nach dem Temperament und der Gemütsverfassung des Kindes. Oft sind Impatiens, Holly, Beech oder Agrimony hilfreich.

Familienberatung

Möglicherweise haben Sie festgestellt, daß in Ihrer Familie Ärger und Spannungen herrschen, Sie fühlen sich aber machtlos dagegen. Suchen Sie am besten eine Familienberatungsstelle auf. Die dort tätigen ausgebildeten Berater können Ihnen und Ihrem Kind helfen.

Visualisierung

Ist das Kind älter als sieben Jahre, kann der Heuschnupfen auch durch eigenen unterdrückten Ärger verursacht sein (Seite 18). Mit Hilfe der Visualisierung (einer Art Autogenen Trainings) können Sie Ihrem Kind dabei helfen, den Ärger und sein Symptom Heuschnupfen zu überwinden.

Setzen Sie sich mit Ihrem Kind in eine ruhige, friedliche Ecke, halten Sie beide die Augen geschlossen. Fordern Sie das Kind auf, sich das Bild einer kühlen Gebirgskette vorzustellen. Hat das Kind diese Szene klar vor Augen, soll es sich vorstellen, daß es klare kühle Gebirgsluft durch die Nase einatmet. Es soll dabei mit Freude spüren, wie die klare, kühle Luft die Nasenschleimhäute beruhigt und entspannt. Wiederholen Sie diese Übung mehrmals täglich etwa 5–10 Minuten lang.

Unter einer Mandelentzündung (Tonsillitis) versteht man eine Entzündung und Schwellung der Mandeln im hinteren Teil des Rachens. Die Entzündung kann akut oder chronisch sein.

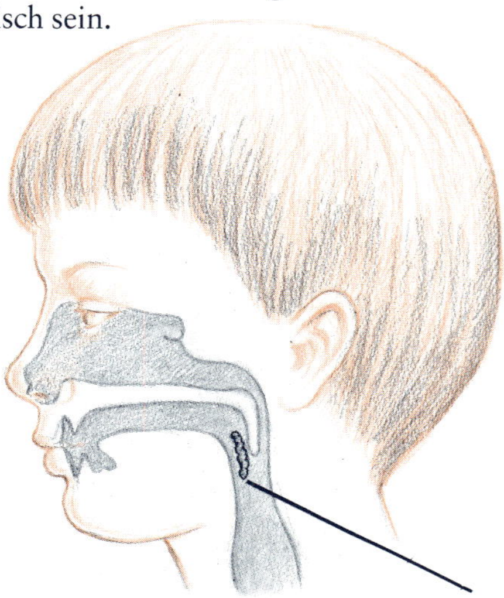

Die Mandeln im hinteren Teil des Rachens bestehen aus Drüsengewebe. Sie helfen bei der Bekämpfung von Krankheiten.

Symptome

Eine akute Mandelentzündung tritt urplötzlich auf. Die Mandeln sind rot, geschwollen, entzündet – und schmerzen vor allem fürchterlich.

Eine chronische Mandelentzündung zeigt sich in wiederkehrenden akuten Entzündungen. Zwischen diesen Anfällen sind die Mandeln zwar vergrößert, aber gewöhnlich nicht schmerzhaft. Meist schwellen besonders die Gaumenmandeln an, das Kind hat keinen großen Appetit und ermüdet leicht. Komplikationen bei Mandelentzündungen sind nur selten. Wenn aber die Mandeln so stark angeschwollen sind, daß das Kind nicht mehr schlucken kann, müssen Sie umgehend ärztliche Hilfe suchen.

Ursachen und Auslöser

Akute Mandelentzündungen werden durch Bakterien oder Viren verursacht.

Körperliche Verfassung: Die Mandeln liegen nahe dem Abzweig von Luftröhre (Trachea), durch die die Luft in die Lungen fließt, und der Speiseröhre (Ösophagus), durch die die Nahrung in den Magen gelangt. Für die Chinesische Medizin stehen die Mandeln daher in Verbindung mit Lunge und Magen. Die Lungenverbindung ist die häufigste, weil entzündete Schleimhäute des mit der Lunge zusammenhängenden Atmungssystems (Bronchien, Nase, Ohren) die Entzündung leicht an die Mandeln weitergeben können. Die Magenverbindung ist seltener und meistens durch zuviel »heiße« Lebensmittel (Seite 32) verursacht.

Umgebung: Die Mandeln filtern Schadstoffe aus der Umwelt, um den Körper davor zu schützen. Wenn Ihr Kind ständig Giften wie Tabakrauch oder anderen chemischen Substanzen (Farbe, Ausdünstungen von Holzschutzmitteln aus Wandverkleidungen usw.) ausgesetzt ist, wird es häufiger an Mandelentzündungen zu leiden haben.

Gefühle: Der Rachen ist auch das »Organ der Stimme« und damit eng verbunden mit dem Ausdruck von Gedanken und Gefühlen. Daher kommt es oft vor, daß Probleme des Halses mit Schwierigkeiten bei der Gefühlsäußerung zu tun haben. In jedem Alter ist die häufigste Ursache unterdrückter oder »verschluckter« Ärger. Bei Kindern unter zwei Jahren allerdings ist eine Mandelentzündung nur sehr selten, weil sie sich noch nicht durch Sprache verständigen können. Später ist die Krankheit dann sehr verbreitet, vor allem im Alter zwischen zwei und drei Jahren (Erlernen der Sprache) und zwischen sechs und sieben Jahren (Seite 18).

HEILMITTEL FÜR AKUTE MANDELENTZÜNDUNG

Heilkräuter und Heilpflanzen

Allgemeine Angaben zu Dosis und Gegenanzeigen siehe Seite 40.

Viele Mittel für »heißes« Fieber und »heißen« Husten helfen auch bei Mandelentzündungen, weil sie die Schleimhäute kühlen.

☐ Eines oder mehrere der folgenden Hauptmittel: Eibisch *(Althea officinalis)*, Spitzwegerich *(Plantago lanceolata)*, Katzenminze *(Nepeta cataria)*, Holunder *(Sambucus nigra)*, Jakobskraut *(Senecio jacobaea)*, Wilder Indigo *(Baptisia tinctoria)*.

☐ Hausmittel: Jeweils 20 Tropfen der Tinkturen von Spitzwegerich, Katzenminze und Kermesbeere *(Phytolacca decandra)* auf ein Glas Wasser. Bei Fieber alle 3 bis 4 Stunden, ohne Fieber 3mal täglich.

☐ Wichtig: Kermesbeere ist ein ausgesprochenes Halsmittel, aber nur in kleinen Dosen und mit anderen Mitteln zusammen geben. Allein verabreicht fördert es die Schleimproduktion.

☐ Sehr geschwollene Mandeln: Zusätzlich Gefleckter Storchschnabel *(Geranium maculatum)* zu den obigen Mitteln.

☐ Gelbe Flecken auf den Mandeln oder Hautausschlag mit Flecken, Abszessen oder Gerstenkörnern: zusätzlich Roter Sonnenhut *(Echinacea purpurea)* zu obigen Mitteln, 30 Milligramm pro Dosis.

☐ Leitsymptom Fieber: Immer Holunder oder Katzenminze zu den anderen Mitteln geben.

Homöopathie

Allgemeine Angaben zu Dosis und Gegenanzeigen siehe Seite 54.

☐ Dicker gelber Schleim; Gefühl, ein Korn oder eine Spelze verschluckt zu haben, Frösteln, schlechter Körpergeruch: Mercurius solubilis.

☐ Gefühl eines heißen Balls im Hals, rechte Mandel stärker entzündet, Heiserkeit, aber kein Frösteln und kein schlechter Körpergeruch: Phytolacca.

☐ Stechender Schmerz im Hals, bitterer Geschmack im Mund, klumpiger Auswurf beim Husten, große Empfindsamkeit, Weinerlichkeit: Silicea.

☐ Brennende Schmerzen im Hals, Gefühl starker Hitze, starkes feucht-warmes Schwitzen: Phosphorus.

☐ Fieber und gerötetes Gesicht: Apis mellifica.

Mineralstoffe

Allgemeine Hinweise siehe Seite 64.

☐ Im Anfangsstadium, wenn Schmerzen bereits vorhanden, die Mandeln aber noch nicht angeschwollen sind: Ferr. phos.

☐ Geschwollene Mandeln: Ferr. phos. und Kali mur.

☐ Kind ist sehr dünn und mager, friert: Silicea.

☐ Absonderungen der Mandeln: zusätzlich Calc. sulf.

Bach-Blüten

Allgemeine Hinweise siehe Seite 66.

Bach-Blüten wirken auch bei Mandelentzündungen, besonders, wenn emotionale Faktoren beteiligt sind. Oft verwendet: Holly, Beech, Agrimony, Chicory.

Massage

Allgemeine Hinweise s. S. 72.

☐ Massieren Sie den Punkt zwischen der Daumenwurzel und dem Zeigefinger mit einem spitzen Gegenstand, etwa einem Kugelschreiber mit eingezogener Mine. Massieren Sie kräftig. Viele Kinder mögen diese Massage nicht, sie sollten aber wissen, daß gerade diese Technik die Schmerzen im Hals sehr lindern kann.

Gurgelmittel

☐ Wenn das Kind schon gurgeln kann: Je 5 ml der Tinkturen von Kermesbeere *(Phytolacca decandra)*, Gefleckter Storchschnabel *(Geranium maculatum)* und Salbei *(Salvia officinalis)* auf ein Glas Wasser. Jedes Mittel hilft auch alleine.

Vorbeugung

Versuchen Sie zunächst herauszufinden, warum Ihr Kind (häufig) an Mandelentzündungen leidet. Haben Sie den Eindruck, die körperliche Abwehr des Kindes sei geschwächt, dann geben Sie Mittel zur Stärkung (Seite 12). Ist die Entzündung Ergebnis »latenter Hitze«, dann sorgen Sie für das nächste Frühjahr vor: mit einer reinigenden Diät (Seite 26) zum Ausgang des Winters. Sind es vor allem unterdrückte Gefühle, die als Ursache für die Tonsillitis in Betracht kommen, dann helfen Sie Ihrem Kind, sich frei auszusprechen und mit ihnen zu leben.

Allgemeine Hinweise zur Behandlung

Eine akute Mandelentzündung ist zwar meist sehr schmerzhaft, aber selten gefährlich, besonders wenn sie mit natürlichen Heilmitteln behandelt wird. Ist das Kind ansonsten gesund und scheint mit der Attacke zurecht zu kommen, lassen Sie die Krankheit ihren natürlichen Verlauf nehmen. Vermeiden Sie aber schleimbildende und erhitzende Lebensmittel (Seite 35). Und verzichten Sie auf Antibiotika. Erst wenn die Entzündung vier Tage ohne Änderung andauert, das Kind sich sehr unwohl fühlt oder wenn Sie das Gefühl haben, es könnte Scharlach (Seite 127) hinter den Beschwerden stecken, sollten Sie den Arzt aufsuchen.

Chronische Mandelentzündungen folgen dem »Echomuster« (Seite 25), wählen Sie also Mittel aus, um dieses Muster zu löschen. Wenn Ihr Kind an einer chronischen Tonsillitis mit allgemeiner Schwäche, wiederkehrenden Durchfällen und Bettnässen leidet, muß es auch wegen dieser Begleitbeschwerden behandelt werden. Wenden Sie sich am besten an einen Arzt.

HEILMITTEL FÜR CHRONISCHE MANDELENTZÜNDUNG

Heilkräuter und Heilpflanzen

Dosierung und Gegenanzeigen siehe Seite 40.

☐ Chronische Mandelentzündung (auch alle anderen »Echokrankheiten«): Kermesbeere *(Phytolacca decandra)*, 50–100 Milligramm getrockneter pulverisierter Wurzel, 3mal täglich 3 Monate lang. Zusätzlich können Sie auch noch andere Mittel geben, um das »Echomuster« zu löschen (Seite 44). Diese Mittel lösen verhärteten Schleim, der in den ersten Wochen der Behandlung durch die Nase, den Hals und manchmal den Darm (Durchfall) ausgeschieden wird. Wenn Ihr Kind mit starkem Husten oder Durchfall reagiert, sollten Sie die Behandlung für eine Woche unterbrechen. Anschließend kleine Dosen geben. Während einer akuten Phase ebenfalls die Behandlung des »Echomusters« unterbrechen.

☐ Viel dünner, wäßriger Schleim: zusätzlich Ysop *(Hyssopus officinalis)* oder Huflattich *(Farfara tussilago)*.

☐ Viel dicker Schleim: zusätzlich Kanadische Gelbwurzel *(Hydrastis canadensis)* zur Lösung des Schleims, Alant *(Inula helenium)* und Ysop zur Reinigung der Lungen. 3mal täglich 3 Monate lang.

Homöopathie

Allgemeine Angaben zu Dosis und Gegenanzeigen siehe Seite 54.

☐ Oft hilfreich: Baryum carbonicum (Baryta carbonica).

Mineralstoffe

Allgemeine Hinweise siehe Seite 64.

☐ Brennendes Gefühl im Hals kommt und geht: Calc. phos.

Massagen/Gurgelmittel

Siehe Heilmittel für akute Mandelentzündung Seite 113.

Bei den meisten Augenbeschwerden ist die Bindehaut, das ist die Schleimhaut, die den Augapfel schützt, gereizt oder sogar entzündet (Bindehautentzündung). Äußere Anzeichen dafür sind: Gerötete, geschwollene und tränende Augen. Die Beschwerden entstehen nach drei verschiedenen Mustern, die jeweils eine andere Behandlung erfordern.

Gereizte Augen ohne Infektion

Die Augen sind gerötet und gereizt, aber ohne daß eine Infektion vorliegt. Äußere Ursachen sind meist Fremdkörper im Auge, etwa ein kleines Insekt, Staub, Sandkörner; ferner Reizungen durch Wind (besonders trockener Wind), Verletzungen, zuviel Schwimmen in gechlortem Wasser (öffentliche Schwimmbäder) und Überanstrengung der Augen durch zuviel Lesen oder zuviel Fernsehen, besonders wenn das Fernsehbild sehr hell, die Umgebung aber dunkel ist.

Die häufigste innere Ursache für Augenreizungen ohne Infektion ist zuviel Hitze. Das kann »latente Hitze« sein (Seite 26), vor allem im Frühjahr, oder Hitze, die während eines heißen Sommers vom Körper gespeichert wurde, sowie Hitze, die von zu »heißen« Lebensmitteln (Seite 32) stammt. Aber auch Übermüdung kann eine Ursache sein.

Solange die Augen nicht zu sehr gerötet sind und sie auch noch nicht schmerzen, zielt die Behandlung darauf ab, die Reizung zu lindern.

Akute infektiöse Bindehautentzündung (Konjunktivitis)

Unter bestimmten Umständen kann sich aus einer leichten Augenreizung schnell eine infektiöse Bindehautentzündung (Konjunktivitis) entwickeln. Die Bindehaut schmerzt dann stark, die Augen sind blutunterlaufen und eitern. Erreger sind meistens Bakterien, seltener Viren.

Eine akute infektiöse Bindehautentzündung ist nicht gefährlich, solange sie nach ein bis zwei Tagen wieder abklingt. Dauert sie länger, können Komplikationen auftreten. Wenn die hier empfohlenen Mittel nicht helfen, sollten Sie umgehend einen Arzt aufsuchen. Oft ist in solchen Fällen eine rasche Behandlung mit Antibiotika notwendig, um bleibende Augenschäden zu verhindern.

Chronisch gereizte Augen

Manche Kinder haben fast ständig gerötete und leicht gereizte Augen; manchmal bessern sich die Beschwerden, manchmal flammen sie wieder stärker auf. Dafür gibt es zwei Hauptgründe: Ungenügende Energieversorgung der Augen und zuviel innere Hitze.

Ursache für eine schlechte Energieversorgung der Augen sind oft bestimmte (schlechte) Gewohnheiten des Kindes: Manche Kinder hören lieber zu (und lassen sich lieber alles erklären) als selber hinzuschauen. Wer aber seine Augen nicht gebraucht, der versorgt sie auch nicht mit Energie. Aber auch eine schwere Masernerkrankung kann eine chronische und unangenehme Augenreizung hervorrufen.

Zuviel innere Hitze hat gewöhnlich drei Ursachen: »Latente Hitze« wie bereits erwähnt (Seite 26), das »Echomuster« (Seite 25) und das »Leberstauungsmuster« (Seite 23).

Die Beschwerden bei chronisch entzündeten Augen sind für sich genommen nicht gefährlich. Allerdings weisen sie darauf hin, daß die Energieversorgung der Augen schlecht ist, die Augen anfällig für andere ernsthafte Krankheiten werden könnten. Die Behandlung zielt daher darauf ab, die zugrundeliegende schwache Verfassung zu stabilisieren und die Augen mit genügend Energie zu versorgen. Wenn die hier empfohlenen Mittel nicht helfen, müssen Sie mit Ihrem Kind unbedingt einen Arzt aufsuchen.

Allgemeine Hinweise zur Behandlung

Vergewissern Sie sich, daß das Kind nicht an Verstopfung leidet. Geben Sie keine erhitzenden Lebensmittel (Seite 35), besonders rotes Fleisch und ganz besonders Knoblauch, der die Augen direkt reizt. Eier eignen sich für Umschläge, nicht aber als Lebensmittel für augenkranke Kinder, weil sie das »Leberstauungs«-Muster unterstützen.

Eine infektiöse Bindehautentzündung ist gewöhnlich sehr ansteckend. Lassen Sie Ihr Kind deswegen zu Hause und achten Sie darauf, daß alle benutzten Kleidungsstücke, Bett- und Handtücher, Waschlappen gesondert aufbewahrt und jeden Tag gewechselt werden, damit sich nicht die übrigen Familienmitglieder anstecken. Das Kind sollte sich sehr oft die Hände waschen. Dauert die Entzündung mehr als drei Tage (vom ersten Symptom an), dann bringen Sie das Kind zum Arzt.

HEILMITTEL FÜR AUGENBESCHWERDEN

Äußerliche Anwendungen

- ☐ Einen feucht-kalten Teebeutel (schwarzer Tee) auf jedes Auge legen, 10 Minuten einwirken lassen; das Kind sollte dabei liegen.
- ☐ Ein hartgekochtes Ei halbieren, das Dotter entfernen und je eine Hälfte auf die beiden Augen legen. 10 Minuten wirken lassen; das Kind sollte dabei liegen.
- ☐ Augenwaschungen mit Augentrost-Tee *(Euphrasia officinalis)*. 1 Teelöffel getrockneter Kräuter mit heißem Wasser überbrühen, abkühlen lassen und abseien.
- ☐ Augentropfen aus den hier empfohlenen Heilpflanzen sind inzwischen in vielen Apotheken gebrauchsfertig erhältlich.
- ☐ Augenwaschungen mit *stark verdünnter* Augentrost-Tinktur: 5 (keinesfalls mehr) Tropfen der Tinktur auf ein Glas abgekochten und abgekühlten Wassers.
- ☐ Augenwaschungen mit Augenlotion aus Augentrost und alkoholischem Zaubernuß-Auszug *(Hamamelis virginiana)*. Zaubernuß-Auszug in der Apotheke kaufen, Augentrost-Kräuter darin ziehen lassen. 5 Tropfen dieser Mischung pro Glas abgekochten und abgekühlten Wassers.
- ☐ Folgende Heilpflanzen können Augentrost ersetzen: Blutweiderich *(Lythrum salicaria)*, Gefleckter Storchschnabel *(Geranium maculatum)* und Ringelblume *(Calendula officinalis)*.

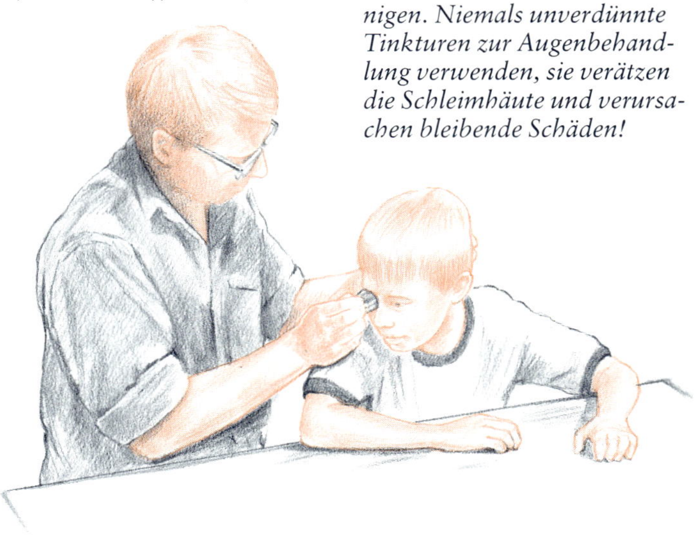

Heilkräuter und Heilpflanzen

Zu Dosis und Gegenanzeigen siehe Seite 40.

Heilkräuter und andere Mittel zur Einnahme kühlen die Hitze im Körper, besonders um die Augen herum.

Die Augen des Kindes vorsichtig mit klarem abgekochtem Wasser und einem Wattebausch aus Baumwolle reinigen. Niemals unverdünnte Tinkturen zur Augenbehandlung verwenden, sie verätzen die Schleimhäute und verursachen bleibende Schäden!

☐ Augentrost *(Euphrasia officinalis)* ist das Mittel der ersten Wahl zur innerlichen und äußerlichen Anwendung.
☐ Chrysanthemen-Tee (in China-Läden lose oder in kleinen Beuteln erhältlich) hilft ebenfalls: Für Schulkinder 3mal täglich einen Teebeutel, für Babys 1 Teelöffel Teekristalle in warmem oder kaltem Wasser auflösen.
☐ Eibisch-Tee *(Althea officinalis)*.
☐ Bei Absonderungen aus den Augen: zusätzlich Kanadische Gelbwurzel *(Hydrastis canadensis)*.
☐ Begleitender Durchfall oder Verstopfung oder sonstige Beschwerden: siehe entsprechende Stichwörter.
☐ Bei »latenter Hitze« nach dem »Echomuster« siehe Seite 25.

Homöopathie

Allgemeine Angaben zu Dosis und Gegenanzeigen siehe Seite 54.
☐ Plötzlich auftretende Beschwerden, Gefühl, als sei ein Sandkorn ins Auge geflogen; gerötete und entzündete Augen, verursacht durch Wind oder helles Licht: Aconitum.
☐ Geschwollene, gerötete und tränende Augen mit plötzlichen stechenden Schmerzen: Apis mellifica.
☐ Brennende Schmerzen, gerötete und tränende Augen, besser in warmer Luft: Arsenicum album.
☐ Brennende Schmerzen, gerötete und tränende Augen, besser in warmer Luft, Kind niest oft: Allium cepa.
☐ Stark tränende Augen, zeitweise mit dickem Schleim verklebt: Euphrasia.
☐ Dicker gelber Schleim (Eiter) aus den Augen, Jucken und Brennen, Kind will sich dauernd die Augen reiben, schlimmer in warmer Luft: Pulsatilla.

Rund um die Augen

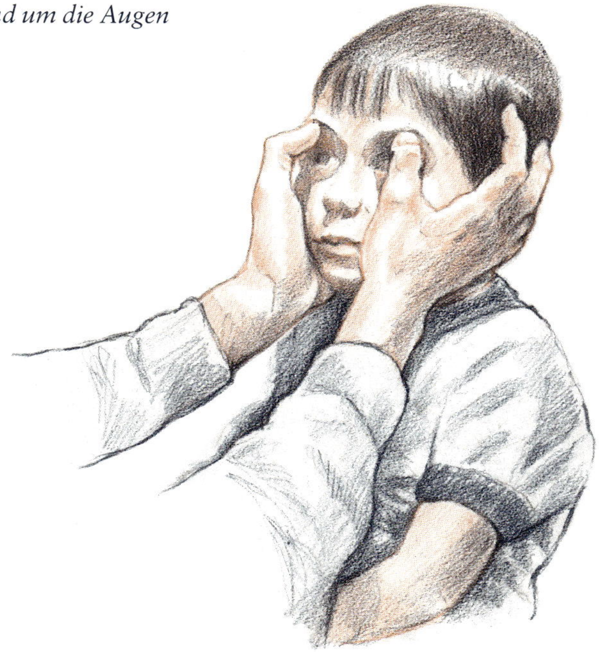

Mineralstoffe

Allgemeine Hinweise siehe Seite 64.
☐ Zur Linderung der Entzündung: Ferr. phos.
☐ Weißliche Absonderungen aus den Augen: zusätzlich Kali mur.
☐ Gelbliche Absonderungen aus den Augen: zusätzlich Nat. phos.

Massagen

Allgemeine Hinweise siehe Seite 72.
☐ »Rund um die Augen«, um die Augen zu kühlen und die Entzündung zu lindern: Halten Sie den Kopf des Kindes mit Ihren Händen, streichen Sie 5 Minuten lang mit den Daumen über die Knochenbogen oberhalb der Augen (siehe Zeichnung). Ältere Kinder können sich selbst massieren. Dazu biegen sie ihre Daumen im rechten Winkel und massieren mit dem Daumengelenk.
☐ »Jingming«: Massieren Sie die Nase dort, wo gewöhnlich die Brille sitzt. Lassen Sie Ihren Daumen und Zeigefinger 2 Minuten lang sanft vibrieren (Seite 73).

Ohrenschmerzen und Infektionen der Ohren sind bei Kindern sehr weit verbreitet und verursachen oft große Beschwerden. Am häufigsten ist die Mittelohrentzündung (Otitis media), die gewöhnlich durch Bakterien oder Viren verursacht wird. Sie tritt oft im Gefolge und als Komplikation von Nasen- oder Halsinfektionen auf, denn die Erreger können leicht vom Hals durch die Eustachische Röhre ins Ohr wandern.

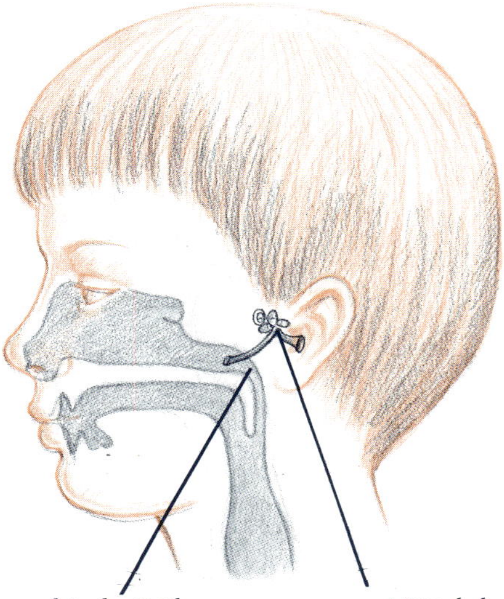

Eustachische Röhre *Mittelohr*

Symptome

Akute Mittelohrentzündung: Darunter versteht man eine akute Attacke der Otitis media. Meist zeigen sich schon einen Tag vorher erste Symptome, das Kind ist reizbar und unruhig. Manchmal aber kommt die Mittelohrentzündung auch ohne jegliche Vorwarnung. Das Kind klagt über Schmerzen im Ohr und auch etwas darunter. Babys können noch nicht erklären, wo der Schmerz sitzt, aber sie legen oft die Hand neben das kranke Ohr, während sie vor Schmerz schreien oder wimmern. Gewöhnlich kommen die ersten Schmerzattacken nachts, manchmal begleitet von Fieber.

Der Arzt stellt die Diagnose, indem er mit einem Otoskop (eine Art beleuchtetes Vergrößerungsglas) in das Ohr hineinschaut. Ohne Behandlung dauert die äußerst schmerzhafte Mittelohrentzündung einen Tag bis eine Woche, manchmal auch länger.

Chronische Mittelohrentzündung: Wenn die Infektion des Mittelohrs immer wiederkehrt, spricht man von einer chronischen Otitis media. Ist das Ohr durch Schleim verstopft und hört das Kind auch zwischen den akuten Attacken nicht mehr so gut wie früher, liegt eine sekretorische Mittelohrentzündung vor. In diesem Fall sind meist auch die Drüsen unterhalb der Ohren geschwollen, die Nase läuft, das Kind hustet. Bei der eitrigen Otitis ist das Ohr zeitweise vereitert oder sondert braunes Schmalz ab.

»Verklebte« Ohren: Bei dieser Form der langanhaltenden Mittelohrentzündung sondert das kranke Ohr einen dicken gelben eitrigen Schleim ab. Dieser verklebt das Mittelohr, so daß das Kind nicht mehr richtig hört.

Ursachen und Auslöser

Mittelohrentzündungen sind durch eine Infektion des Ohrs selbst verursacht oder entwickeln sich aus anderen entzündlichen Erkrankungen des Kopfes. Kalter Wind, Schwimmen, Wasser im Ohr durch Tauchen (auch in der Badewanne) können Auslöser sein.

Innere Hitze. Sie hat die verschiedensten Ursachen: Entzündungen aller Art, etwa beim Zahnen, »latente Hitze« (Seite 26), eine »heiße« Natur des Babys, das »Echomuster« (Seite 25) oder Übererregung und Müdigkeit bei älteren Kindern. Auch stark gewürzte Speisen, zuviel Zucker und Süßigkeiten können eine Ursache sein. Bei Babys entwickelt sich innere Hitze infolge von Verdauungsstörungen, besonders wenn diese dem »Leberstauungs«-Muster folgen.

Vergrößerte Drüsen. Wenn die Lymphdrüsen des Kindes im Bereich der Ohren ständig geschwollen und verstopft sind, ist der Fluß der Lymphe gestört, das Gewebe der Ohren wird nicht mehr richtig ernährt. Daher kann sich eine Infektion leicht festsetzen. In der Schulmedizin werden Mittelohrentzündungen sehr häufig mit Antibiotika behandelt; sie stoppen die Entzündung, indem sie die Erreger abtöten, verursachen aber gleichzeitig oft eine Verstopfung der Drüsen, die manchmal erst nach Monaten abklingt. Und oft kommt es schon vorher zu einer erneuten Infektion.

Schleim. Schleimansammlungen im Ohr sind eine ideale Brutstätte für Bakterien. Der Schleim kann verschiedene Ursachen haben: Eine chronische Nasenverstopfung, chronische Brust- und Lungenbeschwerden wie Bronchitis oder auch schleimbildende Lebensmittel (Seite 36).

EINIGE URSACHEN INTERNER HITZE

Zuviel innere Hitze kann entzündliche Ohrenerkrankungen verursachen, die meist mit geröteten Wangen, Reizbarkeit, Unruhe und Schlaflosigkeit einhergehen. Die Krankheitsmuster sind jedoch sehr verschieden und erfordern daher jeweils eine spezielle Behandlung, zu der oft auch eine Umstellung der Lebensgewohnheiten gehört. Hier sind einige Vorschläge.

Ursache	Behandlung
Übererregung und zuviel Begeisterung verursachen Entzündungen, die sich in den Ohren festsetzen können.	Ruhige Umgebung, Erregung vermeiden (vor allem Fernsehen); Lobelie *(Lobelia inflata)* und Johanniskraut *(Hypericum perforatum)* können helfen.
Übermüdung verursacht überall im Körper Entzündungen.	Frische Luft, Bewegung, frühes Schlafengehen.
»Latente Hitze« durch Wechsel der Jahreszeiten oder plötzliche Wetterwechsel (Seite 26).	Lobelie und Johanniskraut ausprobieren, oder Nux Vomica aus der Homöopathie.
»Echomuster« nach vorangegangenen Infektionen oder Impfungen (Seite 25).	Arzt für Naturheilkunde aufsuchen; wegen Impfungen siehe Seite 27.
»Leberstauungs-Muster« (Seite 23).	Siehe Durchfall und Verstopfung.
Zu reichhaltige Ernährung, stark gewürzte oder fette Speisen, zuviel Fleisch.	Umstellung auf leichtere und mildere Nahrungsmittel.
Emotionale Ursachen.	Versuchen Sie herauszufinden, was Ihr Kind bewegt und aufregt; dann können Bach-Blüten helfen.

Impfungen. Auch Impfungen, besonders die gegen Polio, Keuchhusten und Masern, können Entzündungen, Fieber und Schleimansammlungen hervorrufen (Seite 27).

Emotionen. Ohrenschmerzen sind so quälend, daß manche Kinder in Panik geraten, was wiederum Verspannungen im Körper verursacht und letztlich die Beschwerden noch verschlimmert. Andere emotionale Belastungen, besonders unterdrückter Ärger, können bei Kindern über sieben Jahren zur Entwicklung von Ohrenbeschwerden beitragen.

Allgemeine Hinweise zur Behandlung

Besonders nachts sind Ohrenschmerzen eine große Belastung für Kind und Betreuer. Als Eltern oder Betreuer eines Kindes ist Ihre natürliche Reaktion sofort zu helfen, wenn es dem Kind schlecht geht. Bei manchen Krankheiten, etwa einer leichten Erkältung, ist es sinnvoll, erst einmal abzuwarten. Bei Ohrenschmerzen sollten Sie aber nicht zögern, sondern dem Kind sofort natürliche Heilmittel geben. Wenn die Schmerzen mehrere Tage andauern und das Kind sehr angegriffen ist,

HEILMITTEL FÜR OHRENSCHMERZEN UND MITTELOHRENTZÜNDUNG

Bei allen Therapieformen müssen die Mittel, wenn nicht anders angegeben, alle Viertelstunde verabreicht werden. Tritt nach einer Stunde keine Besserung ein, das Mittel wechseln, wenn ebenfalls nicht anders angegeben.

Chronische Mittelohrentzündungen sind nur schwer zu Hause zu behandeln, suchen Sie ärztliche Hilfe.

Heilkräuter und Heilpflanzen

Dosis und Gegenanzeigen siehe Seite 40.

☐ Akute Attacken: Hauptmittel aus Tinkturen von Johanniskraut *(Hypericum perforatum)*, Virginischer Ehrenpreis *(Leptandra virginica)* und Hopfen *(Lupulus humulus)* zu gleichen Teilen in Standard-Dosis mit Wasser verdünnt zur Linderung des Fiebers und der Entzündung. Wenn diese Mittel nach 4–6 Stunden keine Wirkung zeigen, zusätzlich äußerliche Anwendungen.

☐ Eitrige Absonderungen aus dem Ohr: zusätzlich Tinktur von Rotem Sonnenhut *(Echinacea purpurea)* zum Hauptmittel.

☐ Bei Panik: zusätzlich Tinktur von Passionsblume *(Passiflora incarnata)* oder einige Tropfen »Rescue« (Bach-Blütenmittel) zum Hauptmittel.

☐ Chronische sekretorische Mittelohrentzündung, Hauptmittel aus Tinkturen: 2 Tropfen Kanadische Gelbwurzel *(Hydrastis canadensis)*, 6 Tropfen Kermesbeere *(Phytolacca decandra)* und 6 Tropfen buntfarbige Iris *(Iris versicolor)* auf ein Glas Wasser 3mal täglich. Wenn nötig 2 bis 4 Monate lang, bis die Drüsen abgeschwollen sind.

☐ Chronische eitrige Mittelohrentzündung: Roter Sonnenhut zur Lösung des Eiters. Bei weiteren Entzündungen im Körper siehe vorhergehende Seite. Nach etwa einem Monat dürfte der Eiter verschwunden sein, dann wie sekretorische Otitis media behandeln.

Homöopathie

Dosis und Gegenanzeigen siehe Seite 54.

☐ Akute Attacke; gerötetes Gesicht, starke Hitze, große Schmerzen: Belladonna.

☐ Akute Attacke; schwere Schmerzen, Furchtsamkeit, Kind möchte getragen werden, nur eine Wange gerötet, möglicherweise gleichzeitiges Zahnen: Chamomilla.

☐ Akute Attacke, gleichzeitig Halsentzündung; Bereich hinter den Ohren sehr empfindlich, Frösteln oder ständiges Frieren, Kind kriecht unter dicke Decken, sucht Wärme: Hepar sulfuris.

Mineralstoffe

Allgemeine Hinweise siehe Seite 64.

kann auch noch eine Verstopfung hinzukommen (Seite 148).

Bei chronischer Mittelohrentzündung darf das Kind keine schleimbildenden Lebensmittel essen (Seite 36).

Schulmedizinische Behandlung

Zur schulmedizinischen Behandlung von Ohrinfektionen gehört gewöhnlich die Gabe von Antibiotika. Wenn der Druck in den Ohren zunimmt, wird manchmal auch die chirurgische Öffnung des Trommelfells (nur ein kleines Loch) notwendig, damit Flüssigkeit und Eiter abfließen können. Das ist besser als abzuwarten, bis das Trommelfell durch den Druck platzt, denn die Selbstheilungskräfte können ein kleines künstliches Loch besser reparieren als einen großen natürlichen Riß. Wenn das Ohr ständig oder in regelmäßigen Abständen Flüssigkeit oder Eiter absondert, muß manchmal auch eine »kleine Leitung«, ein sogenannter »Shunt«, durch das Trommelfell gelegt werden, damit die Flüssigkeit ungehindert abfließen kann. Das Loch im Trommelfell bleibt dann bestehen.

☐ Akute Schmerzattacken: Ferr. phos.
☐ Dicker Schleim: zusätzlich Kali mur.
☐ Wäßriger Schleim: zusätzlich Nat. mur.
☐ Dünnflüssige Absonderungen aus dem Ohr: zusätzlich Calc. phos.
☐ Dicke Absonderung aus dem Ohr: zusätzlich Kali sulf.

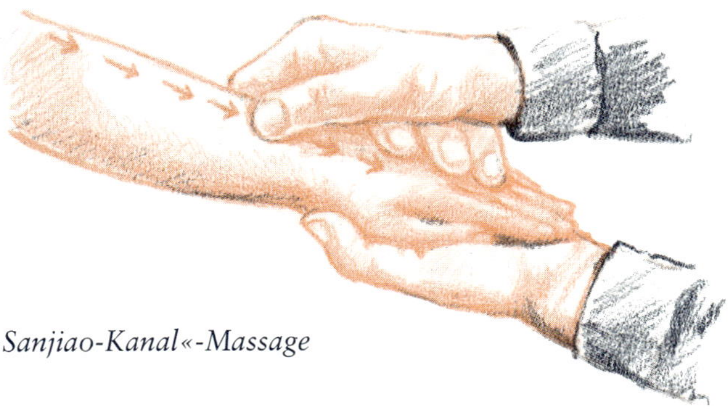
»Sanjiao-Kanal«-Massage

Bach-Blüten

Allgemeine Hinweise siehe Seite 66.
☐ Akute Attacke: »Rescue«-Tropfen oder »Rescue«-Salbe äußerlich auf die schmerzenden Bereiche auftragen. Das Mittel stoppt Panik und lindert die Entzündung.

Massage

Allgemeine Hinweise siehe Seite 72.
☐ Akute Attacken: »Sanjiao-Kanal«: Halten Sie die Hand des Kindes in Ihrer linken Hand (Linkshänder umgekehrt) und streichen Sie auf der Außenseite des Vorderarms sanft vom Ellbogen bis zur Hand genau in der Mitte zwischen Elle und Speiche (siehe Zeichnung). 30- bis 50mal an jedem Arm.
☐ Auch »Wirbelsäulenmassage« (Seite 76).

Äußerliche Anwendung von Heilkräuterzubereitungen

☐ Akute Attacken: 5 Tropfen der Tinktur von Spitzwegerich *(Plantago lanceolata)* alle 2 bis 4 Stunden in das schmerzende Ohr träufeln, bis Besserung eintritt. Wenn Johanniskraut-Öl *(Hypericum perforatum)* zur Hand, 5 Tropfen Spitzwegerich mit 1 ml Öl mischen. Spitzwegerich ist besonders für Ohrbeschwerden geeignet und lindert Entzündung und Schmerzen.
☐ Zaubernuß-Auszug *(Hamamelis virginiana)* hilft ebenfalls; wie Spitzwegerich verwenden.

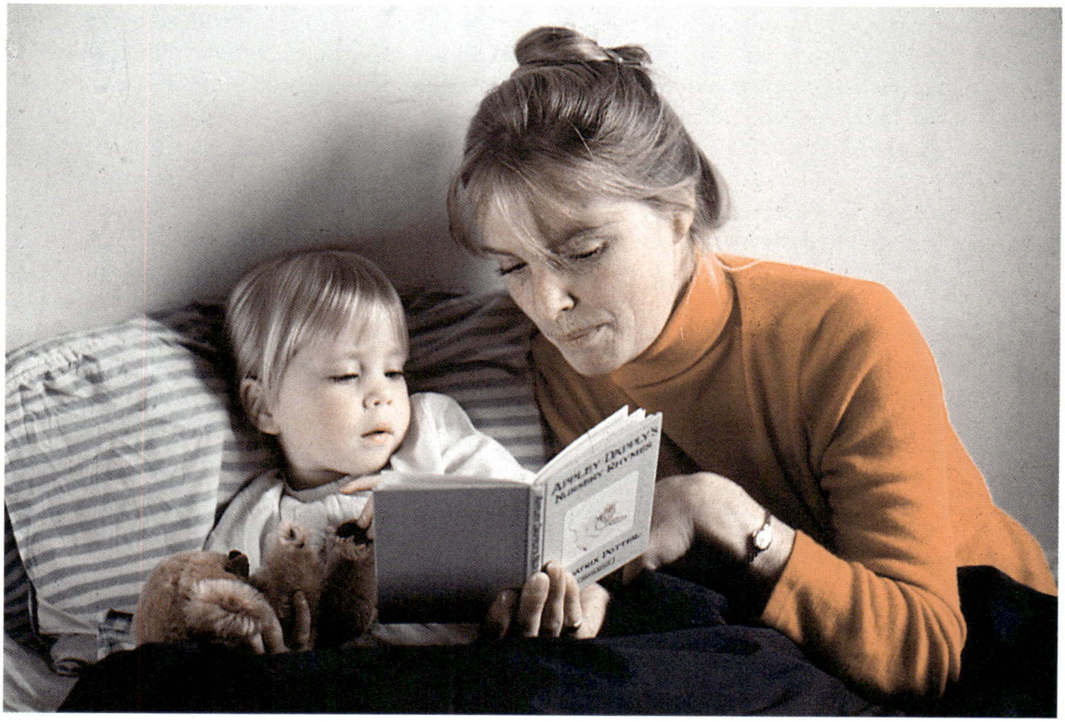

Widme Deinem Kind Zeit, stelle ihm leichte Aufgaben, lies mit ihm und vermeide Störungen.

Die sogenannten Kinderkrankheiten kommen im Kindesalter sehr häufig vor, später sind sie dann ausgesprochen selten. Hat das Kind die Krankheit einmal durchgemacht, so ist es meist lebenslang gegen eine erneute Infektion geschützt. Wenn Ihr Kind zum Beispiel schon die Masern gehabt hat, ist es höchst unwahrscheinlich, daß es sie noch einmal bekommen wird.

Die Schulmedizin nimmt an, daß diese Kinderkrankheiten durch Viren und Bakterien verursacht werden. Der Körper reagiert auf diese Erreger mit der Produktion von Antikörpern, die die Eindringlinge zerstören oder unschädlich machen, so daß das Kind in Zukunft immun ist.

Die Natürliche Medizin betrachtet Kinderkrankheiten etwas anders, und zwar jeweils als Meilenstein auf dem Weg der Entwicklung des Kindes. Die Krankheit zeigt einen Übergang in eine andere Entwicklungsphase an. Der Körper reagiert auf die spirituelle, emotionale und geistige Weiterentwicklung des Kindes. Gewöhnlich ist damit auch die Ausscheidung von Giftansammlungen, sichtbar durch Hautausschläge, verbunden. Genauer wird dieser Prozeß im Abschnitt über Masern (Seite 126) beschrieben, denn Masern haben die markanteste und stärkste Wirkung auf die geistige Verfassung eines Kindes. Bei den übrigen Kinderkrankheiten verläuft der Prozeß ähnlich, wenn auch nicht so stark ausgeprägt. Diese natürliche Entwicklung wird übrigens durch die modernen Impfungen gestört (Seite 27).

Die natürlichen Heilmethoden können die

Kinderkrankheiten sehr wirksam behandeln, weil sie auf anderen Ebenen ansetzen als auf der rein körperlichen. Sie wirken in den emotionalen, spirituellen und geistigen Sphären und helfen dem Kind, die Übergangsstadien zu bewältigen. In praktischer Hinsicht bedeutet das: Natürliche Heilverfahren lindern die Schwere der Krankheit und beschleunigen die Genesung.

Infektionen und Inkubationszeit

Alle Kinderkrankheiten sind ansteckend, sie werden von Kind zu Kind übertragen. Zwischen dem Zeitpunkt der Ansteckung und dem Auftreten erster Krankheitssymptome liegen gewöhnlich mehrere Tage, genannt Inkubationszeit. Jede Krankheit hat eine charakteristische Inkubationszeit, die zwischen einer und vier Wochen beträgt.

Diese längere Wartezeit kann Eltern und Kinder sehr beunruhigen, besonders, wenn sie sich vor der Krankheit fürchten. Ich hoffe, daß Ihnen die folgenden Seiten Zutrauen vermitteln. Denn mit der richtigen natürlichen Behandlungsmethode besteht im allgemeinen kein Grund mehr für Aufregung.

Wenn ein nichtgeimpftes Kind Kontakt mit einem kranken Kind hat, ist es gewöhnlich zu spät für eine Impfung. Im Gegenteil: Die Impfung während der Inkubationszeit kann die Krankheit noch verschlimmern. Anders ist es mit den natürlichen Methoden. Hier ist gerade die Inkubationszeit die beste Zeit für den Beginn der Behandlung, um den Schweregrad der Krankheit zu lindern.

Komplikationen

Wie bei allen Infektionskrankheiten kann es auch bei den Kinderkrankheiten grundsätzlich zu Komplikationen kommen. Bei ansonsten gesunden und kräftigen Kindern ist das Risiko jedoch sehr gering. Seien Sie trotzdem vorsichtig. Suchen Sie mit Ihrem Kind umgehend ärztliche Hilfe, wenn die Krankheit nicht den erwarteten Verlauf nimmt oder sich verschlimmert. Achten Sie auf Alarmzeichen wie Apathie, hohes Fieber und Fieberkrämpfe (Seite 90), Brustschmerzen und Atemnot.

Einige der häufigsten Komplikationen und wie man sie vermeidet, finden Sie im Abschnitt Masern (Seite 124–127). Die dort angegebenen Vorbeugemaßnahmen gelten auch für alle anderen Kinderkrankheiten.

Obwohl sie heutzutage sehr viel seltener als früher auftritt, gehört die Hirnhautentzündung (Meningitis) zu den gefürchtetsten Komplikationen. Sie verursacht Entzündungen und Schwellungen der Hirnhaut, einer dünnen Gewebeschicht, die das Gehirn umgibt. Dadurch gerät das Gehirn unter Druck. Alarmzeichen sind Übelkeit und Erbrechen, Verwirrung, Benommenheit, Kopf- und Genickschmerzen, ein steifes Genick, Furcht oder Schmerzen bei hellem Licht und bisweilen auch ein dunkelroter Ausschlag, der sich über den ganzen Körper ausbreiten kann. Bei Verdacht auf Meningitis sofort einen Arzt rufen.

Allgemeine Hinweise zur Behandlung

Kinder, die eine Infektionskrankheit ausbrüten, sind meist blaß und lustlos, manchmal auch empfindlicher und reizbarer als sonst. Beachten Sie diese Frühwarnsignale. Geht in der Umgebung (Kindergarten, Schule) bereits eine Kinderkrankheit um, können Sie sofort zu natürlichen Heilmitteln greifen, um die Symptome abzumildern, bevor sie überhaupt erscheinen.

Homöopathische Mittel sind hier besonders hilfreich. Jeder Kinderkrankheit ist ein spezielles Mittel zugeordnet, etwa Morbillinium zu Masern, Phytolacca zu Mumps und Pertussin zu Keuchhusten, jeweils als D 30-Potenz.

Masern werden durch eine Virusinfektion verursacht (Seite 122). Zwar kann grundsätzlich jeder Masern bekommen, besonders häufig sind jedoch Kinder zwischen einem und drei Jahren betroffen. Deshalb werden Masern den sogenannten Kinderkrankheiten zugerechnet. Wer sie einmal gehabt hat, ist gewöhnlich lebenslang immun gegen diese Infektion. In seltenen Fällen kann sie jedoch ein zweites und in ganz seltenen sogar ein drittes Mal auftreten.

Der Masernvirus wird sowohl durch körperlichen Kontakt sowie durch Tröpfcheninfektion (Niesen, Husten) übertragen. Die Inkubationszeit von der Ansteckung bis zur Ausbildung der Symptome liegt bei ein bis zwei Wochen (Seite 123).

In entwickelten Ländern haben die Masern viel von ihrem Schrecken verloren. In der Dritten Welt dagegen sind sie eine schwere Krankheit, gefährliche Komplikationen sind keine Seltenheit. Die Chinesische Medizin betrachtet Masern (im Gegensatz zu anderen Kinderkrankheiten) als förderlich für die körperliche, seelische und geistige Entwicklung und Gesundheit eines Kindes (Seite 125).

GEFAHRENSIGNALE

Rufen Sie sofort den Arzt, wenn Ihr masernkrankes Kind schwere Symptome zeigt wie:

☐ Schmerzen in der Brust, flache Atmung oder Keuchen wie bei Asthma.

☐ Delirium, Bewußtlosigkeit oder Koma.

☐ Extrem hohes Fieber (über 40 Grad C mit steigender Tendenz), eventuell Fieberkrämpfe (Seite 90).

Symptome

Erstes Stadium. Die ersten Anzeichen von Masern ähneln gewöhnlich einer beginnenden Erkältung: Die Augen tränen, die Nase läuft, das Kind niest und hustet, ist reizbar und fühlt sich elend.

Drei bis vier Tage, bevor sich der typische Masernausschlag auf der Haut zeigt, entwickeln sich auf den Wangenschleimhäuten der Mundhöhle kleine, erhobene weiße Flecken (sogenannte Koplik-Flecken), anhand derer man schon sehr früh die Diagnose Masern stellen kann. Ein bis zwei Tage später steigt dann auch die Temperatur.

Zweites Stadium. Gewöhnlich erscheint der typische Hautausschlag vier bis fünf Tage nach den ersten Symptomen. Oft versteckt er sich zunächst hinter den Ohren und breitet sich in den folgenden ein bis zwei Tagen über den ganzen Körper aus. Bei leichtem Verlauf zeigen sich nur einige rote Punkte, in schweren Fällen sind ganze Körperpartien mit dem leuchtendroten Ausschlag überzogen. Dazwischen liegen meist nur kleine Inseln gelb-grüner Haut. Verständlicherweise ist das Kind meist sehr gereizt und aufgeregt. Seine Augen sind geschwollen, gerötet und oft sehr lichtempfindlich. Mit dem Ausschlag steigt auch das Fieber – bis zu 40 Grad C oder mehr.

Ein bis zwei Tage später verliert das Kind jegliches Interesse, es wird so träge, als habe es Beruhigungsmittel eingenommen. Oft entwickelt sich jetzt auch Husten mit gelbem Auswurf, die Zunge ist gerötet und belegt.

Drittes Stadium. Drei bis sechs Tage nach Erscheinen des Ausschlags klingen die Beschwerden langsam wieder ab: Das Fieber geht zurück, die Farbe des Ausschlags wechselt von leuchtendrot zu dunkelrot. Innerhalb der folgenden Woche verblaßt der Ausschlag vollständig. Während dieser Zeit ist das Kind oft verwirrt und abwesend.

Komplikationen

Gifte im Körper. Schon im 16. Jahrhundert sagten die Chinesen: »Das Gift muß heraus.«

Je mehr »erhitzende« Gifte der Körper angesammelt hat, desto schwerer werden die Masern wahrscheinlich verlaufen und um so höher ist auch das Risiko von Komplikationen. Zu diesen Giften gehören Apfelsinen, rotes Fleisch und künstliche Farb- und Aromastoffe. Sie alle gehören nicht auf den Speisezettel kleiner Kinder.

Zuviel Schleim. Der Schleim, der sich während der Maserninfektion in den Lungen sammelt, ist eine ideale Brutstätte für Bakterien. Lungenentzündungen sind daher eine sehr häufige Komplikation. Dabei entzünden sich die Luftwege (Bronchien) in der Lunge auf Grund einer Zweitinfektion, das Kind hat starke Schmerzen in der Brust, bekommt kaum noch Luft oder sogar Asthma-Anfälle. In solchen Fällen sofort einen Arzt rufen. Zur Vorbeugung dem Kind keine schleimbildenden Nahrungsmittel geben und seinen allgemeinen Energiezustand stärken.

Gehirnentzündung. Eine weitere schwere Komplikation ist die Gehirnentzündung (Enzephalitis). Das Kind wirkt abwesend, verliert das Bewußtsein und fällt in ein Koma. Sofort einen Arzt (Notarztwagen) holen. Glücklicherweise tritt diese gefährliche und oft tödliche Komplikation nicht mehr so häufig auf wie noch vor einigen Jahrzehnten. Besonders gefährdet sind »heißblütige« und »hitzköpfige« Kinder.

Durchfall. Wenn nach dem Abklingen des Ausschlags noch Gifte im Körper verblieben sind, kann sich Durchfall entwickeln (Seite 151). Diese Komplikation gefährdet besonders Babys und erfordert eine Behandlung (Seite 154–157).

»Echosymptome«

War die Masernattacke sehr stark, dann behält das Kind manchmal ein »Echo« zurück (Seite 25). Dieses zeigt sich gewöhnlich in drei typischen Symptomen: 1. Nächtliche Angstanfälle: Das Kind ist anhänglich, weinerlich, schläft schlecht und erwacht nachts schreiend vor Angst. 2. Hautausschläge: Der Ausschlag verschwindet nicht ganz und verschlimmert sich bei Müdigkeit (Seite 173). 3. Sehstörungen: Zurückgebliebene Gifte beeinträchtigen die Funktion der Sehnerven und verursachen Sehstörungen. Zeigt das Kind eines dieser Symptome, einen Arzt für Naturheilkunde aufsuchen.

Allgemeine Hinweise zur Behandlung

Sobald die Diagnose »Masern« feststeht, muß das Kind ins Bett, und zwar am besten in einem abgedunkelten Raum, um mögliche Augenschäden zu vermeiden. Bleiben Sie bei ihm, beruhigen Sie es, lesen Sie ihm vor und lassen Sie das Fernsehgerät aus, denn Fernsehen belastet Augen und Gehirn unnötig.

Wenn das Fieber sinkt, kehrt der Appetit langsam zurück. Geben Sie zunächst kleine Mengen leichter Speisen, etwa Getreide- oder Haferbrei, auch Babynahrung ist empfehlenswert. Sobald sich die Verdauung beruhigt hat, können Sie den Speiseplan erweitern.

Masern kennzeichnen einen wichtigen Entwicklungsschritt im Leben eines Kindes und sollten daher soweit wie möglich ihren natürlichen Verlauf nehmen können. Schicken Sie das Kind nicht zu früh wieder in die Schule, lassen Sie es sich lieber noch zwei bis drei Wochen zu Hause erholen. Wenn Sie Sorge haben, daß es danach den Anschluß in der Schule nicht mehr schaffen könnte, sprechen Sie mit den Lehrern und unterrichten Sie es zu Hause. Aber setzen Sie Ihr Kind nicht unter Druck und überfordern Sie es nicht!

Die Sichtweise der Chinesischen Medizin

Die traditionelle östliche Medizin geht davon aus, daß das Baby schon im Mutterleib Giftstoffe aufnimmt und in seinem Körper speichert. Nach der Geburt versucht es diese Stoffe »durch Krankheit« wieder loszuwerden. Fast alle diese Krankheiten sind mit Hautausschlägen verbunden, wie eben auch die Masern. Daher gelten Masern als eine grundsätzlich gesundheitsfördernde Krankheit.

Masern als Übergangsstadium: Die Wirkungen von Masern kann man am besten verstehen, wenn man das Verhalten des Kin-

HEILMITTEL FÜR MASERN

Die Heilmittel für das erste Stadium sollen die Abwehr anregen, damit sie die Viren bekämpfen und den Ausschlag rasch an die Oberfläche bringen kann. Die Mittel für das zweite Stadium helfen, das Fieber zu senken und den Ausschlag zu löschen, die für das dritte Stadium, Energie und Kraft wiederherzustellen.

Heilkräuter und Heilpflanzen

Allgemeine Angaben zu Dosis und Gegenanzeigen siehe Seite 40.

☐ Erstes Stadium: Schafgarbe *(Achillea millefolium)* als Tee. 1 Teelöffel getrockneter Kräuter in 1 Tasse mit heißem (aber nicht kochendem!) Wasser überbrühen, mit Honig süßen. Die Zugabe von 1 Tropfen Pulsatilla-Tinktur *(Pulsatilla pratensis)* pro Tasse fördert die Ausbildung des Ausschlags. Alternative für Pulsatilla: Kermesbeer-Tinktur *(Phytolacca decandra)*, 5 Tropfen auf eine Tasse Schafgarben-Tee.

☐ Zweites Stadium: Roter Sonnenhut *(Echinacea purpurea)*, 1 Tablette (100 mg) oder 1 ml Tinktur 3mal täglich, um den Ausschlag zu löschen. Zusätzlich Katzenminze-Tee *(Nepeta cataria)*, 1 Teelöffel getrockneter Kräuter pro Tasse, überbrühen, 3mal täglich zur Fiebersenkung. Beide Kräuter (auch wenn sie keine dramatische Wirkung zeigen) solange geben, bis der Ausschlag verschwunden ist.

☐ Begleitender Husten: zusätzlich Lobelien-Tinktur *(Lobelia inflata)*, 5 Tropfen pro Tasse Katzenminze-Tee.

☐ Wenn der Ausschlag blasser wird, das Fieber sinkt: Schafgarbe zusammen mit Katzenminze aufbrühen, Tinktur von Schmalblättriger Kegelblume *(Echinacea angusfifolium)* zugeben (Dosis wie oben).

☐ Wenn der Ausschlag verschwunden ist: Je 5 Tropfen der Tinkturen von Berberitze *(Berberis vulgaris)* und Gelbem Enzian *(Gentiana lutea)* auf ein Glas Wasser zur Appetitanregung und Kräftigung.

Homöopathie

Allgemeine Angaben zu Dosis und Gegenanzeigen siehe Seite 54.

☐ Bei möglicher Ansteckung, bevor Symptome auftreten: Morbillinum D 30, einmal täglich 3 Tage lang, um den Verlauf zu lindern.

☐ Erstes Stadium, Fieber: Aconitum, Belladonna und Gelsemium (Auswahl und Dosis Seite 57, 60).

☐ Erstes Stadium, Augenbeschwerden: Euphrasia.

☐ Zweites Stadium, harter, trockener und schmerzhafter Husten, großer Durst und hohes Fieber: Bryonia.

☐ Zweites Stadium, Körper ist zu schwach, um die Giftstoffe auszuscheiden: Zincum metallicum.

☐ Zweites Stadium, hohes Fieber, rotes Gesicht, eventuell sogar Krämpfe: Stramonium.

☐ Zweites Stadium, aufgedunsenes Gesicht, geistige und körperliche Erstarrung (Stupor), durchdringendes Schreien, weil Ausschlag nach innen gewandert ist: Apis mellifica.

☐ Zweites Stadium, Kind ist weinerlich, lichtempfindliche Augen, Durchfall, Husten mit gelbem Auswurf: Pulsatilla.

☐ Drittes Stadium: Sulfur (siehe Husten).

☐ Drittes Stadium, Brustbeschwerden, Anzeichen von Hitze: Phosphorus.

des vor und nach der Erkrankung genau beobachtet. Oft ist das Kind schon Monate vorher aufgeregt, reizbar, so als ob sich ein Gewitter zusammenbraut. Zeigen sich die ersten Masernsymptome, reagieren viele Eltern erleichtert, weil sie nun endlich den Grund für die vorherigen Probleme kennen.

Sobald der Hautausschlag erscheint und die Krankheit in ihr zweites Stadium tritt, ist das Kind meist noch verwirrter und reagiert oft völlig irrational. Dies ist die gefährlichste Phase, sie markiert den Übergangspunkt. Ist diese Krise überwunden und das Fieber gesunken, kehren Aufmerksamkeit und »Bewußtsein« des Kindes zurück. Sie sind jedoch stark verändert: Die Reizbarkeit ist verschwunden, das Kind zeigt sich emotional ausgeglichen und offen für neue Eindrücke und Einflüsse. Manchmal betrachtet es ganz gewöhnliche und vertraute Dinge plötzlich wie zum ersten Mal mit völlig neuen Augen – als ob es eine spirituelle Erfahrung gemacht hätte. In körperlicher Hinsicht sind die Giftstoffe ausgeschieden, in emotionaler und geistiger Hinsicht fehlen negative Kräfte wie Neid und Eifersucht. Ein Kind, das Masern gehabt hat, ist danach weniger ichbezogen, hat ein offenes Herz und kann meist seine Individualität besser ausdrücken als vorher. Seine Persönlichkeit ist ausgeprägter, stimmiger, es hat einen Schritt auf dem Weg zur Reife und zum Erwachsensein gemacht.

Ebenso wie der Keuchhusten wird auch Scharlach durch Bakterien verursacht. Ansonsten ähnelt er aber eher den Masern. Die Inkubationszeit liegt zwischen zwei und acht Tagen. Das Kind ist wie bei Keuchhusten während des gesamten Verlaufs der Krankheit ansteckend, etwa sechs Wochen lang, es sei denn, es wird mit Antibiotika behandelt. Dann ist die Ansteckungsgefahr nach fünf bis acht Tagen gebannt. Wer einmal Scharlach gehabt hat, behält eine gewisse Immunität zurück, ist aber nicht sicher gegen neue Infektionen gefeit.

Ebenso wie bei Keuchhusten erkranken nur bereits geschwächte Kinder. Ist die Abwehr in Ordnung, zeigen sich nur Symptome wie bei einer Erkältung. Ist das Kind jedoch geschwächt, kommt die Krankheit, die an dem leuchtendroten Ausschlag über den ganzen Körper (nur das Gesicht bleibt verschont) und der »Himbeerzunge« leicht zu erkennen ist, voll zum Ausbruch: Das Kind bekommt hohes Fieber, oft auch Schüttelfrost, Kopfschmerzen. Viele Kinder müssen sich auch erbrechen. Am zweiten Tag beginnt sich der typische Ausschlag langsam über den Körper auszubreiten.

Scharlach ist eine ernste Kinderkrankheit, Komplikationen wie Mittelohrentzündung, Herz- und Nierenschäden sind leider nicht selten. Deshalb: Bei Scharlach-Verdacht das Kind sofort zum Arzt bringen (nach telefonischer Anmeldung wegen der Ansteckungsgefahr). Er muß entscheiden, ob Antibiotika notwendig sind oder nicht. Aber: Eine zu frühe Behandlung mit Antibiotika kann die Beschwerden zwar zum Verschwinden bringen, nach einem symptomfreien Intervall kommt der Scharlach aber oft wieder. Besprechen Sie mit dem Arzt, welche natürlichen Mittel Sie zusätzlich zur Stärkung und Förderung der Genesung geben können. Ansonsten gelten die allgemeinen Hinweise zur Behandlung und Genesung wie für Masern empfohlen (Seite 125).

Mumps oder Ziegenpeter ist eine Virusinfektion der Ohrspeicheldrüsen. Die Ohrspeicheldrüsen sind die obersten der insgesamt sechs Speicheldrüsen in der Mundhöhle, schräg unterhalb der Ohren gelegen. Mumps ist bei Kindern zwischen drei und zehn Jahren sehr häufig, die Infektion wird durch Kontakt mit bereits erkrankten Kindern übertragen. Der Verlauf der Krankheit wird durch »latente Hitze« (Seite 26) und Schleimstauungen auf Grund falscher Ernährung, besonders rotes Fleisch und Milchprodukte, verschlimmert. Auch emotionale Faktoren, wie unterdrückter Ärger, Halsstarrigkeit und Unnachgiebigkeit spielen eine Rolle.

Symptome

Die Inkubationszeit bei Mumps beträgt zwölf bis 24 Tage (Seite 123). Typischerweise spürt das Kind am Anfang leichte Beschwerden an einer Ohrspeicheldrüse und ist etwas gereizt. Die Drüse schwillt in den folgenden ein bis zwei Tagen, der Gaumen wird steif, das Kind kann den Mund kaum noch öffnen, hat aber gewöhnlich nur leichte Schmerzen. Bei schwerem Verlauf schwillt die Drüse sehr stark an und verursacht starke Schmerzen und Fieber. Nach einer Woche klingen die Beschwerden wieder ab. Manchmal erkrankt anschließend die andere Drüse, dann wiederholt sich der gesamte Vorgang.

Mumps ist vom ersten bis zum letzten Tag ansteckend. Lassen Sie Ihr krankes Kind deswegen solange zu Hause, bis auch das letzte Symptom verschwunden ist. Wer einmal Mumps gehabt hat, ist gewöhnlich lebenslang immun (Seite 122).

Allgemeine Hinweise zur Behandlung

Mumpskranke Kinder müssen nicht unbedingt im Bett bleiben, es reicht, wenn sie sich in ruhigen, warmen Räumen aufhalten und sich ausruhen. Leichte Nahrung geben, ohne Milchprodukte, rotes Fleisch, Eier und Zukker. Obstsäfte, etwa Apfelsaft mit Gewürznelken oder Zitronensaft mit Honig, lindern die Halsschmerzen. Bei mildem Verlauf braucht das Kind keine Heilmittel. Sind Schmerzen und Fieber jedoch stärker, wählen Sie aus den angegebenen Mitteln und lesen Sie über Fieber (Seite 84–89) nach.

Komplikationen: Die Hauptkomplikation ist eine Hodenentzündung (Orchitis) bei Jungen. Sie tritt jedoch sehr selten auf und meist erst nach der Pubertät. Nach ihrem dritten Geburtstag sollten Kinder sogar einer Ansteckungsgefahr ausgesetzt werden.

HEILMITTEL FÜR MUMPS

Heilkräuter und Heilpflanzen

Dosierung und Gegenanzeigen siehe Seite 40.

☐ Hauptmittel: Kermesbeere *(Phytolacca decandra)*, ¼ Teelöffel (1 ml) der Tinktur auf 1 Glas warmes Wasser, 3mal täglich. Oder: 1 Tablette (100 mg) 3mal täglich.

☐ Während einer Epidemie, um den Verlauf bei einer möglichen Ansteckung zu mildern: Kermesbeere, Dosis wie oben, 2 Wochen lang. Alternative: Roter Klee *(Trifolium pratense)*.

☐ Verstopfung: zusätzlich Virginischer Ehrenpreis *(Leptandra virginica)* zu Kermesbeere.

☐ Fieber und Verstopfung: zusätzlich Sennesblätter *(Senna acutifolia)* zu Kermesbeere.

☐ Hodenentzündung: Kermesbeere.

Homöopathie

Allgemeine Angaben zu Dosis und Gegenanzeigen siehe Seite 54.

☐ Während einer Epidemie,

Auch die Röteln werden durch Viren verursacht. Manchmal ist der Verlauf der Infektion so leicht, daß sie unentdeckt bleibt. Röteln sind sehr ansteckend, ihre Inkubationszeit beträgt zwei bis drei Wochen (Seite 123).

Rötelnkranke oder möglicherweise infizierte Kinder dürfen sich niemals in der Nähe von werdenden Müttern (ganz besonders in den ersten vier Schwangerschaftsmonaten) aufhalten, weil eine Rötelninfektion der Mutter das ungeborene Baby schwer schädigen kann. Aus diesem Grund wird in vielen westlichen Ländern routinemäßig bereits im Kindesalter gegen Röteln geimpft.* Die Impfung ist allen Mädchen uneingeschränkt zu empfehlen (Seite 28).

Symptome

Eine Rötelninfektion beginnt gewöhnlich mit einem leichten roten Ausschlag auf der Brust, der wie eine Windpocke oder eine leichte Hautreizung aussieht. Wenig später schwellen die Halsdrüsen an, besonders die im Genick. Nase und Brust sondern Schleim ab, manchmal gesellen sich ein lockerer Husten und eine leicht erhöhte Temperatur (über 37 Grad C) hinzu. In seltenen Fällen steigt die Temperatur bis zu 38,5 Grad C, das Kind schwitzt stark und fühlt sich unwohl. Ältere Kinder leiden zudem oft an Schmerzen in den Gelenken.

Ausschlag und Fieber halten sich gewöhnlich einige Tage, während dieser Zeit ist die Krankheit ansteckend. Anschließend verschwinden die Beschwerden schrittweise.

Allgemeine Hinweise zur Behandlung

Behalten Sie das Kind solange der Ausschlag anhält und noch drei weitere Tage zu Hause. Nur bei hohem Fieber ist Bettruhe notwendig. Vermeiden Sie während dieser Zeit schleimbildende Lebensmittel (Seite 36), stark gewürzte Speisen und rotes Fleisch.

Heilmittel für Röteln

Röteln nehmen gewöhnlich einen so leichten Verlauf, daß die Kinder nur sehr selten Unterstützung brauchen. Höhere Temperaturen und stärkere Schleimbildung sollten Sie wie unter den entsprechenden Stichwörtern angegeben behandeln. Trotzdem: Achten Sie auf mögliche Komplikationen (Seite 123) und suchen Sie sofort ärztliche Hilfe, wenn es Probleme geben sollte.

* In der DDR wurde mangels Impfstoff zumindest bis Anfang 1990 noch nicht gegen Röteln geimpft. (Anm. d. Übers.)

um den Verlauf bei möglicher Ansteckung zu mildern: 1 Dosis Phytolacca D 30 oder Parotidium D 200.

☐ Starkes Schwitzen ohne Ende, hastige Atmung, dick belegte Zunge: Mercurius solubilis.

☐ Steinharte Schwellung der Drüsen, Kind kann keine heißen Speisen mehr schlucken, stechende Schmerzen bis zu den Ohren beim Schlucken: Phytolacca.

☐ Sanfte schmerzlose Schwellungen, aber stechende Halsschmerzen: Apis mellifica.

☐ Linke Drüse stark entzündet: Rhus toxicodendron.

☐ Hohes Fieber, stark gerötetes Gesicht, rechte Drüse stärker geschwollen, Hals innen hellrot, große Kälteempfindlichkeit, stechende Schmerzen: Belladonna.

☐ Andauernde Schleimabsonderungen, Speicheldrüsen am Unterkiefer ebenfalls geschwollen: Baryta carbonicum.

☐ Anhaltendes Fieber, Vorbeugung von Orchitis: Pulsatilla.

Ursache für Windpocken ist ebenfalls eine Virusinfektion, die durch Kontakt mit infizierten Personen übertragen wird. Die Inkubationszeit liegt zwischen zehn und 14 Tagen (Seite 123). (Dasselbe Virus kann übrigens in späterem Alter eine Gürtelrose hervorrufen.) Die Infektion verläuft gewöhnlich sehr leicht, allerdings kann der juckende Ausschlag die Kinder sehr aufbringen. Windpocken ähneln in gewisser Hinsicht den Masern, weil auch sie angesammelte Giftstoffe aus dem Körper austreiben (Seite 124).

Symptome und allgemeine Hinweise zur Behandlung

Ein bis zwei Tage vor Erscheinen des Ausschlags ist das Kind meist reizbar und sehr anhänglich, seine Nase läuft, es niest wie bei einer beginnenden Erkältung. Die ersten Windpocken erscheinen meist auf der Brust, manchmal aber auch auf dem Arm oder dem Gesicht. Windpocken sind leicht gerötete Erhebungen mit einem Durchmesser von etwa drei Millimetern, deren Mitte mit einer wäßrigen Flüssigkeit gefüllt ist. Sie jucken sehr stark. Oft erscheinen am Anfang erst einige wenige Flecken, die sich dann langsam über einige Tage vermehren. Bei schwerem Verlauf ist der gesamte Körper übersät. In dieser Phase fiebert das Kind meist und ist sehr angespannt. Wenn es die Flecken aufkratzt, fließt zwar die Flüssigkeit ab, die Windpocken jucken aber weiter. Dieses Stadium dauert etwa eine Woche, manchmal begleitet durch Husten. Danach klingen die Beschwerden langsam ab.

Der Verlauf läßt sich abmildern, wenn die Ansammlung von Giftstoffen im Körper vermieden wird. Folgen Sie den allgemeinen Hinweisen für Masern (Seite 124). Während des Fieberstadiums sollte sich das Kind ausruhen, am besten im Bett. Ziehen Sie ihm leichte Handschuhe an oder umwickeln Sie seine Hände mit Mullbinden aus Baumwolle, damit es sich nicht kratzen kann. Auch die Kleidung, einschließlich der Unterwäsche sollte aus Baumwolle bestehen, da sie die Haut am wenigsten reizt, sondern kühlt.

HEILMITTEL FÜR WINDPOCKEN

Homöopathie

Allgemeine Angaben zu Dosis und Gegenanzeigen siehe Seite 54.

Bei Windpocken sind homöopathische Heilmittel Mittel der Wahl.

☐ Während einer Epidemie, um den Verlauf einer möglichen Infektion zu mildern: 1 Dosis Variolinum D 30.

☐ Alternative: Rhus toxicodendron, 3- bis 5mal täglich 1–2 Tage lang nach Kontakt mit einem infizierten Kind.

☐ Anfangsstadium, noch kein Ausschlag, Kind ist ängstlich, fiebert: Aconitum.

☐ Anfangsstadium, hohes Fieber, gerötetes Gesicht und sehr heiße Haut: Belladonna.

☐ Ausschlag, vom ersten bis zum letzten Fleck: Rhus toxicodendron.

☐ Schleimabsonderungen: Rhus toxicodendron abwechselnd mit Sulfur.

Heilmittel zur äußerlichen Anwendung

Dosis und Gegenanzeigen von Heilpflanzen siehe Seite 40.

☐ Bäder mit Zusätzen von Großer Klette *(Arctium lappa)* und Pfefferminze *(Mentha piperita)* lindern den Juckreiz.

☐ Spezielle Puder aus der Apotheke zur Linderung des Juckreizes.

Bach-Blüten

Allgemeine Hinweise siehe Seite 66.

Bach-Blüten können ebenfalls den Juckreiz lindern. Oft verwendet: Chicory, Hornbeam oder Cherry Plum.

Im Gegensatz zu dem meisten anderen Kinderkrankheiten wird Keuchhusten durch Bakterien verursacht. Die Inkubationszeit beträgt sieben bis zehn Tage (Seite 123). Keuchhusten tritt meist epidemieartig in der Kindheit auf. Er ist eine sehr schwere Krankheit und ganz besonders gefährlich für Babys unter einem Jahr. Die Krankheit wird durch Tröpfcheninfektion (Niesen, Husten) von Kind zu Kind übertragen. Wer Keuchhusten gehabt hat, ist gewöhnlich für die nächsten Jahrzehnte immun gegen diese Infektion. Die Immunität nimmt jedoch mit zunehmendem Alter langsam wieder ab.

Begünstigende Faktoren

Schwache Energie der Lungen: Leidet ein Kind unter einer schlechten Energieversorgung der Lunge, werden mit hoher Wahrscheinlichkeit alle Infektionen des Atmungstraktes einen schweren Verlauf nehmen – ganz besonders Keuchhusten. Für einen schwachen Energiezustand der Lungen gibt es zwei Hauptgründe:
1. Eine angeborene Veranlagung auf Grund von Asthma- oder Tuberkulose-Erkrankungen der Eltern oder Großeltern. 2. Wiederholte Hustenerkrankungen, die die Lunge schwächten oder sich als »Echokrankheiten« festsetzten (Seite 25).

»Leberstauung«: Keuchhusten erreicht selten das »zweite Stadium« (siehe unten), ohne daß eine »Leberstauung« (Seite 23) vorliegt. Dadurch können sich der charakteristische glitschige Schleim entwickeln sowie die Neigung zum Erbrechen.

Symptome

Erstes Stadium (Beginn): Eine beginnende Keuchhusteninfektion läßt sich zunächst nicht von einem normalen Husten unterscheiden: Die Nase läuft, die Augen tränen, oft fiebert das Kind leicht, der Husten verschlimmert sich bei Nacht. Diese Beschwerden halten bis zu zwei Wochen an. Danach verschwinden sie gewöhnlich bei den Kindern, die ansonsten gesund und stark sind; leidet das Kind jedoch an einer Leberstauung oder einer anderen Störung des Energieflusses, dann wird sich die Infektion mit großer Wahrscheinlichkeit weiterentwickeln.

Zweites Stadium (Keuchen): Der Husten wird stärker und vor allem krampfhafter. Manchmal kommt es zu unkontrollierbaren Hustenanfällen, die Eltern und Kind in Angst und Schrecken versetzen. Oft versuchen sich die Kinder während solcher Anfälle aufzusetzen und rufen nach Hilfe.

Eine Keuchhustenattacke hat einen typischen Verlauf: Sie beginnt mit einem pfeifenden Atemzug, gefolgt von einer Serie kurzer, erstickender, krampfhafter Hustenstöße und endet mit dem charakteristischen »Keuchen«, wenn das Kind wieder Luft holt. Während der Attacke wird das Gesicht dunkelrot bis violett, Blutgefäße und Augen treten hervor. Manchmal blutet das Kind leicht aus Nase oder Mund. Nach einer ununterbrochenen Reihe solcher Hustenanfälle würgt das Kind oft einen dicken glitschigen Schleim hervor, anschließend muß es sich meist übergeben. Nach jedem Hustenanfall sind die Kinder sehr erschöpft, erholen sich aber sehr schnell und fühlen sich zwischen den Attacken glücklich und fröhlich.

Keuchhustenanfälle wirken meist sehr beängstigend und belasten sowohl das Kind wie auch seine Eltern und sonstigen Betreuer stark. Oft scheint es, als werde das Kind ersticken oder eine Ader werde platzen. Tatsächlich passiert das jedoch nur äußerst selten.

Das zweite Stadium dauert in der Regel drei bis sechs Wochen, in sehr schweren Fällen kann sich diese Phase jedoch bis zu drei Monaten hinziehen.

Drittes Stadium (Genesung): Die Genesung vollzieht sich schrittweise: Keuchen und Hustenkrämpfe verschwinden zuerst, dann lokkert sich der Husten und bringt mehr Schleim hervor (Seite 96). Meist ist das Kind allgemein sehr geschwächt.

Die Erholungsphase dauert daher zwischen zwei und sechs Wochen, nach schwerem Verlauf bis zu drei Monaten. Und bei manchen Kindern verschwindet der Husten nie vollständig, sondern erscheint über viele Jahre hinweg immer wieder einmal als »Echo«. In solchen Fällen sollten Sie stets einen Arzt für Naturheilkunde aufsuchen, denn auch noch Jahre später ist ein »Echomuster« gut zu behandeln.

Schweregrad und Komplikationen

Bei Babys unter einem Jahr nimmt Keuchhusten meist einen schweren Verlauf, weil ihr Atmungstrakt noch nicht ausgereift ist.

Komplikationen sind zwar nicht sehr verbreitet. Wenn sie jedoch auftreten, sind sie immer sehr gefährlich. Zu den Komplikationen gehören Lungenentzündung, Lungenversagen und Krämpfe (Seite 90) und bei Babys noch Nabelbrüche infolge der starken Hustenanfälle. *Babys mit Keuchhusten gehören deswegen grundsätzlich in ärztliche Behandlung.* Verschlimmert sich ihr Zustand, müssen Sie sofort den Arzt (Notarztwagen) rufen oder das Kind selbst in eine Kinderklinik bringen. Ältere Kinder können Sie zunächst selbst behandeln. Bemerken Sie jedoch Anzeichen für eine Verschlimmerung oder Komplikationen gilt ebenfalls: Sofort zum Arzt oder in die Klinik.

Allgemeine Hinweise zur Behandlung

Geben Sie Ihrem Kind Sicherheit, indem Sie eine ruhige, entspannte Atmosphäre schaffen und erklären Sie ihm, daß es krank ist und warum es so furchtbar husten muß. Auch kleine Kinder, die noch nicht sprechen können, verstehen schon eine ganze Menge und werden vor allem beruhigt.

Wenn möglich, lassen Sie das Kind für die Dauer des zweiten Stadiums in Ihrem Schlafzimmer schlafen oder schlafen Sie im Kinderzimmer, damit es sich nicht so ängstigt, wenn es nachts husten und brechen muß. Ist das nicht möglich, dann lassen Sie wenigstens nachts die Türen zwischen Kinder- und Schlafzimmer offen und geben Sie Ihrem Kind ein Nachtlicht. Und nicht zuletzt stellen Sie eine Schüssel mit Wasser, Waschlappen und Handtücher in Reichweite des Kinderbettes bereit.

Babys sollten stets (vor allem nachts, aber auch während ihrer sonstigen Ruhepausen) auf dem Bauch liegen, mit dem Kopf zur Seite, damit sie nicht Erbrochenes einatmen oder sich verschlucken.

Thymianbäder (Seite 134) helfen besonders bei Keuchhusten. Die Dämpfe beruhigen Hals und Lungen.

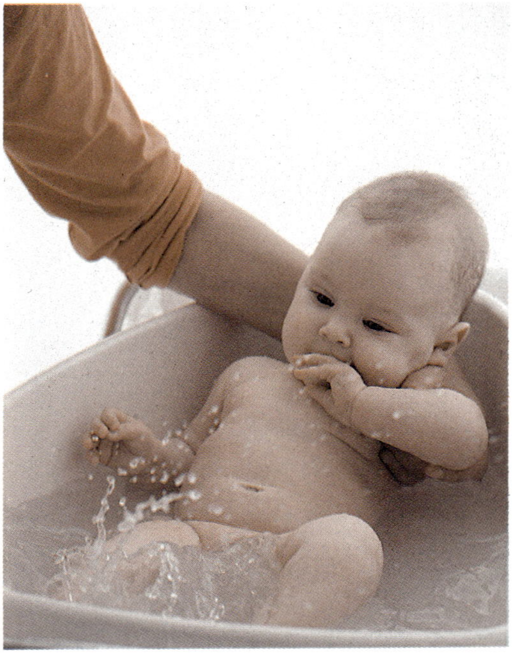

Vermeiden Sie große Aufregungen und achten Sie darauf, daß das Kind fehlenden Nachtschlaf bei Tag nachholt.

Um eine weitere Ausbreitung des Keuchhustens zu vermeiden, sollten infizierte Kinder vom Tag der ersten mutmaßlichen Keuchhustensymptome an sechs Wochen lang nicht mit Kindern zusammensein, die diese Infektion noch nicht gehabt haben.

Richtlinien für die Ernährung

☐ Keine schleimbildenden Lebensmittel (Seite 36).

☐ Täglich eine warme Gemüsesuppe, um das Kind mit zusätzlichen Vitaminen zu versorgen und seine Widerstandskraft zu stärken. Keine rohen und kalten Lebensmittel.

☐ Keuchhustenattacken kommen meist nachts. Daher sollten Frühstück und Mittagessen die Hauptmahlzeiten sein. Nachmittags und abends nur noch wenig geben, um nächtliches Erbrechen zu vermeiden.

☐ Wenn das Kind nachmittags sehr hungrig ist, kann es trockene Kekse und Zwieback essen. Zum Trinken vor allem Wasser geben und niemals Fruchtsäfte aus Zitrusfrüchten, weil sie den Magen säuern und damit Erbrechen begünstigen.

Vorbeugung

Zur Vorbeugung gibt es drei Möglichkeiten: 1. Die Impfung (ausführliche Diskussion Seite 28). 2. Kein Kontakt mit möglicherweise infizierten oder bereits erkrankten Kindern. Das gilt ganz besonders für Babys unter einem Jahr, die nicht gegen Keuchhusten geimpft sind. 3. Stärkung der allgemeinen Widerstandskraft des Kindes, so daß sich der Keuchhusten nicht festsetzen kann.

Wie bereits erwähnt, verschwindet der Keuchhusten bei ansonsten gesunden Kindern meist nach zwei Wochen. Ist das Kind jedoch auf Grund früherer Krankheiten oder aus anderen Gründen geschwächt oder hat sich bereits Schleim nach dem »Leberstauungs«-Muster im Körper gebildet, entwickelt sich der Keuchhusten weiter und erreicht das zweite »keuchende« Stadium. Um eine schwere Attacke zu verhindern, sofort die Abwehr stärken, die Verdauung regulieren und die Schleimansammlungen auslösen. Schlagen Sie unter den entsprechenden Stichwörtern in Teil 1 nach.

HEILMITTEL FÜR KEUCHHUSTEN

Heilkräuter und Heilpflanzen

Allgemeine Angaben zu Dosis und Gegenanzeigen siehe Seite 40.

☐ Vorbeugend zur Stärkung und Schleimlösung: Huflattich *(Farfara tussilago)*, Alant *(Inula helenium)* und Kanadische Gelbwurzel *(Hydrastis canadensis)* zu gleichen Teilen. Oft wird zunächst etwas Schleim durch lockeren Husten oder leichten Durchfall ausgeschieden. Diese Symptome verschwinden jedoch nach einigen Tagen. Bei Anzeichen für »Leberstauung« zusätzlich Virginischer Ehrenpreis *(Leptandra virginica)*. Wegen weiterer Mittel und Hinweise wenden Sie sich bitte an einen Arzt für Naturheilkunde.

☐ Erstes Stadium: Wie Husten (Seite 96) behandeln und zusätzlich Sonnentau *(Drosera rotundifolia)* als spezielles Keuchhustenmittel geben.

☐ Zweites Stadium: Hauptmittel aus Tinkturen von Ysop *(Hyssopus officinalis)*, Huflattich, Lobelie *(Lobelia inflata)*, Wanzenkraut *(Cimicifuga racemosa)* und Wildkirsche *(Prunus serotina)* zu gleichen Teilen, 15–30 Tropfen auf ein Glas warmes Was-

Fortsetzung nächste Seite

ser, 3- bis 5mal täglich. Mag das Kind diese Kräutermischung nicht, dann Wildkirschensirup geben, denn Wildkirsche hat den angenehmsten Geschmack von allen.
☐ Erbrechen: Zusätzlich 5 Tropfen Tinktur von Virginischem Ehrenpreis zum Hauptmittel.
☐ Furchtsamkeit, Angst: Tee aus Zitronenmelisse *(Melissa officinalis)* zur Beruhigung.

Homöopathie

Allgemeine Angaben zu Dosis und Gegenanzeigen siehe Seite 54.
☐ Vorbeugend zur Stärkung und Schleimlösung, um einen schweren Verlauf zu verhindern: Pertussin D 30, 1 Dosis im Frühjahr und im Herbst. Vorher einen Arzt für Naturheilkunde um Rat fragen, weil die Reaktion auf das Mittel sehr stark sein kann.
☐ Erstes Stadium: Aconitum oder Belladonna (wie bei Husten).
☐ Zweites Stadium, Husten durch Kitzeln im Hals ausgelöst oder durch Liegen, starke krampfhafte Schmerzen in der Brust während des Hustens: Drosera.
☐ Zweites Stadium, Hustenanfälle beim Essen, Erbrechen beim ersten Bissen, trockener und schmerzhafter Husten: Bryonia.
☐ Zweites Stadium, Kind schreit aus Angst vor der nächsten Hustenattacke, blutiger Auswurf, Nasenbluten und blutunterlaufene Augen: Arnica.
☐ Zweites Stadium, wiederholte Hustenattacken, krampfartiges Erbrechen, Gesicht und Lippen blau angelaufen, Krämpfe in den Fingern und Zehen, Finger während Hustenattacken zur Faust geballt, besser durch Trinken von Wasser, schlimmer in der Mitte der Nacht: Cuprum metallicum.
☐ Drittes Stadium, rasselnder Husten, Kind zu schwach, um Schleim auszuhusten, Husten und Atmung würgend und erstickt: Antimonium tartaricum.
☐ Drittes Stadium, trockener, harscher und festsitzender Husten: Sanguinaria.
☐ Drittes Stadium, Brust offenbar stark verschleimt, aber kein Auswurf, andauernde Übelkeit: Ipecacuanha.
☐ Drittes Stadium, zur Vermeidung eines »Echo-Effektes«: 1 Dosis Pertussin D 30.

Bach-Blüten

Allgemeine Hinweise siehe Seite 66.
☐ Stellen Sie nachts ein Glas Wasser mit einigen Tropfen »Rescue« neben das Kinderbett. Schon einige Schlucke vermeiden nächtliche Panik.
☐ Andere Mittel nach Verfassung des Kindes auswählen, oft verwendet werden Cherry plum (besonders bei starken und häufig krampfhaften Hustenanfällen), Hornbeam und Mimulus. In späteren Stadien Gorse und Olive.

Massagen, Bäder und Umschläge

Allgemeine Hinweise zu Massagen siehe Seite 72.
☐ Zweites Stadium: Thymianbäder lindern den Husten. 2–3 Teelöffel getrockneten Thymian mit kochendem Wasser überbrühen, abdecken (!) und nach 5 Minuten direkt in das Badewasser abseihen. Baden Sie das Kind wie gewohnt. Kinder mögen Thymian-Bäder gewöhnlich sehr, weil sie so beruhigend wirken.
☐ Nach dem Bad Beinwell-Salbe oder Öl auf Brust und Rücken einmassieren. Beinwell *(Symphytum officinale)* entspannt und kräftigt die Lungen.
☐ Umschlag mit Knoblauchpaste (Zubereitung siehe Seite 101) um die Füße, um Schleimstauungen zu lösen. Den Umschlag nicht zu lange einwirken lassen (am Anfang 1 Stunde), weil sonst Blasen entstehen könnten.

Andere Therapien

Akupunktur hat sich als besonders wirksam bei der Behandlung von Keuchhusten erwiesen. Der krampfhafte Husten beruhigt sich gewöhnlich 1 bis 2 Tage nach der Behandlung, er löst sich und verschwindet binnen 1 Woche. Die Behandlung sollte 2- bis 3mal pro Woche erfolgen, um eine rasche Erholung zu gewährleisten.

VERDAUUNG UND ENERGIE

Das Verdauungssystem des Menschen ist eng verbunden mit der Produktion und Verteilung von Energie (Seite 14). Seine Aufgabe ist, Nahrung in Energie zu verwandeln und dem Körper zur Verfügung zu stellen. Babys und Kinder brauchen große Mengen an Energie für ihr Wachstum und ihre Entwicklung. Das Verdauungssystem arbeitet deswegen meist am Rande seiner Kapazität und ist daher auch sehr störanfällig. Die Beziehung zwischen Nahrung und Energieproduktion ist der Hauptgrund dafür, warum natürliche Heilverfahren bei Verdauungsstörungen und damit verbundenen Beschwerden so gut wirken.

Bei der Produktion von Energie verbraucht das Verdauungssystem übrigens selbst auch Energie. Bekommt es nicht genug, sind Verdauungsstörungen die Folge. Die natürlichen Heilmethoden stärken den Energiefluß, so daß das Kind wieder gesund wird. Nach diesem Prinzip richten sich viele der in diesem Abschnitt beschriebenen Verfahren.

Störungen des energetischen Gleichgewichts und Blockaden können sich aber auch hinter anderen Beschwerden, etwa Schlaflosigkeit, verbergen. Die folgenden Seiten werden auch diese Aspekte berücksichtigen.

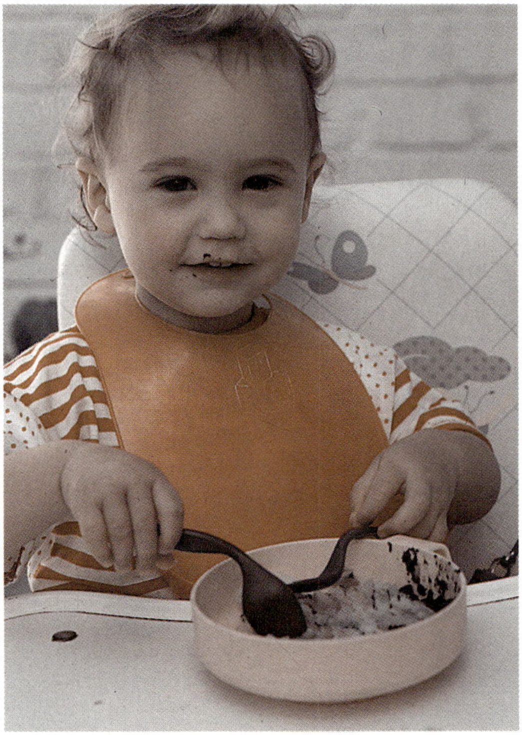

Essen sollte Spaß machen, aber manche Kinder benutzen sie, um ihre Kräfte an den Eltern zu messen.

Nahrung als »Druckmittel«

Die meisten Eltern wissen intuitiv um die große Bedeutung einer guten Ernährung und kümmern sich sehr darum. Manche Kinder aber benutzen Nahrung und Mahlzeiten als Druckmittel, um ihren eigenen Kopf durchzusetzen. Die folgenden Seiten und auch Teil 1 beschreiben einige dieser Aspekte. Sie sollen Ihnen dabei helfen, Anzeichen für Lebensmittelunverträglichkeiten und -allergien frühzeitig zu entdecken und zu erkennen, wann Sie »nein« sagen sollten und wann Sie Kinderwünschen nachgeben dürfen.

Grundsätzlich wissen viele Kinder, welche Lebensmittel gut für sie sind – aber leider wissen sie nicht, welche ihnen schaden. Wenn Ihr Kind also eine bestimmte Speise stets ablehnt, kann es durchaus sein, daß ihm diese Nahrung einfach nicht bekommt. Andererseits aber müssen Sie einschreiten, wenn Ihr Kind ständig Süßigkeiten und zuckerhaltige Nahrung, minderwertiges Essen, kohlensäurehaltige Getränke und Produkte mit Konservierungsmitteln, Lebensmittelfarben und künstlichen Aromastoffen verlangt.

Muttermilch ist für die meisten Babys die beste Nahrung. Deswegen sollten sie, wenn möglich, etwa bis zu ihrem ersten Geburtstag gestillt werden, allerdings nicht voll: Zwischen dem vierten und sechsten Lebensmonat langsam feste Nahrung zufüttern.

Milchproduktion: Alles, was eine Anämie (Blutarmut) begünstigt – schwache Verdauung, falsche und unzureichende Ernährung, Schlafmangel, Erschöpfung, Sorgen und Belastungen –, kann auch die Milchproduktion und den gesamten Energiefluß im Körper der Mutter beeinträchtigen. Aber nicht nur das: Diese Faktoren werden auch direkt auf das Baby übertragen. Trinkt die Mutter zum Beispiel viel Kaffee oder Alkohol, trinkt und leidet das Baby mit. Auch Sorgen oder Verdauungsbeschwerden übernimmt das Baby sozusagen aus erster Hand.

Zuwenig Milch: Geben Sie nicht auf, und lassen Sie sich auch nicht von den Säuglingsschwestern in der Klinik verunsichern, wenn es mit dem Stillen am Anfang noch nicht so klappt. Sie und das Baby müssen sich erst aneinander gewöhnen, das Milchangebot und die Milchnachfrage müssen sich erst einpendeln. Legen Sie Ihr Kind an, wann immer es will, der Saugreiz regt den Milchfluß an. Falls das Baby zwischendurch wirklich an Flüssigkeitsmangel leidet, geben Sie ihm Tee, aber auf keinen Fall Milch aus der Flasche. Gewöhnlich sind die Anfangsschwierigkeiten nach zwei bis drei Tagen überwunden.

Genauso sollten Sie sich auch bei möglichen späteren Problemen verhalten. Oft geht nämlich die Milchproduktion plötzlich zurück, wenn das Baby etwa zwei Monate alt ist. Auch das ist ganz normal. Keine Sorge: Ihrem Baby macht es nichts aus, wenn es einige Tage »auf Diät« gesetzt ist. Geben Sie ihm wieder Tee und legen Sie es so oft wie möglich an, damit der Milchfluß wieder in Gang kommt.

Auch Massage kann den Milchfluß stärken: Beißen Sie vorsichtig auf die Eckpunkte des Nagelbettes am kleinen Finger (an jeder Hand). Oder lassen Sie das Baby an Ihrem kleinen Finger nuckeln.

Homöopathische Mittel helfen ebenfalls: Calcium carbonicum ist ein gutes Mittel, besonders für Mütter, die sich müde und schlaff fühlen und an Gewicht zunehmen. Agnus castus unterstützt schüchterne und ängstliche Frauen, denen es an Selbstvertrauen mangelt.

Das Baby ißt und leidet mit: Lebensmittel, die für die Mutter schwer verdaulich sind, verursachen auch bei Babys Verdauungsprobleme, denn alles, was sie ißt, ißt auch das Baby. Beobachten Sie deshalb genau, wie das Kind auf zum Beispiel Blattsalate, Zwiebeln, Kohl, Rüben und Hülsenfrüchte reagiert. Bekommt es Blähungen, verzichten Sie am besten auf das betreffende Nahrungsmittel.

Brennende Brustwarzen

Ein besonders wirksames Hausmittel für wunde und brennende Brustwarzen ist die selbstgemachte Salbe aus *Mitchella repens*, einem nordamerikanischen Rautengewächs. Etwa 50 Gramm der Kräuter in einem halben Liter Wasser simmern lassen, abgießen und die gleiche Menge süße Sahne hinzufügen. Die Mischung solange kochen lassen, bis sie eine salbenartige Konsistenz hat. Nach jedem Stillen auf die wunden Brustwarzen auftragen. Kühl aufbewahren. Anstelle dieser selbstgemachten können Sie auch fertige Brustsalben aus Ringelblumen und Johanniskraut (am besten nicht auf Lanolin-Basis) in der Apotheke oder dem Reformhaus kaufen.

Manche Frauen haben gute Erfahrungen mit homöopathischen Mitteln gemacht, etwa:

- ☐ Chamomilla, wenn die Brustwarzen auch entzündet sind und große Schmerzen verursachen;

LEBENSMITTEL, KRÄUTER UND GETRÄNKE ZUR ANREGUNG DES MILCHFLUSSES

Bierhefe, bis zu 3 gestrichene Eßlöffel täglich.
Tee aus Dillsamen, mit Honig gesüßt.
Tee aus Fenchelsamen oder Fenchelsamen als Gewürz, zum Beispiel in Eintöpfen.
Blattsalate (aber nicht, wenn Ihr Baby eine »kalte« Verdauung hat, Seite 152).
Bockshornklee *(Foenum graecum)* in Salaten oder Eintöpfen.
Weiße Rüben (es sei denn, Ihr Baby bekommt davon Blähungen).
Erdnüsse, Brunnenkresse, Himbeeren.
Geißraute *(Galega officinalis)* als Tee.
Luzerne, Brennesseln als Tee oder Salat.
Mistel *(Viscum album)* als Tee.
Mariendistel *(Carduus marianus)* als Tee.

LEBENSMITTEL, KRÄUTER UND GETRÄNKE ZUR VERRINGERUNG DES MILCHFLUSSES

Getrocknete Feigen, Linsen.
Basilikum *(Basilicum ocimum)* als Gewürzkraut.
Pfefferminze *(Mentha piperita)* als Tee und Gewürzkraut.
Gefleckter Storchschnabel *(Geranium maculatum)* als Tee.
Salbei *(Salvia officinalis)* als Gewürzkraut oder als Tee wirkt ganz besonders hemmend auf den Milchfluß.

☐ Lycopodium, wenn die Warzen eingerissen sind und bluten;
☐ Phytolacca, wenn die Warzen eingerissen sind und bluten und die Schmerzen bis in die Wirbelsäule ausstrahlen;
☐ Silicea, wenn die wunden Warzen konstant brennen.

Milchstau und Brustentzündung

Eine Brustentzündung (Mastitis), auch Milchfieber genannt, ist eine Infektion der Brust, die mit hohem Fieber einhergehen kann und im schlimmsten Fall mit einem Brustabszeß endet, der chirurgisch geöffnet werden muß. Auslöser dafür ist eine Stauung der Milch in den sogenannten Milchgängen. Vermehren sich in der gestauten Milch Bakterien (meist Staphylokokken), dann entwickelt sich rasch eine Entzündung der gesamten Brust. Der Übergang zwischen Milchstau, der sich durch einzelne harte, heiße, rote und schmerzhafte Stellen in der Brust (gewöhnlich nur in einer) und leichtes Fieber ankündigt und einer Brustentzündung ist fließend, eine frühe Behandlung dringend notwendig.

Die Schulmedizin behandelt eine beginnende Brustentzündung meist mit Antibiotika sowie heißen und kalten Umschlägen. Oft wird den Frauen geraten, das Stillen zu unterbrechen, was bei der Behandlung mit natürlichen Heilverfahren nicht notwendig ist – im Gegenteil, die Frau sollte weiterhin stillen und abpumpen, damit sich der Stau löst.

Bei einem Milchstau und einer beginnenden Brustentzündung ist die Homöopathie die Therapie der Wahl:
☐ Belladonna bei starker Milchproduktion und hohem Fieber;
☐ Bryonia, wenn sich die Brust heiß und hart anfühlt, sehr schmerzt, der Energiefluß in den Brüsten gehemmt scheint und die Mutter ärgerlich reagiert;
☐ Phosphorus für sehr müde, blasse und verängstigte Frauen.
Brustentzündungen sind sehr schmerzhaft und gefährlich, suchen Sie daher lieber zu früh als zu spät fachkundige Hilfe.

Koliken oder Bauchkrämpfe gehören zu den häufigsten Verdauungsbeschwerden im Baby- und Kleinkindalter. Sie sind gewöhnlich nicht gefährlich – die meisten Kinder »entwachsen« ihnen mit der Zeit –, aber oft sehr schmerzhaft (für die Kinder) und anstrengend (für die Eltern).

Symptome

Zu den typischen Symptomen gehören:

☐ Das Kind schreit oder wimmert bis zu zwei Stunden lang nach dem Stillen/Füttern.

☐ Das Kind schreit sich müde und schwitzt manchmal auf dem Kopf.

☐ Das Gesicht ist meist blaß, zwischen der Oberlippe und der Nase zeigt sich ein graugrüner Streifen.

☐ Das Kind leidet an Blähungen, stößt auf und pupt.

☐ Manchmal sind aus dem Bauch gurgelnde Geräusche zu hören.

Ursachen und Auslöser

Koliken kommen durch Muskelkrämpfe im Magen-Darm-Trakt zustande, ausgelöst durch Schwierigkeiten bei der Verdauung. Diese Verdauungsprobleme folgen meist zwei Hauptmustern: der »Leberstauung« und der »kalten Verdauung«. Gewöhnlich leidet das Kind an einer Mischung aus beiden.

Von den auf Seite 23 ausführlich beschriebenen Ursachen für das »Leberstauungs-Muster« sind Überfütterung, Impfungen, Zahnung, zuviel Abwechslung in der Ernährung, zu grobe Nahrung (Vollkornerzeugnisse) oder zu reichhaltige Nahrung sehr häufige Ursachen für Koliken. Auch Eltern, die ihrem Kind nach dem Stillen oder Füttern nicht genug Zeit für das Aufstoßen geben, brauchen sich nicht zu wundern, wenn ihr Kind an Koliken leidet.

Die »kalte Verdauung« ist eine Störung des Gleichgewichts im Körper und speziell in den Verdauungsorganen. Nach Ansicht der Chinesischen Medizin zieht die im Körper gespeicherte Kälte die Muskeln zusammen und verursacht damit Schmerzen (ähnlich wie kaltes Wetter Muskelkrämpfe hervorrufen kann). Solche Koliken werden durch kalte Lebensmittel noch verschlimmert. »Kalt« meint hier Temperatur und Wirkung der energetischen Lebensmittel (Seite 34).

Allgemeine Hinweise zur Behandlung

Vorbeugung ist das beste Mittel gegen Koliken.

Achten Sie darauf, daß das Kind langsam ißt und genügend Pausen zwischen den Mahlzeiten hat. Bananen, Joghurt, Blattsalate und andere sehr kalte Lebensmittel vom Speisezettel des Kindes oder, wenn Sie stillen, von Ihrem eigenen streichen. Für »windige« Lebensmittel wie Gurken, Rüben, grünen Pfeffer, Zwiebeln und Hülsenfrüchte gilt dasselbe.

Manche Kinder vertragen keine Kuhmilch. Eine halbe Zwiebel 15 Minuten in der Milch bei kleiner Flamme gekocht, macht die Milch bekömmlicher. Falls auch das nicht hilft, versuchen Sie es mit Ziegen- oder Sojamilch. Geben Sie nicht gleich wieder auf, wenn sich die Beschwerden nicht sofort bessern. Die Kuhmilch muß erst vollständig aus dem Körper ausgeschieden sein, was einige Tage dauern kann.

Wenn Sie stillen, gönnen Sie sich soviel Zeit und Ruhe wie möglich, nicht nur während der Stillstunden. Haben Sie mehrere Kinder, dann stillen Sie das Baby nicht während der Familienmahlzeiten, sondern extra. Beginnen die Koliken mit der ersten festen Nahrung, eine Gewürznelke oder etwas Ingwer mitkochen.

HEILMITTEL FÜR KOLIKEN

Heilkräuter und Heilpflanzen

Allgemeine Angaben zu Dosis und Gegenanzeigen siehe Seite 40.

☐ Leichte Koliken, die nur zeitweise auftreten: ein selbstgemachter »Verdauungstrank« aus Dillsamen *(Anethum graveolens)*, Fenchelsamen *(Foeniculum vulgare)* mit einer Prise Ingwer *(Zingiber officinale)* und Gewürznelken *(Caryophyllus)*. Tee oder Tinkturen verwenden. Gewürznelken helfen besonders bei Blähungen.

☐ Schwere Koliken: 3 der unten aufgeführten Mittel wählen; eins zur Lösung der Leberstauung, eins zur Beruhigung des Magens und eins zur Lösung der Krämpfe. Tinkturen zu gleichen Teilen mischen. 2–3 Tropfen auf 1 Glas Wasser nach jeder Mahlzeit.

☐ »Leberstauung«: Virginischer Ehrenpreis *(Leptandra virginica)*.

☐ Zur Anregung des Magen-Darm-Traktes, zur Erleichterung des Stuhlgangs und Linderung von Blähungen: Kalmus *(Acorus calamus)*.

☐ Zur allgemeinen Belebung des Magen-Darm-Traktes und Lösung von Leberstauung: Mahonie *(Berberis aquifolium)*.

☐ Bei beginnenden Verdauungsbeschwerden: Berberitze *(Berberis vulgaris)*.

☐ Alternative zu Berberitze: Gelber Enzian *(Gentiana lutea)*.

☐ Zur Wärmung und Belebung der Verdauung: Stechende Esche *(Xanthoxylum americanum)*.

☐ Zur Krampflösung: Blauer Hahnenfuß *(Caulophyllum thalactroides)*, Yamswurzel *(Dioscorea villosa)*, Melisse *(Mellisa officinalis)* oder echte und unechte Kamille *(Chamomilla matricaria/Anthemis nobilis)*.

Zu Beginn der Behandlung verschlimmern sich oft die Beschwerden. Wenn die Koliken sehr stark werden sollten, die Dosis des Mittels zur Belebung halbieren, die Dosis des Mittels zur Krampflösung verdoppeln.

Homöopathie

Allgemeine Angaben zu Dosis und Gegenanzeigen siehe Seite 54.

☐ »Leberstauungsmuster«, Koliken mit Zahnung verbunden, Kind ist angespannt und reizbar: Chamomilla.

☐ »Leberstauungsmuster«, nach reichhaltigen Speisen, das Kind ist gereizt: Nux vomica.

☐ »Kalte Verdauung«, Oberbauch gebläht: Carbo vegetabilis.

☐ »Kalte Verdauung«, Unterbauch gebläht: Lycopodium.

Massagen

Allgemeine Hinweise siehe Seite 72.

Die folgenden Techniken können helfen:

☐ »Magenkanal«

☐ »Kreisende Bauchmassage« (siehe Illustration und Seite 74).

☐ Allgemeine Rückenmassagen.

Ein paar Tropfen Nelkenöl zum Massageöl hinzufügen.

Kreisende Bauchmassage

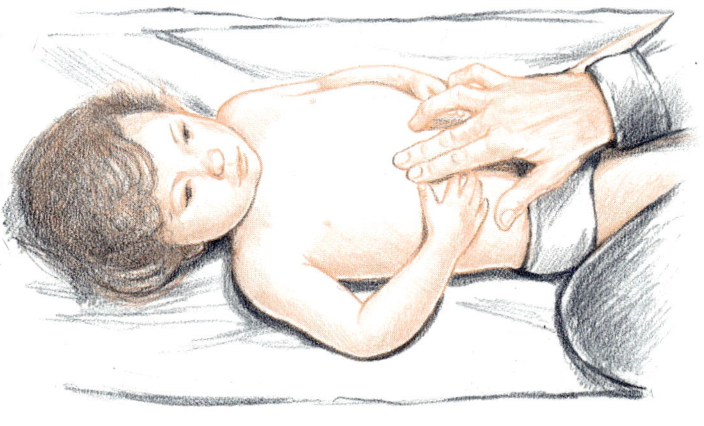

ERBRECHEN UND ÜBELKEIT

Auch Erbrechen und Übelkeit gehören zu den Magen-Darm-Beschwerden. Normalerweise befördert der Magen, nachdem er seine Aufgaben erledigt hat, die Nahrung weiter in den Darmtrakt, indem er sich zusammenzieht. Ist dieser Weg versperrt, befördern die Kontraktionsbewegungen des Magens die Nahrung wieder nach oben. Erbrechen und Übelkeit sind Symptome. Sie sollten sie niemals isoliert betrachten, denn sie stehen in engem Zusammenhang mit der gesamten Verdauung und ihren möglichen Störungen. Beobachten Sie daher stets die Verdauung des Kindes als Ganzes und lesen Sie, wenn notwendig, unter den Stichwörtern Verstopfung (Seite 148) oder Durchfall (Seite 151) nach.

ALARMZEICHEN

Sofort den Arzt rufen bei:

- ☐ Fieber über 40 Grad C.
- ☐ Erbrechen länger als 24 Stunden.
- ☐ Kind beginnt auszutrocknen (Dehydration wegen Flüssigkeitsverlust durch Erbrechen), erkennbar an: tiefliegenden Augen und faltiger Haut; bei Babys: eingefallener Fontanelle (Vertiefung in der vorderen Mitte des Schädels).
- ☐ Keine Gewichtszunahme mehr (vor allem bei Säuglingen).
- ☐ Schmerzen auf der rechten Seite des Unterbauchs (Verdacht auf Blinddarmentzündung).

Erscheinungsmuster. Der Erfolg der Behandlung hängt (wie bei allen Krankheiten) von der richtigen Diagnose ab. Beobachten Sie das Kind genau, vergleichen Sie die Hauptsymptome mit der folgenden Tabelle und der folgenden Checkliste. Lesen Sie dann unter dem entsprechenden Stichwort weiter.

Bei gestillten Babys kann das Erbrechen

ERSCHEINUNGSMUSTER VON ERBRECHEN UND ÜBELKEIT

Muster	Schlüsselsymptome
Infektion	Erbrechen beginnt plötzlich, oft von Fieber begleitet.
Unverträgliche Nahrung, Übererregung	Kind hat zuviel reichhaltige Nahrung gegessen oder sich zu sehr aufgeregt.
Verstopfung	Erbrechen kommt und geht, manchmal besser, manchmal schlimmer, begleitet von Verstopfung.
Innere Hitze	Gerötetes Gesicht, »schwallartiges« Erbrechen (Nahrung wird mit großer Kraft herausgeschleudert).
Schleim	Erbrochenes ist dünnflüssig und klar wie Wasser oder aber schaumig.
Schwacher Magen	Leichtes Erbrechen nach den Mahlzeiten.
Emotionale Gründe	Kind reagiert sehr reizbar und gefühlsbetont.

FÜR DIE DIAGNOSE

☐ Was wird erbrochen? Unverdaute oder teilweise verdaute Nahrung, Galle (gelblich oder dunkel und bitter)? Wasser?
☐ Wann beginnen Übelkeit und Erbrechen? Nach den Mahlzeiten, nach bestimmten Lebensmitteln, zu einer bestimmten Tages- oder Nachtzeit?
☐ Was ist mit dem Stuhlgang? Verstopfung, normal, Durchfall, grün, gelb, übelriechend oder nicht?
☐ Welche Gesichtsfarbe hat das Kind? Rot, gelb, grün, weiß, grau?
☐ Weitere Symptome? Bauchschmerzen, Fieber, Schüttelfrost?
☐ Wie ist die emotionale Verfassung des Kindes? Aufgeregt, ärgerlich, angespannt, ängstlich?

auch auf Magenerkrankungen der Mutter hindeuten, die ärztlicher Behandlung bedürfen.

Erbrechen und Übelkeit bei Infektionen

Sind Infektionen die Ursache, erbricht das Kind meist urplötzlich ohne Vorwarnung, und zwar fast die ganze letzte Mahlzeit. Bei leichtem Verlauf fühlt sich das Kind trotzdem wohl, die Infektion verschwindet schnell wieder. Auch nach schweren Attacken verschwindet das Erbrechen meist, wird aber von Durchfall abgelöst. Bei sehr schwerem Verlauf muß sich das Kind ständig und länger als 24 Stunden übergeben, es erbricht dann meist nur noch klare Flüssigkeit. Rufen Sie in diesem Fall sofort einen Arzt. Gewöhnlich halten aber die Beschwerden bei Babys und Kleinkindern selten länger als einen Tag an.

HEILMITTEL FÜR ERBRECHEN BEI INFEKTIONEN

Bei leichtem Verlauf am besten nicht eingreifen. Erst wenn die Beschwerden einige Stunden andauern, Mittel aus der folgenden Liste wählen.

Heilkräuter und Heilpflanzen

Allgemeine Angaben zu Dosis und Gegenanzeigen siehe Seite 40.
☐ Gelber Enzian *(Gentiana lutea)* oder Virginischer Ehrenpreis *(Leptandra virginica)*. Bei Durchfall nur vorsichtig anwenden. Beide Mittel lindern Übelkeit und Erbrechen, haben aber einen bitteren Geschmack.
☐ Zur Beruhigung: Melisse *(Melissa officinalis)* oder Kamille *(Anthemis nobilis/ Chamomilla matricaria)* als Tee. Alternative: Pfefferminze *(Mentha piperata)*.

Homöopathie

Allgemeine Angaben zu Dosis und Gegenanzeigen siehe Seite 54.
☐ Bei epidemischem Auftreten von »Magengrippe«: Baptisia.
☐ Schüttelfrost, eventuell abwechselnd mit Schwitzen: Arsenicum album.
☐ Kind ist ärgerlich und unruhig: Chamomilla.

Mineralstoffe

Allgemeine Hinweise siehe Seite 64.
☐ Bei Fieber: Ferr. phos.
☐ Wenn das Kind Galle erbricht: zusätzlich Nat. sulf.
☐ Bei wäßrigem Erbrechen: zusätzlich Nat. mur.

Bach-Blüten

Allgemeine Hinweise siehe Seite 66.

Wenn das Erbrechen mehr als einen Tag andauert, das Kind sehr angestrengt und aufgeregt ist, ärztliche Hilfe suchen und das Notfallmittel Rescue geben. Wenn das Kind lustlos ist: Clematis.

Zu den häufigsten Symptomen von Erbrechen auf Grund einer Infektion gehören:

☐ Plötzliches Auftreten meist ohne Warnung;
☐ Erbrechen dauert nicht lange an, wird von Durchfall abgelöst;
☐ oft epidemische Verbreitung.

Erbrechen wegen unverträglicher Nahrung oder nach Aufregung

Lebensmittelunverträglichkeiten sind eine sehr häufige Ursache für Erbrechen. Entweder war die Mahlzeit zu groß und schwer, oder das Kind reagiert allergisch auf ein bestimmtes Lebensmittel. Typischerweise übergeben sich Babys meist sofort nach dem Füttern, ältere Kinder dagegen erst nach mehreren Stunden (gewöhnlich in der Nacht). Wenn sich ein Kind zu sehr aufgeregt hat, wird Energie aus dem Magen abgezogen, sie fehlt dann zur Verdauung. Die Nahrung verbleibt einige Zeit unverdaut im Magen und wird dann ausgespuckt.

Zu den häufigsten Symptomen gehören:

☐ Unwohlsein oder Bauchschmerzen;
☐ zunehmende Übelkeit, später Erbrechen;
☐ Kind reagiert gefühlig und weinerlich;
☐ dicker grauer oder gelber Zungenbelag.

Hinter diesem Muster kann übrigens auch eine »Leberstauung« stecken (Seite 23). Beachten Sie die entsprechenden Hinweise.

Erbrechen bei Verstopfung

Verstopfung ist die Hauptursache für Erbrechen im Babyalter. Im Magen-Darm-Trakt ist

HEILMITTEL FÜR ERBRECHEN WEGEN UNVERDAULICHER NAHRUNG

In leichten Fällen, besonders wenn das Kind unverdaute Nahrung erbricht, mit Behandlung abwarten. Ältere Kinder spüren oft Brechreiz, obwohl die Nahrung bereits im Verdauungstrakt weitergewandert ist. Sie erbrechen dann nur noch gelbe Flüssigkeit.

Heilkräuter und Heilpflanzen

Allgemeine Angaben zu Dosis und Gegenanzeigen siehe Seite 40.

☐ Hausmittel aus Gelbem Enzian *(Gentiana lutea)*, Virginischem Ehrenpreis *(Leptandra virginica)* und Berberitze *(Berberis vulgaris)*. Je 10 Tropfen jeder Tinktur auf 1 Glas Wasser. Das Kind sollte regelmäßig einen Schluck nehmen, so daß das Glas nach 6 Stunden geleert ist.

☐ Zur Beruhigung: Kamille *(Anthemis nobilis/Chamomilla matricaria)* oder Melisse *(Melissa officinalis)* als Tee.

Homöopathie

Allgemeine Angaben zu Dosis und Gegenanzeigen siehe Seite 54.

Einnahmezeiten: 3 Dosen in halbstündlichem Abstand, 3 Dosen in stündlichem Abstand, 3 Dosen in 2stündlichem Abstand.

☐ Erbrechen nach zuviel oder zu schnellem Essen, nach Essen in aufgeregter Verfassung; Gefühl eines unbeweglichen Gewichts im Magen: Nux vomica.

☐ Erbrechen von »kalten« Nahrungsmitteln wie Melonen und Grapefruit: Arsenicum album.

☐ Erbrechen nach »Party«-Essen wie Eis und Kuchen; Kind weint und will getröstet werden: Pulsatilla.

Mineralstoffe

Allgemeine Hinweise siehe Seite 54.

☐ Kali sulf. oder Nat. phos.

Ergebnis der Behandlung

Nach den ersten Schlucken des Kräutermittels oder nach den ersten Tabletten sollte der Brechreiz verschwunden und durch Übelkeit ersetzt sein. Diese sollte sich in den folgenden Stunden verflüchtigen.

noch nicht genügend Platz für die »nachrükkende« Nahrung, daher spuckt das Kind einen Teil wieder aus. Die Behandlung sollte die Ursache für die Verstopfung beseitigen (Seite 148).

Erbrechen wegen innerer Hitze

Auch ein Stau »latenter« Hitze (Seite 26) ist eine häufige Ursache für wiederholtes Erbrechen bei Babys und Kleinkindern – ganz besonders in heißeren Ländern kommt es urplötzlich zu »Brechanfällen«. Die latente Hitze kann aufgrund des »Echomusters« nach Infektionskrankheiten zurückgeblieben sein (Seite 25). Häufiger wurde sie jedoch schon während der Schwangerschaft von der Mutter auf das Kind übertragen (Seite 17).

Zu den häufigsten Symptomen gehören:

☐ Das Kind fühlt sich wochenlang wohl, bekommt dann urplötzlich mehrere Brechanfälle.
☐ Plötzliches »schwallartiges« Erbrechen kurz nach den Mahlzeiten.
☐ Meist großer Appetit, der auch nach den Brechanfällen wiederkehrt.
☐ Das Kind ist nicht kälteempfindlich, sein Gesicht ist oft gerötet und heiß.
☐ Manchmal begleitet von leichter Verstopfung sowie
☐ Durst und Schlafstörungen.

Dieses Muster ist zu Hause recht schwierig zu

HEILMITTEL FÜR ERBRECHEN AUF GRUND INNERER HITZE

Heilkräuter und Heilpflanzen

Allgemeine Angaben zu Dosis und Gegenanzeigen siehe Seite 40.

Einnahmezeiten: Geben Sie die folgenden Mittel 1 bis 3 Monate lang täglich, auch wenn die Brechattacken schon früher aufhören. Denn innere Hitze ist ein tiefsitzendes Problem, das seine Zeit braucht:

☐ Zur Linderung der Hitze: Mädesüß-Tinktur *(Spiraea ulmaria)*, 5 Tropfen, oder Eibisch-Sirup *(Althaea officinalis)*, 1 Teelöffel, oder Kuhschelle-Tinktur *(Pulsatilla pratensis)*, 1 Tropfen.
☐ Zur Beruhigung des Magens: Eins der obigen Mittel zusammen mit Gelbem Enzian *(Gentiana lutea)* oder Berberitze *(Berberis vulgaris)*, 2–3 Tropfen der Tinktur.
☐ Bei Energieblockaden oder »Leberstauung«: zusätzlich Virginischer Ehrenpreis *(Leptandra virginica)*, 2–3 Tropfen der Tinktur.

Homöopathie

Allgemeine Angaben zu Dosis und Gegenanzeigen siehe Seite 54.

☐ Geschwollene Körperöffnungen, übelriechendes Aufstoßen, Appetit auf Süßes: Sulfur.
☐ Steter Hunger, schlechter Geschmack im Mund, starker Speichelfluß und gelber Zungenbelag: Mercurius solubilis.

Massagen

Allgemeine Hinweise siehe Seite 72.

☐ »Magenkanal«
☐ »Bauchmassage«

Massieren Sie einen Monat lang 2mal täglich, danach weitere 2 Monate lang 1mal täglich.

Ergebnisse der Behandlung

Daß die Behandlung wirkt, können Sie an einer besseren Stimmung des Kindes ablesen: Aufgeregte Kinder werden ruhiger, niedergedrückte Kinder aufgeweckter. In den folgenden Wochen bessern sich die Beschwerden langsam, bis sie schließlich völlig verschwinden.

Wenn sich das Kind nur 1mal im Monat übergibt, kann auch ein »Keuchhustenecho« (Seite 29) dahinterstekken. In diesem Fall sollten Sie die hier empfohlenen Mittel etwa 2 Monate lang geben und die Behandlung mit einer einmaligen Gabe des homöopathischen Mittels Pertussin D 30 abschließen.

behandeln, sprechen Sie die Therapie am besten mit einem Arzt ab.

Erbrechen durch Schleimansammlungen

Schleimansammlungen im Magen stören die Verdauung und verursachen Brechanfälle. Dieses Muster tritt oft nach Keuchhusteninfektionen oder nach einer Keuchhustenimpfung auf. Häufigste Symptome:

☐ Das Kind fühlt sich wochenlang wohl, bekommt plötzlich einen Brechanfall.

☐ Erbrechen von wäßriger oder schleimiger Flüssigkeit.

☐ Auch nach mehreren Brechanfällen wird immer noch eine gelbe oder grüne wäßrige Flüssigkeit erbrochen.

☐ Unwohlsein bereits Stunden oder gar Tage vor den Brechattacken.

☐ Weitere Anzeichen: laufende oder verstopfte Nase, Husten oder Asthma.

☐ Blasse oder graue Gesichtsfarbe.

Bei diesem Muster keine schleimbildenden Lebensmittel (Seite 36) geben. Leidet das Kind unter chronischem Husten oder Asthma, auf jeden Fall einen Arzt für Naturheilkunde aufsuchen. Ist kein Arzt erreichbar, behandeln Sie am besten zunächst den Husten oder das Asthma nach den Empfehlungen auf Seite 96 und 104.

Bessern sich die Beschwerden, können Sie die Heilkräuter gegen Erbrechen hinzufügen – und zwar in kleinen Dosen. Beginnen Sie mit einer Dosis täglich.

HEILMITTEL FÜR ERBRECHEN DURCH SCHLEIMANSAMMLUNGEN

Heilkräuter und Heilpflanzen

Allgemeine Angaben zu Dosis und Gegenanzeigen siehe Seite 40.

☐ Tinkturen von Kanadischer Gelbwurzel *(Hydrastis canadensis)*, Virginischem Ehrenpreis *(Leptandra virginica)* und Gelbem Enzian *(Gentiana lutea)* gemeinsam, jeweils Standard-Dosis in Wasser verdünnt. Oder als Tee.

Zu Beginn der Behandlung wird der Körper vermehrt Schleim ausscheiden, etwa durch Hustenauswurf, Nasenschleim oder Durchfall. Ist das Kind ansonsten gesund, geben sich diese Beschwerden bald. In schweren Fällen allerdings wird sich das Kind übergeben, sobald es obige Mittel eingenommen hat, um sich nachher aber besser zu fühlen. Solange sich das Erbrechen in Grenzen hält, die Behandlung fortführen, bis alle Symptome verschwunden sind, was bis zu 3 Monaten dauern kann.

☐ Geschwollene Drüsen deuten auf das »Echomuster« hin. Nach 2wöchiger Behandlung mit obigen Mitteln Kermesbeere *(Phytolacca decandra)* und Buntblättrige Iris *(Iris versicolor)* hinzufügen, 3mal täglich die Standard-Dosis. Die Behandlung, wenn nötig, bis zu 2 Monaten und länger fortführen.

Homöopathie

Allgemeine Angaben zu Dosis und Gegenanzeigen siehe Seite 54.

☐ Gleichbleibende Übelkeit, Brust stark verschleimt, Zunge ohne Belag, aber naß: Ipecacuanha.

☐ Übelkeit und Brechreiz, blasse oder bläuliche Gesichtsfarbe und kalte Schweißausbrüche, dicker weißer Zungenbelag, Kind möchte liegen: Antimonium tartaricum.

☐ Kind erbricht wäßrigen Schleim, fühlt sich nachher schwach und kalt: Arsenicum album.

Mineralstoffe

Allgemeine Hinweise siehe Seite 64.

☐ Kali mur., Nat. mur. oder Calc. fluor.

Erbrechen wegen Magenschwäche

Ursache für einen geschwächten Magen sind meist eine schwierige Geburt oder ein Mangel an Energie zum Beispiel nach einer langen Krankheit. Die Magensäfte sind dann nicht stark genug, um die Nahrung zu zersetzen, sie wird unverdaut erbrochen. Ist das Kind ansonsten gesund, spuckt es meist nur eine kleine Menge nach den Mahlzeiten. Leidet es dagegen an einem größeren Energiemangel, zeigt es folgende Hauptsymptome:

☐ Blasse Gesichtsfarbe, der Mund ist bläulich umrandet.

☐ Tagsüber starkes Schlafbedürfnis.

☐ Erbrechen von unverdauter Nahrung oder Milch.

☐ Durchfall, der manchmal unverdaute Nahrung enthält. Oder gelegentliche Verstopfung, Appetitmangel und Gewichtszunahme.

Bei Magenschwäche ist die richtige Ernährung der wichtigste Teil der Behandlung. Das Kind sollte nur leichtverdauliche und vor allem kleine Mahlzeiten zu regelmäßigen Zeiten ohne Zwischenmahlzeiten einnehmen. Achten Sie darauf, daß die Nahrungsmittel frisch und gesund sind, vermeiden Sie Zucker. Viel Bewegung an der frischen Luft hilft außerdem, die Abwehr zu stärken.

Auch die Energieversorgung ist wichtig. Wenn Sie selbst müde und ausgelaugt sind, wird sich Ihr Baby genauso fühlen. In diesem Fall sollten Sie selbst einen Arzt für Naturheilkunde aufsuchen.

HEILMITTEL FÜR ERBRECHEN WEGEN MAGENSCHWÄCHE

Heilkräuter, Heilpflanzen und Homöopathie sind die Mittel der Wahl.

Heilkräuter und Heilpflanzen

Allgemeine Angaben zu Dosis und Gegenanzeigen siehe Seite 40.

☐ Zur Stärkung der Verdauung: frische Ingwerwurzel *(Zingiber officinale)*. Für Babys den Ingwer in der Milch mitkochen. Wenn Sie stillen, essen Sie den Ingwer selbst. Ältere Kinder bekommen das Mittel als »Gewürz« in der Nahrung.

☐ Ergänzungsmittel oder Alternative: Fenchelsamen *(Foeniculum vulgare)* als Tee. 1 gestrichener Teelöffel Samen mit ¼ Liter kochenden Wassers aufbrühen, nach Bedarf mit Honig süßen (für Kinder jeden Alters, auch Babys).

Innerhalb einer Woche sollten sich die Beschwerden bessern. Sie können Ingwer und Fenchel zur Stärkung über einen langen Zeitraum geben.

☐ Anderes Hausmittel: Tinkturen von Gelbem Enzian *(Gentiana lutea)*, Berberitze *(Berberis vulgaris)* und Schneeflockenbaum *(Chionathus virginica)* zu gleichen Teilen, 5–10 Tropfen der Mischung 3mal täglich.

☐ Stechende Esche *(Xanthoxylum americanum)* oder Schafgarbe *(Achillea millefolium)* helfen ebenfalls.

Homöopathie

Allgemeine Angaben zu Dosis und Gegenanzeigen siehe Seite 54.

☐ Erbrechen oder Durchfall nach den Mahlzeiten, Eier verursachen Magenbeschwerden: Ferrum metallicum.

☐ Kind ißt zu schnell; Hungergefühle, wenn nervöser Stimmung: Anacardium.

☐ Guter Appetit, Kind nimmt aber nicht zu und ist sehr empfindsam: Natrium muriaticum.

Mineralstoffe

Allgemeine Hinweise siehe Seite 64.

☐ Nat. mur., Calc. fluor. oder Ferr. phos.

Massagen

Allgemeine Hinweise siehe Seite 72.

☐ »Bauchmassage«

☐ »Magenkanal-Massage«

☐ »Rückenmassage für Babys«

Erbrechen aus emotionalen Gründen

Die Gefühle, die am häufigsten Erbrechen auslösen, sind Ärger (»Schon der Gedanke an diese Geschichte macht mich ganz krank«), Angst und Anspannung (»Ich bin krank vor Sorgen«). Ärger spielt allerdings erst bei älteren Kindern eine größere Rolle, Babys und Kleinkinder (abgesehen von dem Zeitpunkt, kurz bevor sie sprechen lernen) müssen sich nur ganz selten aus Ärger übergeben. Wichtige Ereignisse, etwa eine bevorstehende Klassenarbeit sind häufig Ursachen für Erbrechen.

Zu den häufigsten Symptomen von Erbrechen im Baby- und Kleinkindalter gehören:

☐ Weiße Gesichtsfarbe.
☐ Geblähter Bauch.
☐ Rage und Zerstörungswut.
☐ Durchfall und Verstopfung wechseln sich oft ab.
☐ Erbrechen unverdauter Nahrung Stunden nach der Mahlzeit.

Bei älteren Kindern zeigen sich meist andere Symptome:

☐ Brechanfall kurz vor einem wichtigen Ereignis.
☐ Zunge hat eine rote Spitze.
☐ Kind ist sehr empfindsam und sehr angespannt.

Erbrechen auf Grund von Streß ist bei älteren Kindern kein medizinisches Problem, obwohl es oft als solches behandelt wird. Das Kind sollte vielmehr lernen, seine Energie auf eine bestimmte Sache zu konzentrieren, ohne sich aber zu überfordern. Bach-Blüten sind hier das Mittel der Wahl. Und vor allem: Überfordern auch Sie das Kind nicht. Verbringen Sie viel Zeit mit ihm, seine Energie in die richtigen Bahnen zu lenken.

HEILMITTEL FÜR ERBRECHEN AUS EMOTIONALEN GRÜNDEN

Heilkräuter und Heilpflanzen

Allgemeine Angaben zu Dosis und Gegenanzeigen siehe Seite 40.

Versuchen Sie es mit einem beruhigenden Tee:

☐ Wenn sich das Kind oft ärgert: Kamille *(Anthemis nobilis/Chamomilla matricaria)*.
☐ Für angespannte, auf sich bezogene Kinder: Eisenkraut *(Verbena officinalis)*.
☐ Für nervöse Kinder, die oft Kopfschmerzen haben: Zitronenmelisse *(Melissa officinalis)* oder Lindenblüten *(Tilia europeae)*.

Homöopathie

Allgemeine Angaben zu Dosis und Gegenanzeigen siehe Seite 54.

☐ Wenn das Kind die Angst in der Magengrube spürt: Arsenicum album.
☐ Erbrechen durch Erschrekken oder schlechte Nachrichten ausgelöst: Aconitum.
☐ Kind übergibt sich aus Angst vor einem bevorstehenden Ereignis oder vor Aufregung: Argentum nitricum.
☐ Kind ist sehr verärgert: Chamomilla.

Bach-Blüten

Allgemeine Hinweise siehe Seite 66.

☐ Holly oder Beech.
☐ Vervain für ältere Kinder.

Ergebnisse der Behandlung

Heilkräuter und Heilpflanzen zur Beruhigung und Linderung von Spannungen wirken mehr auf der körperlichen Ebene. Sie sind besonders erfolgreich, wenn Sie als Eltern oder Betreuer mit dem Kind über seinen Ärger sprechen. Die homöopathischen Mittel und die Bach-Blüten dagegen konzentrieren sich auf die seelische Ebene. Sie helfen, den Ärger ins Bewußtsein zu bringen, so daß das Kind ihn ausdrücken und überwinden kann, anstatt ihn hinunterzuschlucken und dadurch krank zu werden.

Unter Reisekrankheit versteht man Übelkeit und akutes Erbrechen, die während Auto-, Bahn-, Flug- oder Schiffsreisen auftreten. Die körperliche Ursache besteht in einer schwachen Tätigkeit der Magenmuskulatur, so daß die Verdauung verlangsamt wird oder ganz zum Erliegen kommt. Hintergrund ist meist eine ohnehin bestehende Magenschwäche (Seite 145), aber auch Verstopfung oder Ängstlichkeit und Nervenflattern sind beteiligt. In funktioneller Hinsicht ist bei der Reisekrankheit der Gleichgewichtssinn gestört. Der Mensch hat zwei Organe für den Gleichgewichtssinn, den sogenannten Vestibularapparat in jedem Ohr. Auch die Augen sind ein wichtiges Organ für die Überprüfung des Gleichgewichts. Wenn beide Organe unterschiedliche Informationen an das Gehirn senden, entstehen die typischen Beschwerden der Reisekrankheit. Meldet zum Beispiel das Innenohr die schaukelnden Bewegungen des Schiffs, während die Augen – auf die feststehenden Wände des Schiffsinneren gerichtet – senkrechte Position angeben, wird das Gehirn verwirrt. Das Ergebnis sind Übelkeit und Erbrechen.

HEILMITTEL FÜR REISEKRANKHEIT

Vorbeugung

☐ Wichtig ist eine gute Körperhaltung.
☐ Während der Fahrt sollte das Kind nicht lesen oder Spiele spielen, bei denen es seinen Blick nach unten richten muß.
☐ Halten Sie das Kind dazu an, aus dem Fenster zu schauen (im Auto oder Flugzeug) oder zum Horizont (bei Schiffsreisen).
☐ Im Auto stets ein Fenster geöffnet lassen, bei Schiffsreisen immer wieder an Deck gehen.
☐ In manchen Gesundheitsläden sind inzwischen spezielle Armbänder erhältlich, die den »Neiguan-Punkt« am Arm massieren (siehe Massagen).

Heilkräuter und Heilpflanzen

Allgemeine Angaben zu Dosis und Gegenanzeigen siehe Seite 40.

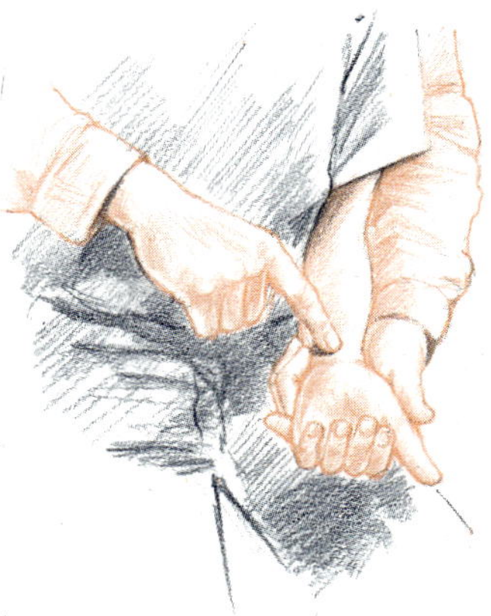

Massage des Neiguan-Punktes

☐ Hausmittel: Kalmus *(Acourus calamus)*, Waldmeister *(Asperula odorata)* und Wermut *(Artemisia absinthum)*, Tinkturen zu gleichen Teilen mischen, 2–3 Tropfen auf eine halbe Tasse Wasser alle Viertelstunde.

Massagen

Allgemeine Hinweise siehe Seite 72.

☐ »Neiguan-Punkt«: Suchen Sie den auf der Zeichnung angegebenen Punkt auf der Innenseite des Vorderarmes zwischen Elle und Speiche. Massieren Sie diesen Punkt 1–2 Minuten lang mit dem Zeigefinger. Wiederholen Sie die Massage am anderen Arm.
☐ »Magenkanal«

Homöopathie

Allgemeine Angaben zu Dosis und Gegenanzeigen siehe Seite 54.
☐ Mittel der Wahl: Nux vomica, wenn nötig, alle Viertelstunde.
☐ Allgemeine Bewegungsempfindlichkeit: Bryonia.
☐ Übelkeit, Ohnmachtsanfälle, Verwirrtheit und Abneigung gegen Essen: Cocculus.
Wichtig: Keine Pfefferminz-Produkte (Süßigkeiten, Zahnpasta) geben, weil sie die Wirkung der homöopathischen Mittel aufheben.

Die meisten Babys und Kinder haben jeden Tag oder jeden zweiten Tag Stuhlgang. Sind die Intervalle zwischen den einzelnen »Sitzungen« sehr viel größer, dann spricht man von Verstopfung. Hat der Stuhlgang trotz mehrtägiger Pause eine weiche, lockere Konsistenz, dann wechselt sich die Verstopfung mit Durchfall ab. Dies ist oft bei Babys und Kleinkindern der Fall. Gewöhnlich tritt Verstopfung zusammen mit anderen Verdauungsstörungen auf. Verstopfung bei Kindern entwikkelt sich meist nach den beiden Hauptmustern: »Schwache Verdauung« oder »Leberstauung«.

Die »schwache Verdauung«

Bei einer »schwachen« Verdauung wird der Magen-Darm-Trakt nicht ausreichend mit Energie versorgt, die Muskulatur des Darms ist daher träge. Ursache dafür können all die Faktoren sein, die bereits unter dem Stichwort »schwaches Krankheitsmuster« (Seite 21) ausführlich dargestellt wurden. Zum Beispiel kommen manche Kinder schon mit Energieproblemen auf die Welt, etwa weil die Mutter während der Schwangerschaft rauchte, anderen Schadstoffen ausgesetzt war, zu viele Medikamente einnahm oder Alkohol trank, oder weil die Geburt sehr schwierig war. Nach der Geburt sind es vor allem Lebensmittelallergien und Nachwirkungen von Infektionen und Impfungen, die die Verdauung schwächen.

Das »schwache« Kind ist gewöhnlich sehr blaß und möchte tagsüber viel schlafen. Auch in der Nacht schläft es viel, obwohl es vielleicht öfters aufwacht, um einen Schluck Wasser oder Milch zu trinken. »Schwache« Babys schreien nicht besonders laut und durchdringend.

ALARMSIGNALE

Bringen Sie das Kind sofort zum Arzt, wenn

☐ es vier Tage lang keinen Stuhlgang hatte,

☐ sein Bauch angeschwollen ist,

☐ die Verstopfung Schmerzen verursacht oder

☐ es aufgeregt oder lustlos und apathisch ist.

Die »Leberstauung«

Eine ausführliche Beschreibung des »Leberstauungs-Musters« finden Sie auf Seite 23. Bei diesem Muster hat das Kind zwar genug Kraft und Energie, die Überforderung der Leber verhindert aber, daß die verdaute Nahrung im Verdauungstrakt weiterwandert und schließlich ausgeschieden wird. Statt dessen sammelt sie sich im Darm und behindert die Verdauung neuer Nahrung. In seltenen Fällen können auch rein körperliche (mechanische) Ursachen, etwa Würmer, die Verstopfung verursachen. Wenn Sie einen entsprechenden Verdacht haben, bringen Sie das Kind sofort zum Arzt.

Das »Leberstauungs-Muster« tritt hauptsächlich bei »starken« Kindern (Seite 21) auf, die oft rote Wangen, aber einen grünen Streifen um den Mund sowie starke, kräftige Muskeln haben. »Starke« Babys sind sehr aktiv und ungestüm, sie schreien meist laut und durchdringend.

Ursachen und Auslöser. Die körperlichen Ursachen von Verstopfung sind dieselben wie die von chronischem Durchfall auf Grund des »Leberstauungs«-Musters (Seite 156).

Aber auch emotionale Faktoren spielen ihre Rolle, besonders im zweiten Lebensjahr. Kleinkinder haben oft Probleme, die vielfältigen Änderungen in ihrem Leben zu verarbeiten. Sie reagieren deswegen manchmal sehr aufgebracht, obwohl sie es nicht immer zeigen. Dazu gehört auch, daß sie den Stuhlgang aufhalten wollen, sich nicht entspannen können. Weitere Ursachen für emotional bedingte Anspannung können die Geburt eines Geschwisters sein, ein beruflicher Wechsel bzw. Wiedereinstieg der Eltern/Mutter, Einschulung oder ein traumatisches Schreckerlebnis.

Das »Sauberwerden«

Das Sauberkeitstraining bedeutet einen wichtigen Wendepunkt in der Beziehung zwischen Kind und Eltern, weil die Eltern nun ganz bestimmte Erwartungen an das Kind stellen. Je nach seinem Temperament folgt das Kind oder rebelliert. Viele Zweijährige können nur dann Stuhlgang haben, wenn sie eine Windel tragen. Man spricht hier von dem Peter-Pan-Komplex, weil das Kind sich offenbar wünscht, für immer ein Baby zu bleiben.

Ernährung und Alltag

Feste Eßgewohnheiten unterstützen einen regelmäßigen Stuhlgang. Geben Sie etwa gleichgroße Mahlzeiten zu festen Zeiten und vermeiden Sie Zwischenmahlzeiten (ganz besonders Süßigkeiten). Auch das kleinste Baby sollte zwischen den Mahlzeiten mindestens zwei Stunden Pause einlegen (Seite 31).

VERDAUUNGSFÖRDERNDE LEBENSMITTEL

Für Babys und Kleinkinder: Pflaumensaft (mit viel Fruchtfleisch), Feigensirup, Ahornsirup, frische Birnen.
Für ältere Kinder: Feigen, Pflaumen, Bananen, Birnen, Süßholz (enthalten in Lakritze).

Babys und Kleinkinder bis zu drei Jahren sollten hauptsächlich leichtverdauliche Lebensmittel essen und möglichst kein braunes Vollkornbrot, Müsli und rohes Gemüse. Diese schwerverdaulichen Lebensmittel bleiben leicht im Verdauungstrakt zurück und behindern die Darmmuskulatur.

Ab dem dritten Geburtstag kann das Kind schrittweise an grobe und schwerer verdauliche Nahrung gewöhnt werden. Mit sieben Jahren gilt für sie der Speisezettel der Erwachsenen. In diesem Alter hilft dann eine ballaststoffreiche Kost auch tatsächlich, eine Verstopfung zu lösen.

In letzter Zeit hat sich herausgestellt, daß Aluminium auch in kleinen Dosen sehr schädlich für die Gesundheit ist. Benutzen Sie deswegen keine Kochtöpfe und sonstige Haushaltsgeräte aus diesem Metall.

HEILMITTEL FÜR VERSTOPFUNG

Die Behandlung von Verstopfung ist meistens schwierig. Die folgenden Heilmittel mögen helfen. Sobald Sie sich aber unsicher fühlen oder die Beschwerden zunehmen, zögern Sie nicht, das Kind zum Arzt zu bringen.

Heilkräuter und Heilpflanzen

Allgemeine Angaben zu Dosis und Gegenanzeigen siehe Seite 40.

Wichtig: Pflanzliche Abführmittel bei Babys nur sehr vorsichtig und in kleinen Dosen verwenden, da sie anhaltenden Durchfall verursachen können. Das gilt ganz besonders für Babys, die geschwächt und blaß sind. Fragen Sie vorher besser einen Arzt. Geben Sie pflanzliche Abführmittel niemals über einen längeren Zeitraum oder gar regelmäßig. Wenn Sie trotzdem meinen, das sei

Fortsetzung nächste Seite

nötig, dann haben Sie die wahre Ursache für die Verstopfung noch nicht herausgefunden. Gehen Sie mit dem Kind zum Arzt! Und geben Sie Sennesblätter höchstens ein einziges Mal, weil sonst die Verdauung völlig durcheinander gerät.

Wenn Sie eines der vielen gebrauchsfertig erhältlichen pflanzlichen Abführmittel verwenden wollen: Lesen Sie die Packungsbeilage aufmerksam durch und vergewissern Sie sich, daß das Mittel auch wirklich für Babys und Kinder geeignet ist. Wenn das Mittel nicht wirkt, ein anderes versuchen. Die Mittel haben verschiedene Wirkungen, die einen regen die Darmtätigkeit an, die anderen weichen den Stuhl auf.

☐ Allgemeines Mittel für alle Arten von Verstopfung: Butternuß *(Juglans cineria)* und Kalifornischer Kreuzdorn *(Rhamnus purshiana)* regen die Darmtätigkeit an. Am Anfang 1 Standard-Dosis eines der beiden Mittel 3mal täglich, bei Bedarf nach 4–5 Tagen auf das Doppelte oder 3fache steigern.

☐ Bei »schwacher« Verdauung: Zusätzlich ein kräftigendes Mittel, etwa Gelber Enzian *(Gentiana lutea)*, Berberitze *(Berberis vulgaris)* oder Süßholz *(Glycyrrhiza glabra)*, 3mal täglich.

☐ Bei großer Schwäche: Kanadische Grießwurzel *(Collinsonia canadensis)* 1–2 Monate lang 3mal täglich in Standard-Dosis.

☐ »Leberstauungsmuster«: zusätzlich Virginischer Ehrenpreis *(Leptandra virginica)*, Standard-Dosis 3mal täglich 1 Woche oder länger.

Homöopathie

Allgemeine Angaben zu Dosis und Gegenanzeigen siehe Seite 54.

☐ »Schwache« Verdauung, mehrere Tage ohne Stuhlgang, Stuhl hart und trocken, Kind meint, es sei nicht alles ausgeschieden: Alumen.

☐ »Schwache« Verdauung, Kind geht oft auf die Toilette, kann aber nicht alles ausscheiden; Gemütszustand: eher empfindsam und schüchtern: Silicea.

☐ »Leberstauungsmuster«, Kind scheint aber nicht beeinträchtigt, helle, übelriechende Stühle: Calcium carbonicum.

☐ »Leberstauungsmuster«, abwechselnd Verstopfung und Durchfall; Kind geht oft auf Toilette, kann aber nur wenig ausscheiden; Gemütszustand: ärgerlich und gereizt: Nux vomica.

☐ »Leberstauungsmuster«, unregelmäßiger Stuhlgang, hart und trocken, Gemütszustand: empfindsam und reizbar, versteckt verletzten Stolz hinter abwehrendem Verhalten: Natrium muriaticum.

☐ Verstopfung nach Fieber bei ansonsten gesunden Kindern: Sulfur oder Bryonia.

Bach-Blüten

Allgemeine Hinweise siehe Seite 66.

Bach-Blüten gehören zu den wirksamsten Mitteln für emotional bedingte Verstopfung bei älteren Kindern. Sie helfen auch bei Babys, obwohl es sehr schwierig ist, das richtige Mittel auszuwählen.

☐ Kind möchte nicht erwachsen werden, sondern lieber ein Baby bleiben: Walnut.

☐ Eifersucht auf jüngere Geschwister: Holly.

☐ Angst vor Schulwechsel: Walnut oder Larch um Selbstvertrauen zu stärken.

☐ Bei ängstlichen Kindern helfen die Mittel für Angst und Furcht.

Massagen

Allgemeine Hinweise siehe Seite 72.

Massagen helfen in jedem Alter, ganz besonders aber bei Babys.

☐ »Kreuzbein abwärts«.

☐ »Bauchmassage« (im Uhrzeigersinn).

☐ »Magenkanal« (aufwärts).

Der Begriff »Durchfall« umfaßt eine ganze Reihe von Beschwerden: Von Durchfall, der sich mit Verstopfung abwechselt, wobei der Stuhl zwar weich oder fast flüssig ist, aber nur alle drei bis vier Tage ausgeschieden wird, bis zu gefährlichen Infektionen des Darms, bei denen mehrfach täglich fast nur noch Wasser ausgeschieden wird.

Durchfall kann akut und chronisch auftreten. In akuten Fällen bekommt ein ansonsten gesundes Kind plötzlich eine Durchfallattacke. Bei chronischem Verlauf tritt der Durchfall immer wieder einmal auf (Seite 156).

Ursachen und Auslöser

Infektionen. Epidemisch auftretende Infektionen (»Darmgrippe«) sind die häufigste Ursache für Durchfall bei Kindern. Babys und Kleinkinder reagieren ohnehin auf fast jede Infektion, die in ihrer Umgebung umgeht, mit Verdauungsstörungen. Besonders häufig sind solche Epidemien nach länger anhaltendem feucht-kalten Wetter.

»Kalte« Lebensmittel. Sowohl in energetischer Hinsicht (Seite 34) wie auch von der Temperatur her verursachen kalte Lebensmittel Durchfall, weil sie vom Verdauungssystem nur schwer »erwärmt« werden können. Obst und Fruchtsäfte haben denselben Effekt, das gilt auch für bestimmte Antibiotika (Seite 32).

Schwere oder unverdauliche Lebensmittel. Schwere Speisen (etwa fetthaltige Pommes frites oder viel rotes Fleisch), sehr stark gewürzte (mit scharfen Gewürzen und viel Salz) oder grobe und schwerverdauliche Lebensmittel können ebenfalls plötzlichen Durchfall hervorrufen, weil der Körper die unverdauliche Nahrung prompt ausscheidet.

Lebensmittelvergiftung. Mit der steigenden Beliebtheit vorgekochter und eingefrorener Mahlzeiten ist auch die Gefahr von Salmonelleninfektionen gewachsen. Diese Bakterien sind vor allem in nicht durchgegartem Hühnerfleisch und Eierspeisen zu finden. Aber auch Rohmilchprodukte, wie bestimmte Weichkäse, sind mit Vorsicht zu genießen, denn sie können Listeria-Bakterien enthalten, die eine Listeriose mit schweren Verdauungsstörungen verursachen.

Eine solche Infektion muß unbedingt vom Arzt behandelt werden.

Sonnenstich. Wenn der Körper sehr erhitzt wird, zieht er das Blut aus seinem Inneren an die Hautoberfläche ab, damit es die Kühlung unterstützt. Dadurch wird die Energieversorgung des Verdauungssystems geschwächt, das Ergebnis ist Durchfall – besonders häufig bei Kindern mit ohnehin geschwächter Verdauung, oder wenn sie zuviel kaltes Wasser zur Abkühlung getrunken haben.

Übererregung. Bei älteren Kindern spiegeln körperliche Krankheiten oft die seelische Verfassung wider. Körperlich gesehen, ist Durchfall ein Symptom für Verdauungsschwäche und Unfähigkeit, Nahrung aufzunehmen; in emotionaler Hinsicht weist er auf Schwierigkeiten bei der Anpassung an neue Situationen hin.

Zum Beispiel bekommen viele Menschen auf Reisen Durchfall. In körperlicher Hinsicht wird er durch ungewohnte Nahrungsmittel und fremdartige Infektionen, gegen die der Körper nur eine geringe Widerstandskraft besitzt, hervorgerufen. Auf mentaler und emotionaler Ebene aber muß der Mensch auf Reisen gewöhnlich viele neue Eindrücke »verdauen«, manchmal erleidet er sogar einen »milden Kulturschock«. Diese geistigen und seelischen »Verdauungsprobleme« zeigen sich auf körperlicher Ebene dann oft als Durchfall. Bei Kindern kommt das besonders häufig bei den Übergängen vor, etwa beim Beginn der Kindergarten- oder Schulzeit.

Furcht. Wenn sich ein Kind sehr erschreckt und fürchtet, wird ebenfalls Energie aus dem Verdauungssystem abgezogen, was Durchfall verursachen kann. Außerdem können durch die Aufregung auch die Hormone, die für die Regulation der Verdauung zuständig sind, Durchfall veranlassen.

Erscheinungsmuster

Bei der Behandlung einer akuten Durchfallattacke mit schulmedizinischen Medikamenten muß man zuvor meist die genaue Ursache für die Beschwerden abklären, um das richtige Mittel auswählen zu können. Für die Behandlung mit natürlichen Heilmitteln ist das gewöhnlich nicht notwendig. Es spielt auch fast keine Rolle, ob eine Infektion (Viren, Bakterien) vorliegt oder nicht. Allerdings muß man das Erscheinungsmuster der Beschwerden und ihre Ausprägung genauestens kennen, um die richtige Therapie zu finden.

Akuter Durchfall folgt gewöhnlich zwei Hauptmustern, dem »kalten« und dem »heißen«.

ALARMSIGNALE

Durchfall kann für Babys und Kleinkinder sehr gefährlich werden, weil er dem empfindlichen kleinen Körper Flüssigkeit und Mineralien entzieht und dadurch Austrocknung verursachen kann. Schon bei einem der folgenden Symptome sofort den Arzt um Rat fragen:

☐ Erste Anzeichen von Austrocknung (eingefallene Fontanelle, tiefliegende Augen und faltige Haut).

☐ Lustlosigkeit und Gewichtsabnahme.

☐ Gedeihstörungen, aber Gewichtszunahme.

☐ Auch bei allen anderen Sorgen und Unsicherheiten sollten Sie sich stets sofort an einen Arzt wenden.

»Kaltes« Muster

Das »kalte« Erscheinungsmuster wird gewöhnlich durch kalte Lebensmittel (in energetischer Hinsicht und was die Temperatur angeht), kaltes Wetter, bestimmte weitverbreitete Infektionen, aber auch Shigella-Infektionen (Ruhr) verursacht. Zu den typischen Symptomen gehören:

☐ Anhaltende Bauchkrämpfe.

☐ Starke Kälteempfindlichkeit, Kind verkriecht sich unter warmen Decken und wünscht eine Wärmflasche.

☐ Plötzliches Auftreten des Durchfalls, meist innerhalb der nächsten 24 Stunden nach den ersten Beschwerden.

☐ Lockerer, flüssiger Stuhl, oft mit Resten unverdauter Nahrung durchsetzt, aber nicht besonders übelriechend.

☐ Blasses Gesicht.

☐ Manchmal leichtes Fieber und heißer Kopf, Temperatur gewöhnlich nicht höher als 38,5 Grad C.

☐ Gemütsverfassung: lustlos, lethargisch, Kind läßt sich nur schwer aufwecken.

»Heißes« Muster

Das fiebrige oder »heiße« Muster schließt den Sonnenbrand mit ein (Seite 182). Es wird außerdem durch schwere oder stark gewürzte Speisen, weitverbreitete Infektionen, aber auch durch Shigellen-Infektion (Ruhr) und Typhus hervorgerufen.

Zu den typischen Symptomen gehören:

☐ Gerötetes Gesicht.

☐ Bauchschmerzen, hauptsächlich nach dem Stuhlgang.

☐ Hohes Fieber, über 39 Grad C, begleitet von Schwitzen.

☐ Gemütsverfassung: sehr gereizt und angespannt.

☐ Übelriechende Stühle.

☐ Brennender, entzündeter After, Schmerzen beim Stuhlgang.

Die ersten Symptome

Infektionen. Durchfall auf Grund von epidemischen Infektionen beginnt plötzlich. Manchmal ist das Kind schon am Tag zuvor gereizt und blaß, meist kommt der Durchfall jedoch ohne Vorwarnung. Bei diesem Typ gibt es keinen bestimmten Verlauf, die Beschwerden können schon nach einem Tag verschwunden sein, aber auch eine Woche andauern. Weil meist auch andere Babys und Kleinkinder in der näheren Umgebung an derselben Infektion leiden, fragen Sie am besten den örtlichen Arzt oder in Schule und Kindergarten nach dem Verlauf der Krankheit. Wenn Sie nämlich schon im voraus wissen, wie die Infektion verlaufen wird, können Sie Ihr Kind vorbeugend behandeln und sogar die Krankheit ganz verhindern.

Kalte Lebensmittel. Durchfall, der durch »kalte« Lebensmittel (Temperatur und energetische Eigenschaft) oder Magen-Darm-Grippe verursacht ist, kann mehrere Tage anhalten. Schon bald nach Beginn der Behandlung sollte sich die Stimmung des Kindes merklich aufhellen. Dem Kind keine »kalte« Nahrung mehr geben!

Schwere oder unverdauliche Lebensmittel. Wenn das Kind halbgare oder minderwertige Nahrung ißt, kann sein Magen rebellieren. Die Nahrung wird dann schnell über den Darm ausgeschieden. Meist fühlt sich das Kind nach einem halben Tag schon wieder besser, eine Behandlung ist dann nicht notwendig. Dauern die Beschwerden jedoch länger an, besser mit natürlichen Heilmitteln eingreifen. Innerhalb von 24 Stunden sollte sich dann eine merkliche Besserung zeigen.

Ruhr und Typhus. Ruhr wird durch Shigella-Bakterien hervorgerufen, die sich im Magen-Darm-Trakt einnisten und einen starken akuten Durchfall verursachen, und zwar gewöhnlich nach dem »kalten« Muster. Diese Infektion ist für Babys und kleine Kinder äußerst gefährlich, weil sie infolge der zahlreichen Durchfallattacken – zwölf am Tag sind keine Seltenheit – sehr viel Flüssigkeit und Mineralien verlieren. Ohne Behandlung kann eine Shigella-Infektion, die ebenso wie die Typhus-Infektion in der Bundesrepublik meldepflichtig ist – mehr als eine Woche anhalten und das Kind nicht nur in körperlicher Hinsicht gefährden, sondern auch emotional sehr belasten.

Natürliche Heilmittel helfen bei Ruhr sehr gut. Die pflanzlichen und homöopathischen Mittel zunächst alle Viertelstunde geben. Bessert sich die seelische Verfassung des Kindes nicht innerhalb der nächsten 3 bis 4 Stunden, die Mittelauswahl überprüfen. Die Hauptsymptome sollten nach 12 bis 24 Stunden verschwunden sein.

Typhus wird ebenfalls durch Bakterien hervorgerufen, und zwar durch einen Salmonellen-Typ. Früher dauerte es längere Zeit, bis die Infektion zum Ausbruch kam, heutzutage zeigen sich die ersten Symptome oft bereits wenige Stunden nach der Ansteckung. Die Beschwerden beginnen mit äußerst schmerzhaften Bauchkrämpfen, die bis zu drei Wochen anhalten können. Der Durchfall folgt meist dem »heißen« Muster.

Ruhr und Typhus sind sehr schwere Krankheiten. Auch schon beim geringsten Verdacht empfiehlt es sich, sofort den Arzt anzurufen. Und sofort natürliche Heilmittel zur Unterstützung geben.

Allgemeine Hinweise zur Behandlung

Ernährung. Für alle Durchfallarten:

☐ Keine »kalten« Lebensmittel, weder was die Temperatur anbelangt (Eis, gekühlte Getränke) noch die energetischen Eigenschaften (Gurken, Joghurt, Seite 34).

☐ Obst nur einmal in der Woche, auch nur kleine Mengen, keine Fruchtsäfte.

☐ Regelmäßige Essenszeiten einhalten, keine Zwischenmahlzeiten.
☐ Keine minderwertige Nahrung, vollwertige, frische Zutaten verwenden.
☐ Leichtverdauliche Speisen, keine rohen und groben Lebensmittel (Seite 24).
Waren die Durchfallattacken sehr stark, ist auch das ein Hinweis auf eine geschwächte Verdauung. Wenden Sie sich an einen Arzt für Naturheilkunde, um die Diagnose abzuklären, eine Therapie auszuwählen, die nicht nur die akuten Beschwerden lindert, sondern auch verhindert, daß die Krankheit als »Echo« wiederkehrt (Seite 25). Besonders bewährt: Mittel aus Schneeflockenbaum *(Chionathus virginica)*.

HEILMITTEL FÜR AKUTEN DURCHFALL

Für die häusliche Behandlung ist die Homöopathie das Verfahren der Wahl. Bei leichten Attacken erst einmal abwarten. Hat das Kind mehr als 4mal Stuhlgang innerhalb von 8 Stunden oder halten die Beschwerden länger als 24 Stunden an, Behandlung beginnen. Bei schwerem Verlauf von Beginn an, etwa Stuhlgang alle halbe Stunde, sofort Therapie einleiten.

Heilkräuter und Heilpflanzen

Dosierung und Gegenanzeigen siehe Seite 40.

Bei der Behandlung mit Heilpflanzen sollte das Verdauungssystem 12 Stunden Zeit haben, um sich vollständig zu entleeren.
☐ Hauptmittel aus Tinkturen bei »kaltem« und »heißem« Muster: Gefleckter Storchschnabel *(Geranium maculatum)*, Zaubernuß *(Hamamelis virginiana)* und Eichenrinde *(Quercus robur)*. 10–15 Tropfen jeder Tinktur auf 1 Glas Wasser alle 2 Stunden. Zur äußerlichen Anwendung: Je 1 Teelöffel jeder Tinktur alle 2 Stunden auf dem Bauch verreiben. Kinder zwischen 1–3 Jahren erhalten die Hälfte, Kinder unter 1 Jahr ein Viertel der Dosis.
☐ Bei großer Erschöpfung: Frauenblume *(Trillium pendulum)*.
☐ »Kaltes« Muster bei älteren Kindern: zusätzlich Cayenne-Pfeffer *(Capsicum frutescens)* in Tablettenform.
☐ »Heißes« Muster bei älteren Kindern: zusätzlich Wilder Indigo *(Baptisia tinctoria)*.

Homöopathie

Dosierung und Gegenanzeigen siehe Seite 54.
Bei »kaltem Muster:
☐ Wäßriger grünlicher Stuhl, Furcht, Kind war kaltem Wind ausgesetzt: Aconitum.
☐ Furcht, Frieren, stark übelriechende und schwärzliche Stühle, Durchfall vermutlich durch Lebensmittelvergiftung oder zuviel Obst verursacht: Arsenicum album.
☐ Durchfall und gleichzeitiges Erbrechen, jeweils grasgrüne Ausscheidungen: Ipecacuanha.
☐ Durchfall mit großer Erschöpfung: Carbo vegetabilis.
Bei »heißem« Muster:
☐ Magen-Darm-Erkältung mit leichtem Fieber und faulig riechenden Stühlen: Baptisia.
☐ Rotes Gesicht und hohes Fieber: Belladonna.
☐ Kolikartige Schmerzen, Durst und trockene Lippen: Bryonia.
Durchfall aus emotionalen Gründen:
☐ Vor Klassenarbeiten und anderen wichtigen Ereignissen: Gelsemium.
☐ Bei großer Aufregung: Argentum nitricum.
☐ Für sehr nervöse und unter Hochspannung stehende Kinder: Borax.

Mineralstoffe

Hinweise siehe Seite 64.
Bei »kaltem« Muster:
☐ Wäßriger Stuhl: Nat. mur.
☐ Schleimiger Stuhl, oft nach schweren Mahlzeiten: Kali mur.
☐ Säuerlich riechender und grünlicher Stuhl, weil Kind unreifes Obst gegessen hat: Nat. phos.

Natürliche und schulmedizinische Heilmittel

Natürliche Heilmittel lindern den Verlauf aller Durchfallerkrankungen. Zwei Methoden haben sich als besonders wirksam erwiesen: die Akupunktur und die Homöopathie. Die schulmedizinische Behandlung (siehe unten) von Durchfall ist sehr einfach: Sie zielt darauf ab, die Kräfte des Kindes zu stärken, damit es selbst mit der Erkrankung fertig wird. Ist das Kind jedoch sehr krank oder besteht Verdacht auf eine bakterielle Infektion wie Ruhr oder Typhus, braucht das Kind unbedingt sofortige ärztliche Behandlung, die auch eine Antibiotika-Therapie einschließen kann.

Bach-Blüten

Allgemeine Hinweise siehe Seite 66.

Bach-Blüten können verhindern, daß sich aus akuten Durchfallattacken schwere Beschwerden wie etwa chronischer Durchfall entwickeln.

☐ Furcht: Mimulus oder Aspen.
☐ Panikgefühle: Rock Rose.
☐ Unlust: Clematis.
☐ Kinder, die ständig an Mutters oder Vaters »Rockzipfel« hängen: Chicory.
☐ Kind reagiert sehr empfindlich auf äußere Einflüsse (etwa Lärm): Walnut.

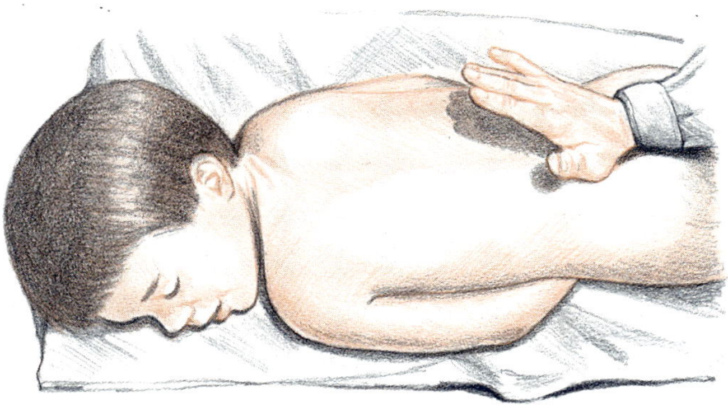

Massage »Kreuzbein aufwärts«

Massagen

Allgemeine Hinweise siehe Seite 72.

☐ Bei allen Durchfalltypen: »Kreuzbein aufwärts«: Massieren Sie mit Ihren Handball 50- bis 100mal vom Po bis zur Mitte des Rückens (siehe Zeichnung).
☐ Bei »kaltem« Muster: »Kreisende Bauchmassage«, »Zeigefinger«, »Thenar Eminence« und »Magenkanal«. Bei Kopfschmerzen zusätzlich: »Über die Stirn: quer«.
☐ Bei »heißem« Muster: zusätzlich »Ellbogen abwärts«, »Über die Stirn: quer« und »Über die Stirn: längs«. Bei hohem Fieber: zusätzlich »Wirbelsäulenmassage«.

Bei akuten Attacken alle 2 Stunden insgesamt 10–15 Minuten lang massieren, bei leichterem Verlauf 3mal täglich.

Schulmedizinische Therapie

Die schulmedizinische Behandlung zielt darauf ab, den Flüssigkeits- und Mineralienverlust des Körpers auszugleichen. Dazu sind spezielle Elektrolyt-Zusammenstellungen* in Pulver- oder flüssiger Form in Apotheken erhältlich.

* In der Bundesrepublik und Österreich zum Beispiel unter dem Handelsnamen »Oralpädon«, »Elotrans« (BRD) und »Normolyt« (Österreich) erhältlich. (Anm. d. Übers.).

Im vorangegangenen Kapitel wurden bereits die verschiedenen Durchfalltypen ausführlich dargestellt (Seite 151). Chronischer Durchfall entspricht diesen Typen: Er kommt immer wieder einmal, manchmal stärker, manchmal schwächer. Oder er hält in leichter Ausprägung über mehrere Wochen an. Meist wird das Kind mit der Zeit durch die Attacken geschwächt und ist gewöhnlich auch sehr angespannt, aber die Beschwerden haben nicht dieselbe Intensität wie die schweren akuten Anfälle. Chronischer Durchfall folgt im allgemeinen zwei Hauptmustern: der »Leberstauung« und der »schwachen Verdauung«.

Das »Leberstauungsmuster«

Eine ausführliche Beschreibung dieses Krankheitsmusters und seiner wichtigsten Ursachen (Überfütterung, Impfung) finden Sie auf Seite 23.

Bei gestillten Babys kommen noch Zahnungsprobleme und Verdauungsbeschwerden der Mutter hinzu; bei Babys, die mit der Flasche ernährt werden, können auch unregelmäßige Mahlzeiten, zu fette Milch, sonstige Milchunverträglichkeiten (Seite 137) und mangelndes Aufstoßen nach dem Trinken eine »Leberstauung« begünstigen. Ältere Kinder, die gefüttert werden, bekommen manchmal zu viele verschiedene oder zu schwere Lebensmittel und entwickeln daher dieses Muster. Auch zu grobe Lebensmittel wie Vollkornbrot und rohes Gemüse können eine Ursache sein.

Zu den typischen Symptomen gehören:

☐ Lockerer grünlicher Stuhl.

☐ Bei leichtem Verlauf riecht der Stuhl nach sauren Äpfeln, bei schwerem Verlauf hat er einen faulig-verwesten Geruch.

☐ Zwei- bis dreimal Stuhlgang am Tag, unterbrochen von periodischer Verstopfung.

☐ Gemütsverfassung des Kindes: meist willensstark und selbstbestimmt.

☐ Rote Wangen, grün um den Mund.

»Schwache Verdauung«

Dieses Muster entsteht auf Grund einer allgemeinen Verdauungsschwäche, die auch leichte Lebensmittel betrifft. Diese Schwäche kann durch vorangegangene schwere Durchfallattacken, länger anhaltende sonstige Krankheiten, Behandlung mit Antibiotika, einem Wachstumsschub, Lebensmittelallergien, zu wenig Schlaf oder eine allgemeine Schwäche bei Babys (Seite 21) verursacht sein. Bei älteren Kindern ist schulische Überforderung die Hauptursache für chronischen Durchfall, weil starke geistige Konzentration Energie aus dem Verdauungssystem abzieht, die dann dort fehlt.

Zu den typischen Symptomen gehören:

☐ Lockere Stühle, mehrmals am Tag.

☐ Stühle enthalten Teile unverdauter Nahrung oder Milch.

☐ Stühle haben »normale« oder blasse Farbe und sind

☐ gewöhnlich nicht besonders übelriechend.

☐ Babys sind meist leicht zu haben und »lieb«, schlafen viel bei Tag, wachen aber manchmal in der Nacht auf.

☐ Ältere Kinder haben oft einen ausgeprägten Ordnungs- und Gerechtigkeitssinn und wollen häufig in der Schule »Erster« sein.

☐ Meist eher blasse Gesichtsfarbe.

☐ Wenig Appetit.

☐ Gemütsverfassung: Oft sehr angespannt.

ALARMSIGNALE

Durchfall kann für Babys und kleine Kinder sehr schnell gefährlich werden, weil er dem Körper Flüssigkeit und Mineralstoffe entzieht und dadurch zur Austrocknung führt. Sofort den Arzt rufen, wenn Sie bei Ihrem Kind eines der auf Seite 152 beschriebenen Alarmzeichen feststellen.

Allgemeine Hinweise zur Behandlung

Alle für akuten Durchfall empfohlenen Heilverfahren helfen auch bei chronischem Durchfall (Seite 154).

Bei »Leberstauung« müssen Sie allerdings als erstes die Ernährung des Kindes umstellen: Regelmäßige Mahlzeiten mit kleinen Portionen, keine Zwischenmahlzeiten. Wenn das Kind einen großen Appetit hat und sehr willensstark ist, kann es Probleme geben; versuchen Sie seinen Appetit mit den Heilmitteln für »heißes« Erbrechen (Seite 143) zu zügeln.

Für den Behandlungserfolg bei »schwacher Verdauung« ist ausschlaggebend, daß Sie den Grund für die Verdauungsschwäche finden. Oft werden Änderungen der Lebensgewohnheiten notwendig, wie früheres Zubettgehen, Vermeidung von Übererregung, Verzicht auf außerschulische Aktivitäten und vor allem Fernsehen und Computerspiele. Manchmal ist auch ein Schulwechsel unumgänglich.

Zur Sicherheit immer einen Arzt für Naturheilkunde konsultieren.

HEILMITTEL FÜR CHRONISCHEN DURCHFALL

Heilkräuter und Heilpflanzen

Allgemeine Angaben zu Dosis und Gegenanzeigen siehe Seite 40.

☐ Für beide Muster: Blutwurz *(Tormentilla potentilla)* und Eichenrinde *(Quercus robur)*, 5 Tropfen jeder Tinktur auf 1 Glas Wasser, 3mal täglich. Für Kinder unter 3 Jahren die Hälfte der Dosis.

☐ »Leberstauungsmuster«: zusätzlich Virginischer Ehrenpreis *(Leptandra virginica)*. Achtung: Nur kleine Dosen geben, 3–6 Tropfen Tinktur auf 1 Glas Wasser 3mal täglich.

☐ »Schwache Verdauung«: Zur Stärkung frische Ingwer-Wurzel *(Zingiber officinale)* in die Nahrung geben (gerieben als Gewürz oder mitkochen). Zusammen mit Tee aus Fenchelsamen *(Foeniculum officinalis)*, gesüßt mit Honig, ein erfrischendes Getränk.

☐ Bei großer Erschöpfung: zusätzlich Frauenblume *(Trillium pendulum)*.

☐ Zur Stärkung der Verdauung: Salbei-Tee *(Salvia officinalis)*, 3mal täglich 1 Tasse 2–3 Monate lang. Für Kinder jeden Alters.

Homöopathie

Allgemeine Angaben zu Dosis und Gegenanzeigen siehe Seite 54.

☐ »Leberstauung«, schwacher Appetit: Antimonium.

☐ »Leberstauung«, unersättlicher Appetit: Sulfur.

☐ Durchfall während Zahnens: Chamomilla oder Podophyllum.

☐ »Schwache Verdauung«: Sepia, Silicea, Arsenicum album, Cinchona, Ferrum phosphoricum oder Ipecacuanha. Lesen Sie die Einzelheiten zur Auswahl der Mittel auf den Seiten 56–63 nach. Diese Mittel wirken langsam, aber tiefgreifend.

Mineralstoffe

Allgemeine Hinweise siehe Seite 64.

☐ »Leberstauung«: Nat. phos. oder Calc. phos.

☐ »Schwache Verdauung«: Ferr. phos.

Massagen

Allgemeine Hinweise siehe Seite 72.

☐ Allgemein bei chronischem Durchfall: »Kreuzbein aufwärts«, »Kreisende Bauchmassage« (gegen den Uhrzeigersinn), »Zhongwan«, »Guanyuan«, »Magenkanal« und »Thenar eminence«.

☐ Bei »schwacher Verdauung«: »Rückenmassage für Babys« und allgemeine Rückenmassage bei älteren Kindern.

Babys und Kleinkinder 1- bis 2mal täglich massieren, bei älteren Kindern reicht 1mal.

Beschwerden beim Zahnen sind eine sehr häufige Erscheinung. Die meisten Babys und Kleinkinder leiden unter mehr oder weniger starken, oft brennenden Reizungen des Gaumens, wenn die Zähne durchbrechen. Wann die Zähne kommen, ist von Kind zu Kind verschieden. Im allgemeinen erscheinen die ersten Schneidezähne im sechsten Lebensmonat, während sich die letzten Backenzähne manchmal bis zum dritten Geburtstag des Kindes Zeit lassen. Die hier empfohlenen Mittel, meist Mundspülungen, lindern übrigens auch »richtige« Zahnschmerzen und sind daher auch für Erwachsene geeignet.

Symptome

Zu den typischen Beschwerden beim Zahnen gehören Reizbarkeit, »brennendes« Zahnfleisch, eine laufende Nase, Sabbern aus dem Mund, Verdauungsbeschwerden, Durchfall und Schlafstörungen (manche Kinder schreien die ganze Nacht hindurch, Seite 164). Bei vielen Kindern ist auch die Wange auf der Seite, wo der Zahn durchbricht, gerötet und geschwollen. Außerdem fühlen sich die Kinder oft heiß an, sie sind unruhig und wollen auch tagsüber nicht schlafen.

HEILMITTEL FÜR ZAHNUNGSBESCHWERDEN

Heilkräuter und Heilpflanzen

Allgemeine Angaben zu Dosis und Gegenanzeigen siehe Seite 40.

☐ Kamillentee *(Chamomilla matricaria/Anthemis nobilis)*. 1 gehäuften Teelöffel getrockneter Kamille mit ¼ Liter kochendem Wasser aufbrühen, abdecken, nach 5 Minuten abgießen und nach Bedarf mit Honig süßen. Babys erhalten alle 2 Stunden 1–2 Teelöffel. Oder ein sauberes Taschentuch in den Tee tunken, im Kühlschrank kalt werden lassen und dem Baby zum Saugen geben. Ältere Kinder bekommen stündlich 1 Tasse Tee.

☐ Eibisch-Sirup *(Althea officinalis)* dem Essen oder den Getränken zufügen. Täglich 3 Teelöffel.

☐ Bei entzündetem Gaumen: Mädesüß-Tinktur *(Spiracea ulmaria)*, 5 Tropfen auf 1 Eßlöffel Wasser alle 2–4 Stunden.

Homöopathie

Allgemeine Angaben zu Dosis und Gegenanzeigen siehe Seite 54.

☐ Hauptmittel: Chamomilla D 3 oder D 6.

☐ Begleitender Durchfall, wäßrig, grünlich und übelriechend: Podophyllum.

☐ Bauchschmerzen, Kind will getragen werden, schlechte Laune, nichts ist ihm recht zu machen: China.

☐ Hohes Fieber, Gefahr von Fieberkrämpfen: Belladonna in Standard-Dosis, bis das Fieber sinkt. Danach anhand der übrigen Symptome neues Mittel wählen.

Mineralstoffe

Allgemeine Hinweise siehe Seite 64.

☐ Calc. phos.

☐ Kind fiebert oder ist abwechselnd sehr aufgekratzt und sehr ruhig: Ferr. phos.

☐ Kombination R. Im Anfangsstadium alle 30 Minuten eine Standard-Dosis. Dosis reduzieren, sobald Besserung eintritt bzw. spätestens nach 6 bis 8 Dosen.

Massagen

Allgemeine Hinweise siehe Seite 72.

Nach den folgenden Techniken 2- bis 3mal täglich massieren, wenn nötig auch bei Nacht. Dauer: bis zu 20 Minuten.

☐ »Hegu-Punkt«. Diesen Punkt finden Sie leicht, wenn das Kind seinen Daumen auf den Zeigefinger legt. Dabei entsteht eine kleine Falte in der Handfläche, am Ende der Falte auf der Außenseite der Hand liegt der Massagepunkt, den Sie 1–2 Minuten lang mit einer Fingerspitze

Ursachen und Auslöser

Nach der Chinesischen Medizin besteht zwischen dem Gaumen und dem Verdauungssystem eine enge Verbindung, so daß alles, was den Gaumen beeinträchtigt, auch die Verdauung stören kann. Beim Zahnen ist der Gaumen oft entzündet. Einem widerstandsfähigen Verdauungssystem macht das nichts aus. Ist der Magen-Darm-Trakt aber geschwächt, etwa durch eine »Leberstauung« (Seite 23), dann kann die Entzündung vom Gaumen aus in den Darm wandern und schwere Verdauungsstörungen verursachen.

Vorbeugung

Das beste Mittel, um Zahnungsbeschwerden zumindest abzumildern, besteht darin, eine »Leberstauung« zu lösen oder ihre Entwicklung zu vermeiden. Etwa einen Monat, bevor Sie den ersten Zahn erwarten, mit der Behandlung beginnen, siehe Seiten 24–25. Auf jeden Fall Überfütterung vermeiden, Flaschenbabys bekommen während dieser Zeit etwas mehr Wasser in die Milch als sonst. Ältere Kinder verzichten am besten auf reichhaltige, schwere und schwerverdauliche Lebensmittel.

sanft massieren. (Der »Hegu-Punkt« ist der wichtigste Akupunktur-Punkt für die Zähne und den Gaumen.)

☐ »Zeigefinger«, an jedem Finger 100mal.

☐ »Daumen«, Daumen auf der Innenseite von der Spitze zur Daumenwurzel massieren, an jeder Hand 100mal.

☐ »Thenar eminence«, an jeder Hand 200mal.

☐ »Streckende Bauchmassage«, mit den Daumen vom Mittelpunkt des Bauches nach außen streichen, 5 Minuten lang.

☐ »Kreisende Bauchmassage« (im Uhrzeigersinn), 5 Minuten lang.

☐ »Kniemassage«: Die Vertiefung 3–4 cm unterhalb des Knies auf der Außenseite des Schienbeins kneten, 30mal an jedem Bein.

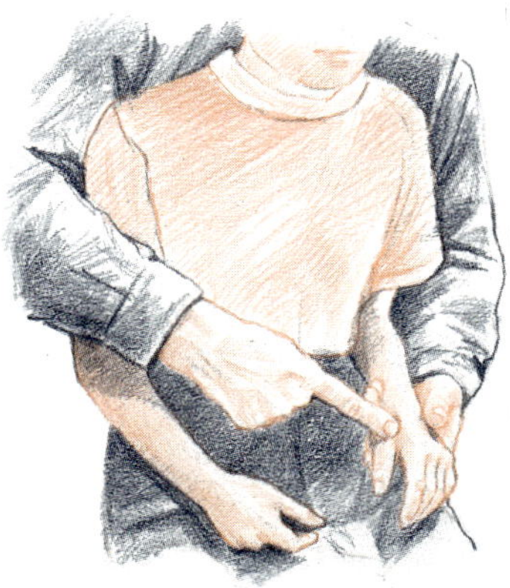

Hegu-Massage

Äußerliche Anwendungen

☐ Babys mit grünem Nasenschleim und Durchfall: Tinkturen von Wanzenkraut *(Cimifuga racemosa)*, Hopfen *(Lupulus humulus)* und Johanniskraut *(Hypericum perforatum)* zu gleichen Teilen mischen. 1 Teelöffel 3mal täglich auf dem Bauch des Babys verreiben.

☐ Mundspülung aus Tinkturen von Mädesüß *(Spiracea ulmaria)*, Kermesbeere *(Phytolacca decandra)* und Kanadische Gelbwurzel *(Hydrastis canadensis)* zu gleichen Teilen mischen und 1:10 mit Wasser verdünnen. Alle 2 Stunden vorsichtig in den Gaumen einmassieren.

☐ Umschlag für den »Hegu-Punkt«: 1 Teelöffel gemahlene oder zerstoßene Gewürznelken auf den »Hegu-Punkt« geben, mit einigen Tropfen Essig befeuchten und mit einem Pflaster oder einer kleinen Bandage befestigen (siehe Zeichnung). Über Nacht einwirken lassen.

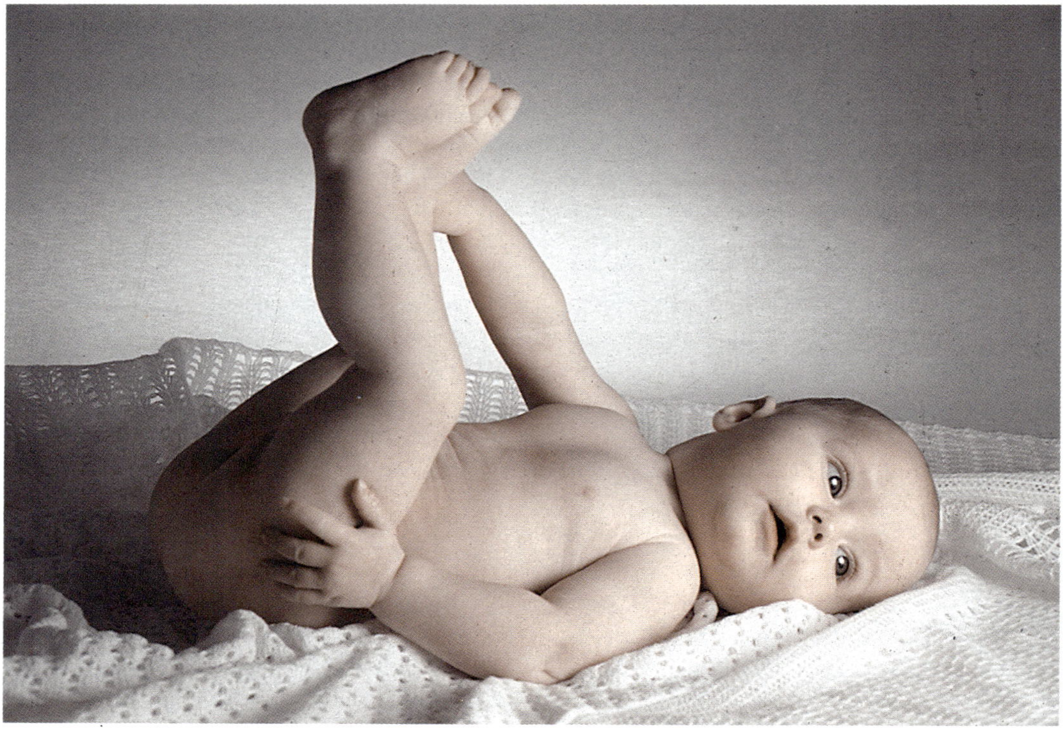

Wann immer möglich, das Baby ohne Windel herumkrabbeln lassen.

Wie der Name schon sagt, ist ein Windelausschlag (Windel-Dermatitis) ein roter und brennender Ausschlag der Haut um den Po herum. Gewöhnlich ist er im Bereich der Genitalien und des Afters am stärksten, weil dort die Haut am empfindlichsten auf die Säuren in Urin und Stuhl reagiert. Der Ausschlag kann sich aber (in leichterer Form) bis zum Bauch und über die Beine ausbreiten. Deswegen: Das Baby möglichst trocken halten.

Innere Ursachen und Auslöser

Stärke und Ausmaß des Ausschlags hängen von der Zusammensetzung des Urins und des Stuhls ab. Befindet sich der Körper im Gleichgewicht, sollte der Urin »mild« und fast farblos sein. Andernfalls wird der Urin sehr stark und säurehaltig sein – und daher auch besonders reizend.

Das Gleiche gilt auch für den Stuhl. Geht es dem Baby gut, sollte auch er »mild« sein und keinen besonders schlechten Geruch haben. Ist die Verdauung dagegen gestört, kann der Stuhl sehr faulig riechen und ebenfalls sehr viel Säure enthalten.

Säurehaltiger Urin. Dafür gibt es drei Hauptursachen: 1. heißes Wetter. Das Kind verliert sehr viel Flüssigkeit durch Schwitzen, so daß der Urin stark konzentriert ist. 2. Stark gewürzte Nahrung. Essen das Baby oder seine stillende Mutter reichhaltige und würzige Nahrung, wird die Verdauung überfordert, sie kann die verschiedenen Gewürze nicht abbauen und scheidet sie einfach wieder aus. 3. Auch eine »Leberstauung« kann den Säuregehalt im Urin erhöhen (Seite 23).

Säurehaltiger Stuhl. Auch hier spielen drei Faktoren die Hauptrolle: 1. Störung des Verdauungsgleichgewichts durch eine Darminfektion (Enteritis), die stark säurehaltigen Durchfall verursacht (Seite 151). 2. Überforderung des Verdauungssystems durch Überfütterung und schwerverdauliche Nahrung. 3. Zahnungsprobleme (Seite 158) können ebenfalls das Verdauungssystem sehr durcheinander bringen.

Ernährung und Hygiene

Ernährung. Folgen Sie den Empfehlungen zur Lösung der »Leberstauung« (Seite 23): Nur leichtverdauliche Nahrung, keine Vollkornprodukte und sonstige grobe oder stark gewürzte Nahrung, nicht überfüttern, mindestens zwei Stunden Pause zwischen den Mahlzeiten und besonders bei heißem Wetter genügend Getränke geben (besser klares Wasser als Fruchtsäfte). Babys nicht sofort schlafen legen, sondern noch eine halbe Stunde wachhalten für das Bäuerchen. Stillende Mütter sollten auf schwere und stark gewürzte Speisen, rotes Fleisch und säurehaltige Fruchtsäfte verzichten.

Hygiene. Vorbeugung durch eine gute Hygiene ist genauso wichtig wie die Behandlung. Sobald die Windel feucht ist, wechseln. Und so oft wie möglich frische Luft an den Po des Babys lassen: Das Kind mehrere Stunden am Tag ohne Windel herumkrabbeln lassen, besonders wenn es im Sommer draußen sein kann. In schweren Fällen ganz auf Fertigwindeln verzichten, statt dessen saugfähige Stoffwindeln verwenden.

HEILMITTEL FÜR WINDELAUSSCHLAG

Heilkräuter und Heilpflanzen

Allgemeine Angaben zu Dosis und Gegenanzeigen siehe Seite 40.

☐ Zur Senkung des Säuregehalts im Urin: Tinkturen von Buchu *(Barosma betulina)* und Klebendes Labkraut *(Galium aparine)*, jeweils 2 Tropfen 3mal täglich in Wasser verdünnt. Kinder unter 2 Jahren erhalten die halbe Dosis.

☐ Zur Verdauungsregulierung: Virginischer Ehrenpreis *(Leptandra virginica)*, Berberitze *(Berberis vulgaris)* oder Schneeflockenbaum *(Chionathus virginica)*. Alle diese Mittel wirken zusammen mit einer vorbeugenden Ernährung.

Homöopathie

Dosierung und Gegenanzeigen siehe Seite 54.

☐ Zur Senkung des Säuregehalts im Urin: Mercurius solubilis.

☐ Bei grünlichem Ausfluß aus der Vagina: Mercurius solubilis (und den Arzt um Rat fragen).

☐ »Leberstauung«: Lycopodium.

☐ Heißer Urin, rauhe Haut: Cantharis.

☐ Ausschlag mit Pusteln und Pickeln: Rhus toxicodendron.

Äußerliche Anwendungen

☐ Zinksalben in verschiedener Zusammensetzung werden vor allem von Schulmedizinern empfohlen.

☐ Zur Beruhigung und Kühlung der Haut: Ringelblumen-Salbe *(Calendula officinalis)*.

☐ Entzündungen des Harnröhrenausgangs und des Afters: Vogelmieren-Salbe *(Stellaria media)*.

☐ Allgemein: Stets den Po mit einer Babycreme dünn eincremen, um die Haut vor Feuchtigkeit zu schützen.

Wurminfektionen sind überall in der Welt ein weitverbreitetes Problem bei Kindern (und Erwachsenen). In gemäßigten Regionen treten vor allem Darmparasiten, Maden- und Spulwürmer auf.

Am häufigsten infizieren sich Kinder zwischen zwei und fünf Jahren, weil sie zwar schon überall herumlaufen, es aber mit der Hygiene noch nicht genau nehmen. (Bei den »Ringwürmern«, die die Haut befallen, handelt es sich übrigens nicht um Würmer, sondern um eine Pilzinfektion.)

Ursachen

Wenn das Kind in mit Wurmeiern infiziertem Sand oder Erde spielt oder infizierte Hauskatzen oder Hunde streichelt und sich danach nicht die Hände wäscht, können einige Eier in seinen Mund gelangen. Von dort wandern sie weiter in den Darm, wo schließlich der Wurm ausschlüpft. Ist die Verdauung in Ordnung, können sich die Würmer nicht vermehren, sondern werden sofort mit dem Stuhl ausgeschieden. Ist die Verdauung dagegen gestört oder geschwächt, vermehren sich die Würmer sehr schnell. Kinder mit »Leberstauung« sind besonders gefährdet (Seite 23). Zur Abklärung der Diagnose ist meist eine Laboranalyse des Stuhls notwendig.

Madenwürmer

Madenwurmeier (Oxyuris vermicularis) werden meist durch ungewaschenes Gemüse und schmutzige Hände übertragen. Sie können sich aber auch unter den Fingernägeln verbergen und so ebenfalls über den Mund in den Darm gelangen, wo dann zwei bis 13 Millimeter lange weiße Maden schlüpfen. Eine Madenwurminfektion macht sich durch einen starken nächtlichen Juckreiz um den After herum bemerkbar. Er wird durch die Wurmweibchen verursacht, die in der Nacht zur Eiablage aus dem Darm herauskommen.

Ein einfaches Mittel zur Diagnose: Über Nacht einen Streifen durchsichtige Haushaltsfolie über den Darmausgang zu legen. Befinden sich morgens auf dieser Folie Eier, liegt eine Wurminfektion vor. Außerdem enthält der Stuhl bei längerer unbehandelter Infektion gewöhnlich ein oder zwei Würmer.

Bleibt die Infektion über Monate unbehandelt, kann sie die gesamte Verfassung des Kindes beeinträchtigen. Es wird lustlos, verliert seinen Appetit und leidet unter Übelkeit, Erbrechen, Bauchschmerzen, Durchfall mit schleimigen Stühlen.

Spulwürmer

Bei den Spulwürmern (Askariasis lumbricoides) handelt es sich um bis zu zehn Zentimeter lange Würmer mit abgeflachtem Kopf. Weil sie sehr viel größer als Madenwürmer sind, verursachen sie auch stärkere Beschwerden. Der Beginn der Infektion, wenn sich nur ein oder zwei Würmer im Darm befinden, verläuft gewöhnlich symptomlos. Jedoch vermehren sich die Würmer durch Eiablage im Zwölffingerdarm so schnell, daß ein richtiger Würmerknoten entsteht. Das Kind bekommt starke Bauchschmerzen, unregelmäßigen schleimigen Stuhlgang, Durchfall, Erbrechen und verliert seinen Appetit.

ZUSÄTZLICHE SYMPTOME

Wurminfektionen verursachen oft auch noch folgende Symptome:

- ☐ Nächtliches Zähneknirschen.
- ☐ Träume von Kämpfen.
- ☐ Unruhiger, unterbrochener Schlaf.
- ☐ Ein schwarzer Punkt im Weißen des Auges.
- ☐ Puderartiger Belag wie Ausschlag auf den Wangen, als ob die Hautpigmentierung versagt habe. Durchmesser: Zwei bis drei Zentimeter.

Ein weiteres häufiges Anzeichen für eine Spulwurminfektion ist ein harter, trockener Husten, weil die jungen Spulwürmer ebenso wie die jungen Madenwürmer in die Lunge wandern.

Vorbeugung

Eine gute Hygiene ist die wichtigste Vorbeugung. Bringen Sie Ihrem Kind bei, niemals seine ungewaschenen Hände in den Mund zu stecken. Außerdem sollte es unbedingt lernen, sich stets nach dem Spielen im Freien die Hände und nach Kontakt mit Hunden oder Katzen sofort die Hände zu waschen. Zeigt das Kind Anzeichen für eine »Leberstauung«, diese behandeln.

HEILMITTEL FÜR WÜRMER

Grundsätzlich gibt es zwei Methoden: 1. Gabe eines Mittels, das die Würmer abtötet oder betäubt, aber ansonsten nicht der Gesundheit schadet. Die toten oder betäubten Würmer werden mit dem Stuhl ausgeschieden. 2. Stärkung der Widerstandskraft des Körpers, so daß die Würmer auf natürliche Weise mit dem Stuhl ausgeschieden werden. Bei einer akuten Infektion ist dieses Mittel allerdings nicht besonders wirksam. Leidet das Kind jedoch zum wiederholten Mal an Wurminfektionen, Methode 2 unter Aufsicht eines erfahrenen Arztes anwenden.

Schulmedizinische Behandlung

□ Piperazin, bestehend aus Extrakten von Cayenne-Pfeffer *(Capsicum frutescens)* und Sennesblättern *(Senna acutifolia)*. Der Pfeffer betäubt die Würmer, die Sennesblätter treiben sie aus. Piperazin-haltige Mittel sind unter verschiedenen Handelsnamen in Apotheken erhältlich.

Heilkräuter und Heilpflanzen

Allgemeine Angaben zu Dosis und Gegenanzeigen siehe Seite 40.

□ Ältere Kinder: ¼–½ Teelöffel Cayenne-Pfeffer auf 1 Teelöffel Joghurt. Achtung: Sehr scharf. ½ Teelöffel der Mischung täglich 1 Woche lang.

□ Tee aus Beifuß *(Artemisia vulgaris)* oder Rainfarn *(Tanacetum vulgare)* zur Betäubung der Würmer. Beide Mittel schmecken sehr bitter.

□ 5 zerstoßene Zitronenkerne mit Honig mischen, täglich 5 Tage lang.

Jede Behandlung nach 2 Wochen wiederholen, um eventuell nachgeschlüpfte Würmer zu beseitigen.

Homöopathie

Allgemeine Angaben zu Dosis und Gegenanzeigen siehe Seite 54.

□ Zur Stärkung der Widerstandskraft, damit die Würmer auf natürliche Weise ausgeschieden werden: China.

□ Bei »Leberstauung«: Aesculus hippocastum, Chelone oder Sabadilla zur Unterstützung der schulmedizinischen Therapie.

Nebenwirkungen der Behandlung

Alle Behandlungsmethoden (schulmedizinisch und natürlich) verursachen manchmal kleine Blutbeimischungen im Urin. Dies ist aber kein Grund zur Sorge, solange sichergestellt ist, daß die Wurmbehandlung die Ursache ist und nicht andere Erkrankungen der Harnwege dahinterstekken und das Kind nicht mehr als 2 Wurmbehandlungen pro Jahr braucht.

Wenn Ihr Baby nachts weinend aufwacht, kann eine Krankheit die Ursache sein. Achten Sie auf entsprechende Symptome, versuchen Sie eine Diagnose zu stellen, und zögern Sie nicht, bei Alarmsignalen ärztliche Hilfe zu holen.

Aber was ist mit ganz offensichtlich gesunden Kindern, die immer wieder in der Nacht aufwachen und weinen? Es mag Sie wenig trösten, daß das Kind wahrscheinlich kaum darunter leidet – denn es ist Ihr Schlaf, der regelmäßig gestört wird. Und das ist wirklich ein Problem: Wer immer wieder aufgeweckt wird und zuwenig Schlaf bekommt, wird reizbar und neigt im Extremfall zu Gewalthandlungen. Natürliche Mittel können Ihnen und dem Kind helfen.

Schlafstörungen folgen im allgemeinen vier Mustern. Vergleichen Sie die Symptome mit den folgenden Mustern und lesen Sie unter dem entsprechenden Stichwort weiter.

Das »Kolikmuster«

Das Kind wird durch Bauchkrämpfe aufgeweckt, die durch unverdauliche Nahrung hervorgerufen werden (Seite 138). Dieses Muster heißt auch »kalte Verdauung«, weil die kolikartigen Schmerzen denen ähneln, die durch zuviel energetisch »kalte« Lebensmittel (Seite 32), eine angeborene Neigung zu einer »kalten« Verdauung oder durch eine Narkose während der Geburt verursacht werden.

Symptome. Zu den typischen Symptomen gehören:

☐ Das Kind wimmert, weint oder schreit bereits im Schlaf und erwacht kreischend oder mit einem lauten Schrei.

☐ Es windet sich in Krämpfen, schwitzt manchmal vor Schmerzen, schläft ruhelos, oft mit dem Gesicht nach unten und knirscht mit den Zähnen.

HEILMITTEL FÜR KOLIKBEDINGTE SCHLAFSTÖRUNGEN

Ernährung

Auf energetisch »kalte« Lebensmittel verzichten, besonders auf Bananen, weil diese bei Babys und Kleinkindern Koliken verursachen. Bei einigen Kindern ist eine Kuhmilchunverträglichkeit der Grund für die Bauchschmerzen, Ziegen- oder Sojamilch ausprobieren.

Heilkräuter und Heilpflanzen

Allgemeine Angaben zu Dosis und Gegenanzeigen siehe Seite 40.

☐ Bei leichten Störungen: 1 Tasse Melissentee *(Melissa officinalis)* vor dem Zubettgehen.

☐ Ansonsten: Tinkturen von Kalmus *(Acorus calamus)*, Virginischem Ehrenpreis *(Leptandra virginica)* und Gelbem Enzian *(Gentiana lutea)* zu gleichen Teilen mischen, Babys erhalten 3–6 Tropfen, ältere Kinder bis zu 12 Tropfen in Wasser oder Fruchtsaft verdünnt.

Zu Beginn der Behandlung können sich die Beschwerden zunächst verschlimmern, besonders, wenn das Kind Blähungen hat. Ist die Blokkade gelöst, wird der Schlaf langsam ruhiger.

Homöopathie

Allgemeine Angaben zu Dosis und Gegenanzeigen siehe Seite 54.

☐ Starke Blähungen, Oberbauch geschwollen und gebläht: Carbonicum vegetabilis.

☐ Gesamter Bauch geschwollen, lockerer Stuhl enthält Reste unverdauter Nahrung: China.

☐ Unterbauch geschwollen und gebläht, großes Verlangen nach Getränken und Süßigkeiten, Sättigungsgefühl aber bereits nach dem ersten Bissen einer Mahlzeit: Lycopodium.

☐ Gemütsverfassung unge-

☐ Gewöhnlich blasse Gesichtsfarbe, oft mit einem bläulichgrauen Streifen über dem Mund.
☐ Manchmal auch tagsüber Bauchschmerzen und Blähungen.

Das »heiße« Muster

Das Kind kann deswegen nicht schlafen, weil sein Körper zuviel Hitze gespeichert hat. Genauso, wie uns heißes Wetter nicht gut schlafen läßt, kann auch eine innere Gleichgewichtsstörung zur nächtlichen Überhitzung des Körpers führen und Schlafstörungen verursachen. Die Gründe dafür sind vielfältig: Übererregung, zuviel schwere oder stark gewürzte Nahrung, Verstopfung, »Leberstauung« (Seite 23) oder »Echokrankheiten« (Seite 25). Die Hitze kann aber auch noch aus der Schwangerschaft stammen (Seite 17). Um die richtige Behandlung auswählen zu können, muß die Ursache für die Hitze genau bekannt sein.

Symptome. Zu den typischen Symptomen gehören:
☐ Kind möchte nicht ins Bett gehen.
☐ Aufwachen in guter Stimmung, Kind ist zufrieden, manchmal Furcht vor Dunkelheit.
☐ Gewöhnlich zunächst kein Schreien, besonders, wenn ein Nachtlicht vorhanden. Kind liegt manchmal stundenlang wach, möchte aufstehen und spielen, schreit, um Aufmerksamkeit und Unterhaltung zu erreichen.
☐ Meist gerötetes Gesicht, besonders die Wangen.
☐ Kind fühlt sich heiß an, schläft auf dem Rücken und strampelt die Bettdecke weg.
☐ Oft tagsüber außerordentlich aktiv.

stüm, willensstark und aggressiv, Anzeichen für Schleim: Calcium carbonicum.

Massagen (für alle Erscheinungsmuster)

Allgemeine Hinweise siehe Seite 72.

Massagen helfen bei Schlafstörungen jeder Art. Schon die einfachste Technik hilft dem Kind zu entspannen und einzuschlafen. Babys und Kleinkinder 2- bis 3mal am Tag massieren, ältere Kinder nur abends vorm Schlafengehen; Dauer: 10 Minuten.
☐ »Fingerkuppen«
☐ »Unterbauch«

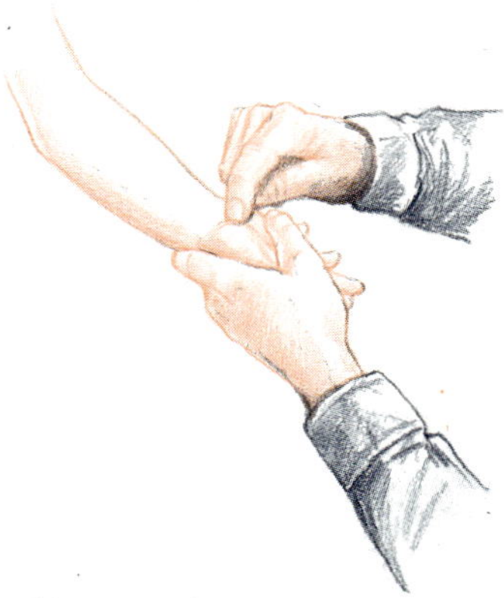

Massage der Lebenslinie

☐ »Zusanli«
☐ »Lebenslinie«: Massieren Sie den Beginn der Lebenslinie auf der Handfläche (siehe Zeichnung) sanft 2–3 Minuten lang mit dem Zeigefinger.
☐ Bei Fieber oder Hitze: Die für Fieber empfohlenen Techniken oder »Tauquelle«.
☐ Bei Furcht und Ängstlichkeit: »Zehn Könige« mit einem Streichholz oder einem Kugelschreiber.

Andere Heilverfahren

Auch Akupunktur und geistiges Heilen haben sich bei Schlafstörungen als wirksam erwiesen.
☐ Kamillenaufguß *(Anthemis nobilis/Chamomilla matricaria)*, dem abendlichen Bad zugesetzt, fördert die Entspannung.

HEILMITTEL FÜR SCHLAFSTÖRUNGEN DES »HEISSEN« MUSTERS

Ernährung

Kein rotes Fleisch, keine reichhaltigen und fetten Speisen. Darauf achten, daß das Kind genug trinkt und nicht unter Verstopfung leidet. Wegen möglicher Allergie alle Lebensmittel auf künstliche Farb-, Konservierungs- und Aromastoffe überprüfen.

Heilkräuter und Heilpflanzen

Allgemeine Angaben zu Dosis und Gegenanzeigen siehe Seite 40.

☐ Leichte Mittel: Kamille *(Anthemis nobilis/Chamomilla matricaria)*, Lindenblüten *(Tilia europaea)* und Eisenkraut *(Verbena officinalis)* als Tee. Für die Langzeitbehandlung für kleine und große Kinder geeignet. Auch als Teebeutel erhältlich.

☐ Reizbarkeit, gerötetes Gesicht und eventuell Zahnen: Kamille.

☐ Nervosität und große Empfindsamkeit: Lindenblüten.

☐ Große geistige Anstrengungen, Kind kann nicht aufhören und entspannen: Eisenkraut.

☐ Stärkere Mittel: Baldrian *(Valeriana officinalis)*, Helmkraut *(Scutellaria laterifolia)*, Herzgespann *(Leonurus cardiaca)*, Passionsblume *(Passiflora incarnata)* oder Hopfen *(Lupulus humulus)* als Tinkturen, einzeln oder in Kombination. 1–5 Tropfen jeder Tinktur in Wasser verdünnt. Diese Mittel sind zum Teil auch in Tablettenform erhältlich.

☐ Hitze durch Verstopfung verursacht: siehe Seite 149.

☐ Verdacht auf »Echomuster« nach Fieber oder Impfung oder Hyperaktivität: Ärztliche Hilfe suchen.

Homöopathie

Allgemeine Angaben zu Dosis und Gegenanzeigen siehe Seite 54.

☐ Großer Durst, Stimmung schwankt zwischen Aggressivität und Anhänglichkeit: Phosphorus zu jeder Tages- und Nachtzeit.

☐ Verdauungsstörungen (besonders Blähungen), Kind scheint etwas auszubrüten, weinerliche Stimmung: Sulfur am Morgen.

☐ Gemütsverfassung gefühlvoll und weinerlich: Pulsatilla.

☐ Große Erschöpfung oder Zahnungsbeschwerden: Chamomilla am Abend und in der Nacht (Seite 158).

☐ Reizbarkeit und geistige Überforderung (Hausaufgaben), besonders im Frühjahr: Nux vomica.

☐ Furcht vor dem Schlafengehen, Kind seufzt beim Einschlafen: Lachesis.

Bach-Blüten

Allgemeine Hinweise siehe Seite 66.

☐ Besonders bei Furcht vor Dunkelheit: Aspen.

Massagen und andere Therapieverfahren

Siehe »Kolikmuster« Seite 164.

☐ Hopfen *(Lupulus humulus)* ist ein ausgezeichnetes Schlafmittel. Am besten ein kleines Kopfkissen mit Hopfen füllen.

Das »Angstmuster«

Beim »Angstmuster« kann das Kind nicht schlafen, weil es sich vor irgend etwas fürchtet oder ein Schockerlebnis hatte, beides aber nicht ausdrücken kann. Die Schlafstörungen sind dann oft Folge von Angstträumen. Manchmal liegen auch vorgeburtliche Schockerlebnisse der Mutter zugrunde, wie ein Unfall, aber auch aufregende Krimis, Western usw.

Symptome. Zu den typischen Symptomen gehören:

☐ Das Kind fürchtet sich vor dem Schlafengehen, zeigt aber ansonsten keine ängstlichen Gefühle.

☐ Unruhiger, aufgewühlter Schlaf, Kind mur-

melt oder spricht im Schlaf und berichtet am nächsten Tag von aufregenden, bedrohlichen Träumen.
☐ Stundenlanges nächtliches Wachliegen.
☐ Blaßblauer Streifen über der Nase zwischen den Augen.

Das »schwache Muster«

Bei diesem Muster ist der Energiekreislauf des Kindes im allgemeinen geschwächt oder verlangsamt. Gewöhnlich schläft das Kind leicht ein, wacht aber bald wieder auf, weil die Durchblutung des Gehirns während des Schlafens nachläßt – ein typisches Anzeichen für »schwache« Krankheiten (Seite 21).

Symptome. Zu den typischen Symptomen gehören:
☐ Das Kind wacht in regelmäßigen Abständen (2 Stunden oder weniger) auf.
☐ Es ist meist nicht aufgeregt und schläft nach einem Schluck Milch oder Saft schnell wieder ein.
☐ Wenn sich aber keiner um das Kind kümmert, beginnt es zu wimmern oder zu schreien.
☐ Gesichtsfarbe: Oft sehr blaß.
☐ Andere Anzeichen für geschwächte Energie(versorgung): Appetitmangel, wählerischer Esser, allgemeine Schwäche und Müdigkeit, vorausgegangene schwere oder längere Krankheiten.

HEILMITTEL FÜR SCHLAFSTÖRUNGEN DES ANGSTMUSTERS

Bach-Blüten sind das Mittel der Wahl.

Fernsehen

Fernsehkonsum stark einschränken, nicht nur wegen möglicher gewalttätiger Filme, sondern auch wegen Flimmern des Bildschirms und schnellaufender Bilder.

Heilkräuter und Heilpflanzen

Allgemeine Angaben zu Dosis und Gegenanzeigen siehe Seite 40.
☐ Herzgespann *(Leonurus cardiaca)* beruhigt ängstliche Kinder, besonders, wenn die Furcht offensichtlich ist und nicht unterdrückt wird.

Homöopathie

Allgemeine Angaben zu Dosis und Gegenanzeigen siehe Seite 54.
☐ Hauptmittel: Arnica, obwohl das Symptombild des Angstmusters eher auf ein »Hitzemittel« hinweist. Bei frischen Schockerlebnissen Arnica D 6 geben. Liegt der Schock schon einige Monate zurück, sind höhere Potenzen nötig.
☐ Schlafstörungen nach aufregenden Fernsehfilmen oder Erlebnissen: Stramonium.
☐ Andere Mittel: Arsenicum album oder Aconitum.

Bach-Blüten

Allgemeine Hinweise siehe Seite 66.
☐ Hauptmittel: Notfalltropfen (Rescue). Oft verschlimmern sich die Beschwerden zunächst, Verdauungsstörungen können hinzukommen. Wenn sich die Furcht löst, zeigen sich oft Hitzesymptome (Ausschlag, Durchfall, Juckreiz am After), verschwinden aber bald wieder.

Massagen und andere Therapien

Siehe »Kolikmuster« Seite 164.

HEILMITTEL FÜR SCHLAFSTÖRUNGEN DES SCHWACHEN MUSTERS

Dieses Muster ist zu Hause nur sehr schwer mit homöopathischen Mitteln zu behandeln. Wenn Sie die Homöopathie bevorzugen, wenden Sie sich am besten an einen Arzt.

Ernährung

Leichtverdauliche Nahrung, keine vollkorn- oder kleiehaltigen Produkte, besser weißes statt braunes Brot, keine Hülsenfrüchte. Das Kind sollte nur soviel Gemüse essen, wie es mag, nicht zum Essen zwingen. Diese Hinweise widersprechen zwar den Empfehlungen für Erwachsene, doch grobe, nichtverfeinerte Lebensmittel können das empfindliche Verdauungssystem kleiner Kinder sehr leicht stören. Ballaststoffreiche Kost später schrittweise einführen, dann nutzt sie tatsächlich.

Heilkräuter und Heilpflanzen

Dosierung und Gegenanzeigen siehe Seite 40.

☐ Hauptmittel für Babys: Fenchel-Tee *(Foeniculum vulgare)* gesüßt mit Honig oder einfach Süßholz *(Glycyrrhiza glabra)* kurz vor dem Schlafengehen, wenn nötig, auch während der Nacht.

☐ Stärkere Mittel für Babys: Gelber Enzian *(Gentiana lutea)*, Weißdorn *(Crattaegus oxycantha)* oder Kanadische Gelbwurzel *(Hydrastis canadensis)*. Alle Mittel zusammen, jeweils Standard-Dosis zur Kräftigung der Energieversorgung.

☐ Hauptmittel für ältere Kinder: Schafgarbentee *(Achillea millefolium)* wirkt sehr kräftigend, ist aber sehr bitter. 1 Teelöffel getrockneter Kräuter auf 1 Tasse, mit Honig süßen.

Massagen und andere Therapien

Siehe »Kolikmuster« Seite 164.

☐ Bei geschwächten Babys »Rückenmassage für Babys«.

Rückenmassage für Babys

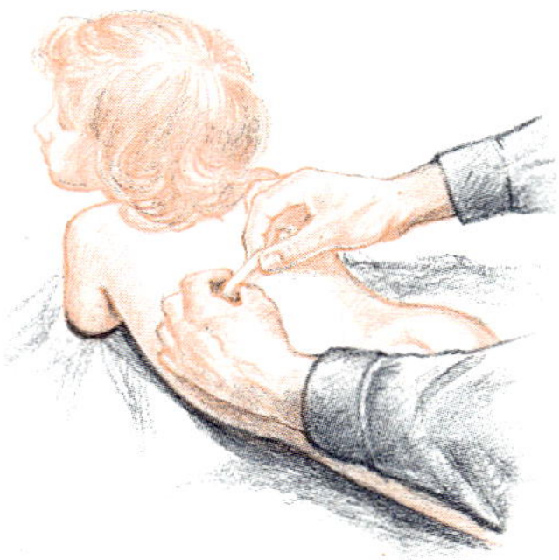

Allgemeine Hinweise zu Schlafstörungen

Neugeborene. Nehmen Sie Ihr Baby auf und trösten Sie es, sobald es erwacht und zu maunzen beginnt. Damit vermitteln Sie ihm Sicherheit und verhindern, daß es Verlassensängste entwickelt. Das so gewonnene Urvertrauen wird das Kind sein ganzes Leben lang begleiten und ihm viele Übergänge erleichtern.

Sehr aufgeregten Babys, die sich nur schwer beruhigen lassen, hilft oft eine bestimmte Wickeltechnik, bei der die Hände festgewickelt werden. Das erscheint zwar auf den ersten Blick sehr grausam und ältere Babys und Kleinkinder würden unter einer solchen Behandlung sehr leiden. Neugeborene fühlen sich aber meist ausgesprochen wohl, vermutlich, weil sie eine Geborgenheit wie im engen Mutterleib spüren.

Alltagsroutine und Schlafgewohnheiten. Ältere Kinder mit Schlafstörungen sollten zwei Stunden vor dem Zubettgehen mit Lesen oder sonstigen geistigen Arbeiten aufhören. Statt dessen einen kleinen Spaziergang oder eine andere kleine Pause einlegen.

Einige Kinder entwickeln sehr schnell sehr schlechte Schlafgewohnheiten. Sie halten sich künstlich wach oder wachen nachts extra auf, um Aufmerksamkeit und Bestätigung zu erheischen. Oft machen diese Kinder dann fürchterliche Szenen, wenn ihre Eltern die liebgewonnenen Gewohnheiten abstellen wollen. Eltern müssen sich schon sehr viel einfallen lassen und vor allem unerbittlich bleiben, um solche Gewohnheiten zu brechen. Manchmal hilft es, ein oder zwei Freunde des Kindes zum Übernachten einzuladen oder eine vertraute Person zum »Babysitting« zu bitten, damit das Kind umlernt. Auch Bach-Blüten können bei der Umstellung helfen.

Gewöhnlich schimpft das Kind etwa eine Woche lang, bis es sich an die neuen Regeln gewöhnt hat. Wenn es sich aber noch länger beklagt, kann auch noch etwas anderes als nur eine »schlechte Gewohnheit« dahinterstecken. Ein kleiner Trost: Fast alle Eltern müssen durch solch schwere Zeiten mit ihren Kindern gehen. Erst wenn die Kinder fünf Jahre alt sind, schlafen sie gewöhnlich ohne Probleme durch.

HEILMITTEL FÜR ENTNERVTE ELTERN

Schlafstörungen und nächtliches Schreien können die ganze Familie an den Rand der Erschöpfung bringen. Das Bach-Blütenmittel Cherry plum ist oft für Eltern eine große Hilfe. Aber auch homöopathische Mittel sind wirksam: Wenn Sie sich sehr gereizt, durcheinander und entnervt fühlen: Cocculus; wenn Sie gereizt sind, sich nahe einem Nervenzusammenbruch fühlen und am liebsten einfach weglaufen würden: Kali phosphoricum; wenn Sie selbst nicht mehr zu Ihrem normalen Schlafrhythmus finden können, weil Sie zu oft gestört wurden: Arnica.

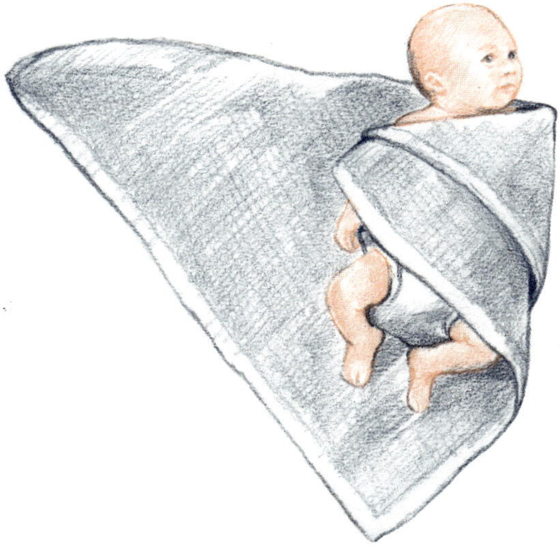

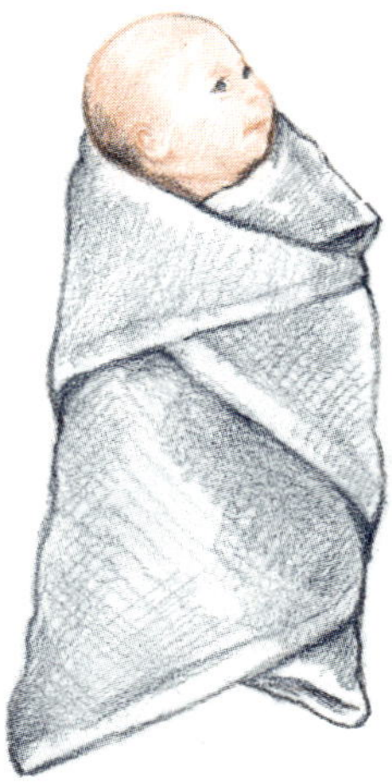

Neugeborene fühlen sich oft ausgesprochen wohl, wenn sie fest in einer weichen Decke oder einem weichen Tuch eingewickelt sind. Das liegt vermutlich daran, daß sie sich dadurch an die Enge im Mutterleib erinnert fühlen. Achten Sie darauf, daß die Arme des Babys bequem liegen (oben), bevor Sie sie fest einwickeln (unten).

Einige Kinder bringen ihre Eltern mit ihrem »schlechten Verhalten« zur Verzweiflung. Es scheint ihnen geradezu Spaß zu machen, ihre Umgebung zu terrorisieren. Natürliche Heilmittel können vielen dieser Kinder helfen, mit sich selbst wieder »ins Reine« zu kommen und ihr seelisches Gleichgewicht wieder zu finden.

Aggressives Verhalten. Eine kontrollierte Aggressivität ist bis zu einem gewissen Grade eine ganz natürliche Eigenschaft des Menschen. Manche Kinder verhalten sich jedoch völlig grundlos aggressiv, als ob sie alles um sich herum zerstören und anderen Menschen Schmerz antun möchten. Beim Spiel mit anderen zerstören sie die Bauwerke ihrer Kameraden, werfen deren Spielzeug mit großer Freude herum und schlagen ihre Freunde auch. Der geringste Anlaß genügt, und das Kind fängt an zu toben.

Wutanfälle. Auch Wutanfälle haben meist nur einen kleinen Anlaß. Während des Anfalls schreit das Kind gewöhnlich mit einer lauten hohen Stimme, die jedem direkt zu Herzen geht, so daß auch wildfremde Menschen sofort hinzueilen, um zu helfen – was die meisten Eltern aber als unwillkommene Einmischung betrachten. Oft wirft sich das Kind zu Boden und schlägt mit Armen und Beinen um sich und den Kopf auf den Boden. Sehr willensstarke Kinder können so bis zu zwei Stunden ausharren, bis sie schließlich völlig erschöpft sind und meist einschlafen.

Atemanhalten. Diese Form des Wutanfalles wirkt auf den ersten Blick zwar sehr dramatisch, ist es aber nur in den allerwenigsten Fällen. Das Atem-Anhalten ist Ausdruck einer großen Wut, gewöhnlich ebenfalls aus nichtigem Anlaß. Das Kind nimmt plötzlich einen tiefen Atemzug, während es fürchterlich schreit, und atmet nicht mehr aus. Daraufhin läuft es erst hellrot, dann dunkelrot an, seine Augen werden starr, bis es ohnmächtig zu Boden sinkt. Einige Sekunden später wacht das Kind wieder auf und verhält sich dann im allgemeinen so, als sei überhaupt nichts gewesen.

Ursachen und Auslöser

Körperliche Ursachen. Bei Kindern unter drei Jahren arbeitet das Verdauungssystem meist am Rande seiner Kapazität und ist daher sehr störanfällig. Ein häufiges Problem ist die »Leberstauung« (Seite 23), bei der der Bauch des Kindes meist geschwollen ist. Außerdem leidet es unter faulig riechendem Durchfall, sein Gesicht ist blaß, seine Wangen aber oft gerötet, um den Mund zeigt sich ein grünlicher Streifen.

Das irrationale und wilde Verhalten kann daher durch Gifte verursacht sein, die sich im Körper ansammelten und nicht ausgeschieden werden konnten. Möglicherweise stammen sie bereits aus der Schwangerschaft, wenn etwa die Mutter Medikamente einnahm oder Schadstoffen ausgesetzt war. Auch Narkosemittel während der Geburt oder das zu frühe Durchtrennen der Nabelschnur können eine Ursache sein.

Nach der Geburt kommen Giftansammlungen meist durch Lebensmittelallergien, etwa gegen Gluten, zuviel Zucker, Impfreaktionen (Seite 29) oder künstliche Aroma-, Konservierungs- und Farbstoffe in der Nahrung zustande.

Emotionale Ursachen. Manche Verhaltensprobleme haben emotionale Ursachen. Die meisten Eltern wissen aus Erfahrung, daß ihre Kinder ihre eigenen Gefühle widerspiegeln. Ist die Atmosphäre in der Familie sehr angespannt, kann es sein, daß das Kind die zurückgehaltenen Gefühle eines anderen Familienmitglieds ausdrückt und auslebt. Das gilt besonders für Kinder, die sehr stark an ihren Eltern hängen.

Spirituelle Ursachen. Manche Kinder reagieren mit Wutanfällen, wenn ihr – sehr ausgeprägter – Wille durchkreuzt wird. Diese Kinder sind meist sehr weit für ihr Alter, weil sie bereits mit bestimmten Vorstellungen über Recht und Unrecht oder Moral auf die Welt gekommen sind. Sie werden wütend und aggressiv, wenn diese Vorstellungen verletzt werden.

Die Wichtigkeit der Ernährung

Zwischen Ernährung und Verhalten bestehen nachweisbare Verbindungen, deshalb: Ernähren Sie Ihr Kind richtig: Regelmäßige Essenszeiten, nicht überfüttern, keine groben Nahrungsmittel wie Vollkornbrot, Müsli und rohes Gemüse. Auch den Milchkonsum einschränken, denn Untersuchungen haben gezeigt, daß Kuhmilch aggressives Verhalten fördert. Keine künstlich gefärbten, konservierten und aromatisierten Lebensmittel. Manchen Kindern hilft auch biologisch einwandfreie Nahrung, weil sie bereits auf die kleinsten Spuren künstlicher Düngemittel und Insektenvernichtungsmittel reagieren.

Und überprüfen Sie, ob das Kind nicht gegen bestimmte Lebensmittel allergisch ist. Das kann zwar sehr schwierig sein, lohnt aber die Mühe. Verhaltensauffällige Kinder können beispielsweise gegen Milch, Erdnüsse oder Apfelsinen allergisch sein.

HEILMITTEL BEI VERHALTENSPROBLEMEN

Wichtig: Wenden Sie sich auf jeden Fall an einen Arzt für Naturheilkunde, um die Diagnose abzuklären. Sie ist der Schlüssel für den Erfolg der Behandlung.

Heilkräuter und Heilpflanzen

Allgemeine Angaben zu Dosis und Gegenanzeigen siehe Seite 40.

☐ Verdauungsschwäche als mögliche Ursache: Virginischer Ehrenpreis *(Leptandra virginica)* und Schneeflockenbaum *(Chionathus virginica)*. Einige Tage nach Behandlungsbeginn verschlimmern sich meist die Beschwerden, das Kind wird aggressiver, schläft schlechter und bekommt faulig riechenden Durchfall. Mit der Therapie fortfahren, es sei denn, die Verschlimmerung hält länger als eine Woche an.

Homöopathie

Dosierung und Gegenanzeigen siehe Seite 54.

☐ Verdauungsschwäche als mögliche Ursache: China, Nux vomica, Chamomilla oder Calcium carbonicum.

Bach-Blüten

Allgemeine Hinweise siehe Seite 66.

Bach-Blüten sind bei Verhaltensproblemen sehr hilfreich, weil sie auf emotionaler und spiritueller Ebene wirken. Lesen Sie das entsprechende Kapitel in Teil 2.

»Übernahme fremder Gefühle«

Wenn das Kind mit seinen Wutanfällen versteckte Gefühle seiner Umgebung widerspiegelt, muß das Problem lokalisiert werden. Fragen Sie sich beim nächsten Wutanfall: »Wer in unserer Familie fühlt sich eigentlich so?« Was möchten Sie selbst wirklich tun, wenn das Kind auf dem Boden liegt und strampelt? Antwortet Ihre innere Stimme: »Das möchte ich eigentlich selbst tun«? Sobald Sie oder das betreffende Familienmitglied seine Gefühle wiedererkannt und akzeptiert hat, fühlt sich auch das Kind besser und ist wieder »es selbst«.

Die Haut als sich ständig selbst erneuernde Schutzhülle des Körpers hat viele Aufgaben. Sie schützt die inneren Organe, schirmt den Körper gegen zu große Hitze oder Kälte ab und bewahrt den Körper vor Flüssigkeitsverlusten. Eine gute Körperhygiene und eine ausgewogene nährstoffreiche Ernährung sind die Grundvoraussetzungen dafür, daß die Haut gesund und funktionsfähig bleibt (Seite 32).

Der Zustand der Haut gibt meist schon Auskunft darüber, ob das Kind gesund ist oder nicht. Hautbeschwerden sind meist ein Signal für innere Gleichgewichtsstörungen. Masern zum Beispiel sind immer auch mit einem Hautausschlag verbunden, Ekzeme meist mit einer schwachen Verdauung. Für die Natürliche Medizin kommen diese Beschwerden daher, daß der Körper Giftansammlungen ausscheidet.

Die Chinesische Medizin beschreibt die Haut als die dritte Lunge. Das bedeutet, daß die Behandlung der Haut auch auf die Lunge wirken kann. Zum Beispiel können die in der Schulmedizin für die Therapie von Ekzemen verwendeten Kortikoid-Präparate (Kortison-Präparate) den Ausschlag nach innen drücken und damit Asthma begünstigen (Seite 104).

Diagnoseschwierigkeiten

Hautausschläge sind bei Kindern sehr häufig (siehe vorigen Abschnitt). Neben den Ausschlägen, die bei Windpocken und Röteln auftreten, gibt es eine ganze Reihe, die kommen und gehen, ohne deutlich ausgeprägt zu sein. In diesen Fällen ist die Diagnose grundsätzlich ungeheuer schwierig, sogar für erfahrene Ärzte. Auch der Hautausschlag bei Masern wird bisweilen falsch interpretiert. Das liegt auch daran, daß sich in den vergangenen fünfzig Jahren neue Virus-Typen entwickelten, die die Masern kopieren und einen ähnlichen Ausschlag hervorrufen.

Wenn Ihr Kind einen Hautausschlag ohne weitere klare Symptome zeigt, so daß Sie keine Diagnose stellen können, sollten Sie einen Arzt, gleichgültig, ob Schulmediziner oder Experte für Naturheilkunde, konsultieren. Beschwerden der Haut kündigen zwar nur selten eine lebensgefährliche Situation an, aber sie beeinträchtigen das Aussehen des Kindes, so daß manchmal andere (in Kindergarten, Schule) ängstlich reagieren. Und das wiederum könnte das Selbstvertrauen Ihres Kindes und seine sozialen Kontakte behindern.

Verletzungen und Prellungen

Dieses Kapitel befaßt sich ferner mit Beschwerden, die durch Schläge, Stürze, Verbrennungen, Kratzer und Abschürfungen verursacht werden. Sie alle können gut mit natürlichen Mitteln behandelt werden – zusammen mit schulmedizinischen Maßnahmen.

Wenn sich Ihr Kind ernsthaft verletzt zu haben scheint, etwa einen Knochenbruch erlitten hat, rufen Sie sofort ärztliche Hilfe. Bis der Arzt eintrifft, können Sie das Kind mit natürlichen Mitteln zur Schmerzlinderung und Beruhigung unterstützen. Das hat nicht nur rein körperliche Gründe. Wenn das Kind merkt, daß Sie etwas unternehmen, fühlt es sich »besser«. Und bleiben Sie ruhig und optimistisch. Auch wenn Sie besorgt sind, zeigen Sie Ihre Ängste nicht dem Kind. Es könnte dadurch zusätzlich geschwächt werden.

Zur Unterstützung der Genesung sind natürliche Heilmittel sehr gut geeignet. Das gilt ganz besonders für Mütter und Kinder, die eine schwere Geburt hinter sich haben (Seite 183).

Hautausschläge gehören zu den häufigsten Erscheinungen im Kindesalter. Manchmal weisen sie auf eine Infektionskrankheit hin (Seite 122). Meist aber ist ihre Ursache nur sehr schwer herauszufinden, weshalb in der Regel ärztlicher Rat gefragt ist.

Ursachen und Auslöser. Für die Natürliche Medizin sind Ausschläge immer durch Gifte im Körper verursacht, die nach außen drängen. Früher traten Ausschläge oft in Spätstadien fiebriger Erkrankungen auf – und waren sehr gefürchtet. Heutzutage sind diese Krankheiten sehr selten, die meisten Ausschläge gehen in unserer Zeit mit Giftausscheidungen einher, oft verbunden mit »latenter Hitze« (Seite 26).

Die Gifte stammen aus verschiedenen Quellen. Wie auf Seite 126 ausführlich dargestellt, werden manche Kinder bereits mit Giftansammlungen im Körper geboren, die dann durch Krankheiten wie etwa Masern ausgeschieden werden. Bei Kindern, die gegen Masern, Mumps und Röteln geimpft sind, ist dieser Weg jedoch blockiert. Daher kommt es heutzutage öfter zu Ausschlägen ohne Fieber. Sie kommen und gehen ohne ersichtlichen Anlaß, bis das Kind etwa 14 Jahre alt ist. Manchmal dauern sie monatelang.

Zu den organischen Ursachen gehören ferner »latente Hitze«, zuviel rotes Fleisch, Zucker und Fruchtsäfte in der Ernährung, sowie Lebensmittelallergien.

Emotionale Ursachen sind meist erst bei Kindern über sieben Jahren zu finden, die ihre Gefühle noch nicht richtig mit Worten ausdrücken können oder in der Schule überfordert sind.

Allgemeine Hinweise zur Behandlung

Bei jedem Ausschlag zunächst die Ernährung des Kindes umstellen: Kein rotes Fleisch, keine fetten und stark gewürzten Speisen, kein Zucker, auch auf Fruchtsäfte sowie künstlich gefärbte, aromatisierte und konservierte Lebensmittel verzichten. Statt dessen viel frische, biologisch einwandfreie Nahrung. An mögliche Allergien denken.

Versuchen Sie auch, möglichen emotionalen Ursachen des Ausschlags auf die Spur zu kommen. Das Kind sollte außerdem genug schlafen (Seite 20) und sich viel körperlich bewegen.

HEILMITTEL FÜR HAUTAUSSCHLÄGE

Die Homöopathie ist das Verfahren der Wahl, die Auswahl der Mittel jedoch sehr schwierig und daher Sache eines erfahrenen Arztes.

Heilkräuter und Heilpflanzen

Allgemeine Angaben zu Dosis und Gegenanzeigen siehe Seite 40.

- ☐ Roter Sonnenhut *(Echinacea purpurea)*.
- ☐ Große Klette *(Arctium lappa)*, besonders nach einer schweren Windpockenerkrankung.

Homöopathie

Allgemeine Angaben zu Dosis und Gegenanzeigen siehe Seite 54.

- ☐ Ausschlag wie von Brennnessel: Utrica urens.
- ☐ Stark juckender Ausschlag: eventuell Sulfur.
- ☐ Roter, brennender Ausschlag: Arsenicum album.

Bach-Blüten

Allgemeine Hinweise siehe Seite 66.

Vergleichen Sie das Symptombild jeden Bach-Blütenmittels mit der Gemütsverfassung des Kindes.

Auch Ekzeme mit ihren roten, brennenden Ausschlägen kommen bei Kindern sehr häufig vor. Schulmedizinische Verfahren richten wenig aus, sie beschränken sich meist auf die äußerliche Behandlung mit meist steroidhaltigen Salben. Dagegen kann die Natürliche Medizin oft die zugrundeliegenden körperlichen und seelischen Gleichgewichtsstörungen lösen helfen.

Gneis tritt vor allem im Babyalter auf. Er zeigt sich als fettige, schmutzig aussehende Kruste auf der Kopfhaut. Obwohl Gneis nicht eindeutig zu den Ekzemen gehört und gewöhnlich mit zunehmendem Alter des Kindes von selbst verschwindet, hat er dieselben Ursachen wie Ekzeme.

Körperliche Ursachen. Für die Chinesische Medizin ist der Grund für Ekzeme im Kindesalter denkbar einfach: Störungen der Verdauung. Vor der Geburt braucht das Verdauungssystem noch nicht zu arbeiten, weil das Kind durch die Nabelschnur ernährt wird. Sobald es aber das Licht der Welt erblickt hat, ist das Baby auf sich allein gestellt, sein Verdauungssystem muß sofort funktionieren und große Mengen Nahrung bereitstellen. Dabei kommt es häufig zur »Leberstauung« (Seite 23). Bei ansonsten gesunden Kindern wandern die nicht verdauten Gifte durch die Haut nach außen und verursachen dort unangenehme Ekzeme.

Emotionale Ursachen. Versteckte Gefühle oder die Unfähigkeit, Gefühle mit Worten auszudrücken und zu verstehen, können ebenfalls hinter Ekzemen stecken, weil sie die Verdauung stören. Wie bereits auf Seite 18 erläutert, können Kinder unter sieben Jahren gewöhnlich ihre Gefühle noch nicht unterdrücken. Daher ist das emotionale Muster bei Babys und Kleinkindern sehr ungewöhnlich, aber nicht völlig ausgeschlossen. Bei Kindern über sieben Jahren sind emotionale Probleme jedoch der Hauptgrund für Ekzeme.

Ekzeme und Asthma. Für die Chinesische Medizin stehen Ekzeme und Asthma in direkter Verbindung, denn die Haut gilt als »dritte Lunge«. Bei Kindern mit schwachen Lungen kann sich ein Ekzem leicht in Asthma verwandeln. Körperlich gesehen, werden dabei Gifte statt nach außen nach innen in die Lungen gedrängt. In emotionaler Hinsicht sind es dieselben unterdrückten Gefühle, die auch das Ekzem verursacht haben.

Symptome und Typen

Ekzeme zeigen drei typische Erscheinungsformen: nässend, trocken und juckend. Alle sind auf »Leberstauungen« zurückzuführen, die Ausprägung hängt von der Konstitution des einzelnen Kindes ab.

Gewöhnlich zeigen sich Ekzeme hinter den Ohren, in den Arm- und Kniebeugen, aber auch an anderen Stellen. Zum ersten Mal entwickeln sich Ekzeme meist zwischen dem dritten und dem sechsten Lebensmonat des Babys – zu der Zeit, da das Verdauungssystem des Kindes auf Hochtouren laufen muß.

Nässende Ekzeme. Die betroffenen Hautpartien nässen, wenn sie aufgekratzt werden. In schweren Fällen zeigen sich richtige Flüssigkeitsblasen unter der Haut, denn die Störung des Verdauungssystems verursacht Wasseransammlungen im Gewebe. Weitere Symptome: Durchfall oder sehr weiche Stühle.

Trockene Ekzeme. Die Haut ist trocken und schuppt beim Kratzen. Darunter zeigen sich Rötungen und manchmal kleine Blutungen. Die Chinesische Medizin nimmt an, daß zuviel Schleim unter der Haut die Ursache ist, weil die Verdauungsstörungen zähen Schleim in das Gewebe einlagern. Oft folgen die Verdauungsprobleme dem »Echomuster« (Seite 25).

Juckende Ekzeme. Gewöhnlich ist die Haut

gerötet und juckt stark – das Kind möchte kratzen, bis die Haut blutet. Für die Chinesische Medizin sind Gifte und andere Schlacken unter der Haut die Ursache. Oft leidet das Kind gleichzeitig an Verstopfung.

Ernährung

Das wichtigste ist, daß das Kind seine Nahrung verträgt. Ist die Verdauung wieder in Ordnung, dann wird auch das Ekzem verschwinden.

Gestillte Babys. Das Baby regelmäßig stillen, pro Mahlzeit sollte es nicht zuviel trinken. Hat es einen sehr großen Appetit, müssen Sie es vielleicht sogar mit sanfter Gewalt daran hindern, das es sich selbst »überfüttert«. Mit den Mitteln für »innere Hitze« und »heißes« Erbrechen können Sie den Appetit zügeln (Seite 143).

Das Kind nach dem Stillen nicht sofort zum Schlafen hinlegen, sondern eine Weile herumtragen, bis es sein »Bäuerchen« gemacht hat. Stillende Mütter sollten auf alle Lebensmittel verzichten, die die Ursache für das Ekzem ihres Babys sein könnten, wie Käse, Kuhmilch, geröstete Erdnüsse, rotes Fleisch, fette, schwere und stark gewürzte Speisen.

Flaschenkinder. Die meisten Kinder mit Ekzemen können Kuhmilch nur schwer verdauen. Eine halbe Zwiebel in der Milch fünfzehn Minuten lang auf schwacher Flamme mitgekocht (gesimmert), macht Kuhmilch verträglicher. Oder Ziegen- oder Sojamilch ausprobieren. Bei Sojamilch sollten Sie die speziell für Babys zubereiteten Milchpulverprodukte wählen. Regelmäßige Essenszeiten einhalten, das Kind nicht überfüttern.

Gefütterte Babys und Kleinkinder. Trinkt das Kind sehr viel Kuhmilch, auf Ziegen- oder Sojamilch ausweichen. Keinen Käse und keine gerösteten Erdnüsse (einschließlich Erdnußbutter) geben. Auf mögliche Allergien achten, besonders gegen Apfelsinen.

Folgen Sie den Hinweisen zur Ernährung von Kleinkindern auf Seite 31 und vermeiden Sie Garnelen, Krabben und sonstige Schalentiere. Regelmäßige Essenszeiten mit kleinen Portionen, keine Zwischenmahlzeiten, besonders keine Süßigkeiten und Kekse.

Bei älteren Kindern hilft manchmal Leinsamenöl – einen halben Teelöffel täglich unter die Nahrung mischen.

Besonders aufmerksam auf mögliche Unverträglichkeiten und Allergien achten. Es müssen nicht nur bestimmte Lebensmittel wie Eier, Hühnerfleisch, Honig und schleimbildende Lebensmittel sein (Seite 36), auch künstliche Farb-, Aroma- und Konservierungsstoffe können das Ekzem verursacht haben. Lassen Sie das verdächtige Lebensmittel für eine Woche weg und geben Sie eine Reis-Karotten-Diät. War der Verdacht richtig, müßte das Ekzem langsam aber sicher verschwinden.

Allgemeine Hinweise zur Behandlung

Verwenden Sie keine Kortison-haltigen Salben, es sei denn, das Ekzem ist sehr schwer. Kortison behandelt zwar die Symptome sehr wirksam, macht die Haut aber sehr empfindlich und drückt die Gifte zurück in den Körper. Die Folge können Lungenbeschwerden und eine erhöhte Asthma-Anfälligkeit sein. Und lassen Sie sich durch das Auftreten eines Ekzems nicht zu sehr irritieren. Es mag zwar unansehnlich sein, doch ist es nur sehr selten wirklich eine Gefahr für die Gesundheit des Kindes.

Wichtig: Reste von Waschmitteln, vor allem von Waschpulver und Weichspülern in Windeln und Kleidung des Kindes können ebenfalls die Haut reizen.

Genesung. Gewöhnlich verschlimmert sich das Ekzem zu Beginn der Behandlung. Lassen

Sie sich dadurch nicht entmutigen, denn jede Veränderung aufgrund einer Therapie erhöht die Chance für eine Besserung. Babys sind in den ersten Tagen nach Behandlungsbeginn oft unruhig und gereizt, bekommen Blähungen und einige übelriechende Stühle, weil die Gifte ausgeschieden werden. Als erstes sollte sich die Stimmung des Kindes merklich ändern: Aufgeregte, laute Kinder werden plötzlich ruhig und ausgeglichen, ruhige, anhängliche Kinder werden selbständiger und aktiver. Es dauert eine Weile, bis beide Typen ihr neues seelisches Gleichgewicht gefunden haben.

Sollten sich nach einer Woche keinerlei Veränderungen ergeben haben, überprüfen Sie die Wahl des Mittels. Überprüfen Sie auch noch einmal die Ernährung. Wenn nichts hilft, einen Arzt für Naturheilkunde fragen.

HEILMITTEL FÜR EKZEME UND GNEIS

Ekzeme sind stets mit Verdauungsproblemen verbunden. Erst wenn die Ernährung (Seite 175) wirklich stimmt, können auch andere Mittel helfen.

Heilkräuter und Heilpflanzen

Dosierung und Gegenanzeigen siehe Seite 40.

☐ Hauptmittel aus Tinkturen: 3 Teile Große Klette *(Arctium lappa)*, 3 Teile Butternuß *(Juglans cinerea)* und 1 Teil Virginischer Ehrenpreis *(Leptandra virginica)*. 20 Tropfen der Mischung 3mal täglich mit Wasser verdünnt. Kinder unter 3 Jahren erhalten die Hälfte, Kinder unter 1 Jahr ein Viertel der Dosis.

☐ Weitere Mittel: Kleine Brennessel *(Urtica urens)*, Stechweide *(Sarsaparilla*, früher: *Smilax papyracea officinalis)*, Löwenzahn *(Taraxacum vulgare)* oder Krausblättriger Ampfer *(Rumex crispus)*.

Bach-Blüten

Allgemeine Hinweise siehe Seite 66.

Bach-Blüten helfen allen Babys und Kindern. Es gibt kein spezielles Mittel für Ekzeme, wählen Sie anhand des aktuellen Gemütszustandes des Kindes.

Äußerliche Anwendungen

Die folgenden Mittel zum Auftragen auf die befallenen Hautpartien sind in Apotheken und Reformhäusern erhältlich. Folgen Sie der Pakkungsbeilage.

☐ Trockene Haut: normale Feuchtigkeitscremes.

☐ Trockene Haut, zur Linderung von Hitze und brennenden Schmerzen: Ringelblumen-Salbe *(Calendula officinalis)*.

☐ Juckreiz: Brennessel-Salbe oder -Lotion.

☐ Heiße, brennende Haut: Wegerich-Salbe *(Plantago major* oder *lanceolata)*.

☐ Schmerzen und Jucken: Notfallsalbe (Rescue) aus dem Bach-Blütensortiment.

☐ Gneis: Olivenöl in die Kopfhaut einmassieren, über Nacht einwirken lassen und am nächsten Morgen auswaschen.

☐ Badezusätze: 1 Teelöffel »Baby-Öl« oder 1 Tasse Kamillentee *(Anthemis nobilis/Chamomilla matricaria)* pro Bad lindern den Juckreiz; 2–3 Tropfen des Bach-Blütenmittels »Rescue« pro Bad beruhigen Schmerzen und Juckreiz.

Beulen sind runde, erhobene und infizierte Stellen der Haut, die am Anfang einen Durchmesser von etwa fünf Millimetern haben. In leichten Fällen werden sie nur wenig größer, in schweren Fällen können sie dagegen bis zu einem Durchmesser von fünf Zentimetern anschwellen.

Zu Beginn zeigt sich eine Beule eher als ein kleiner Pickel, der mit der Zeit jedoch anschwillt, schmerzt, leuchtendrot oder dunkelrot wird und schließlich einen weißen oder gelblichen Punkt in der Mitte bekommt. Sobald sich dieser »Kopf« zeigt, ist meist der Wendepunkt erreicht: Wird die Beule geöffnet (Verfahren Seite 178), kann der Eiter abfließen, die Heilung beginnt.

WANN ANTIBIOTIKA?

Schulmediziner verschreiben oft Antibiotika, mit zunächst beeindruckendem Erfolg: Innerhalb ein, zwei Tage verschwinden die Eiterbeulen. Doch auf lange Sicht ist eine Antibiotika-Therapie nicht die beste, denn sie löst nicht das zugrundeliegende Problem. Ausnahmen: Die Gesundheit des Kindes ist ernsthaft bedroht.

Ursachen und Auslöser

Die meisten Beulen werden durch eine Infektion mit Staphylokokken-Bakterien verursacht. Diese Infektion beschränkt sich nur auf die Stelle, wo schließlich die Eiterbeule erscheint. Die Beule ist das Ergebnis des körperlichen Abwehrkampfs gegen die Infektion: Die weißen Blutkörperchen töten die Erreger ab, wobei auch viele Leukozyten auf der Strecke bleiben. Beide werden als Eiter ausgeschieden.

Nach Ansicht der Natürlichen Medizin können Beulen nur dann entstehen, wenn das körperliche Gleichgewicht gestört ist, so daß sich eindringende Erreger vermehren können. Oft sind Störungen des Fett-Stoffwechsels die Ursache, die Haut des Kindes erscheint fettig und schmierig. Deshalb wird dieses Muster oft auch »unreines Blut« genannt.

Körperliche Ursachen. Beulen entstehen dann, wenn der Körper mehr reichhaltige Nahrung bekommt, als er wirklich verdauen und umwandeln kann. Hat ein Kind viel Bewegung, wird ihm eine reichhaltige Ernährung nicht schaden. Hält es sich aber eher in der Wohnung auf und ist eher passiv, dann verwandelt sich das Zuviel an Eiweiß und Fett in Eiterbeulen. Deshalb: Keine Erdnüsse, Eier, Hühnerfleisch und rotes Fleisch, statt dessen viel frisches Gemüse. Verweigert das Kind frisches Obst und Gemüse, geben Sie ihm Vitamin-Tabletten (aber nicht zu viele, Dosis genau einhalten, vorher mit dem Arzt absprechen).

Geistige und emotionale Ursachen. Starke geistige Anstrengung ohne Ausgleich durch körperliche Bewegung und zuwenig Schlaf können ebenfalls die Bildung von Beulen begünstigen. Schläft ein Kind zu wenig (Seite 20), reagiert es meist gereizt und ärgerlich – Gefühle, die typischerweise mit Beulen in Zusammenhang stehen.

Allgemeine Hinweise zur Behandlung

Achten Sie darauf, daß das Kind viel Bewegung an der frischen Luft hat, sich genügend ausruht und sich geistig nicht überanstrengt. Und geben Sie angepaßte Nahrung (siehe oben).

Genesung. Die empfohlenen Heilmittel sollten nicht nur die Beulen beseitigen, sondern auch die Gemütsverfassung des Kindes zum Positiven verändern helfen und es befähigen, Probleme leichter zu lösen. Das kann unter Umständen mehrere Tage bis Wochen dauern. Kommen die Beulen immer wieder, so haben Sie vermutlich den Grund des Übels noch nicht herausgefunden. Wenden Sie sich am besten an einen Arzt für Naturheilkunde, damit er das Kind körperlich untersucht und sich auch ein Bild über seine Persönlichkeit und die Lebensgewohnheiten Ihrer Familie machen kann. In sehr seltenen Fällen sind wiederkehrende Eiterbeulen das Ergebnis einer Störung des Stoffwechsels, etwa Diabetes. Bei einem entsprechenden Verdacht sollten Sie umgehend schulmedizinischen Rat suchen.

HEILMITTEL FÜR EITERBEULEN

Äußerliche Anwendungen

☐ Umschläge mit essigsaurer Tonerde sind hier bekanntlich sehr wirksam. Alternativen: Umschläge aus Eibisch-Blättern *(Althea officinalis)*, Beinwell *(Symphytum officinalis)* oder Blättern und Wurzeln von Großer Klette *(Arctium lappa)*.

Essigsaure Tonerde ist in Apotheken bereits in gebrauchsfertiger Form erhältlich, die getrockneten Heilpflanzen müssen Sie selbst in warmem Wasser einlegen und zerkleinern. Die Flüssigkeit auf ein Stückchen Gaze geben und auf die Beule legen. Die Umschläge lindern die Schmerzen und »ziehen« den Eiter heraus.

Umschläge 2- bis 3mal täglich wechseln – bei starker Eiterbildung öfter – bis die Schmerzen verschwinden und die Beule abgeheilt ist.

Heilkräuter und Heilpflanzen

Allgemeine Angaben zu Dosis und Gegenanzeigen siehe Seite 40.

Folgende Mittel als Tee, verdünnte Tinkturen oder Tabletten in Standard-Dosis 2mal täglich einnehmen. Kinder unter 3 Jahren erhalten die Hälfte der Dosis.

☐ Anzeichen für Schleimbildung und gelber Zungenbelag: Roter Sonnenhut *(Echinacea purpurea)*.

☐ Wäßriger Nasenschleim oder lockerer Stuhl: zusätzlich Blutwurz *(Tormentilla potentilla)*.

☐ Verstopfung, Kind ist lethargisch und gereizt: zusätzlich Süßholz *(Glycyrrhiza glabra)*.

☐ Alant *(Inula helenium)* hat sich ebenfalls als wirksames Mittel erwiesen.

Homöopathie

Allgemeine Angaben zu Dosis und Gegenanzeigen siehe Seite 54.

Jedes Mittel in Standard-Dosis 3mal täglich.

☐ Anfangsstadium, Rötungen, Schwellungen der Haut, Juckreiz, geschwollene Drüsen: Rhus toxicodendron.

☐ Beule färbt sich rot und bildet einen »Kopf«, besonders bei »heißen«, allgemein gereizten, schlechtgelaunten und selbstsüchtigen Kindern: Sulfur.

☐ Beule rot, brennende stechende Schmerzen auch in der Umgebung der Beule: Tarantula cubensis.

Mineralstoffe

Allgemeine Hinweise siehe Seite 64.

☐ Nat. sulf. 3mal täglich.

Öffnen der Beule

Wenn sich der weiße oder gelbliche Kopf der Beule formt, sind die Schmerzen meist am stärksten, weil der Eiter unter der Hautoberfläche drückt. Durch Einstechen oder Öffnen der Beule kann der Eiter abfließen, die Schmerzen verschwinden. Kleine Beulen kann man ohne Gefahr zu Hause öffnen, größere muß der Arzt behandeln.

Eine feine, spitze Nadel (Nähnadel) über einer offenen Flamme (Streichholz, Feuerzeug) sterilisieren. Mit der abgekühlten Nadel vorsichtig die Beule anstechen. Nach ein paar Minuten den Eiter mit einem sterilen Gazestück abnehmen (nicht mit Gewalt herumdrücken) und die Wunde mit einem zweiten sterilen Gazestück abdecken.

Schnitte, Hautabschürfungen, Kratzer, Bisse und Stiche

Kleine Schnittverletzungen und Hautabschürfungen lassen sich gut zu Hause behandeln, bei größeren sollten Sie unverzüglich ärztliche Hilfe (eventuell Krankenhaus) suchen. Die Schulmedizin ist am besten zur Behandlung solch schwerer Verletzungen geeignet. Als Ergänzung sind aber auch natürliche Heilmittel hilfreich, sie können die Schmerzen lindern, die Narbenbildung abmildern und den Heilungsprozeß beschleunigen. Infiziert sich eine Wunde oder ein Stich, zeigt sich gelber oder grüner Eiter verbunden mit stärkeren Schmerzen, greift die Schulmedizin meist zu Antibiotika. Folgende natürliche Mittel können eine Alternative sein:

NATÜRLICHE HEILMITTEL FÜR NOTFÄLLE

Salben	**Wirkungen/Indikationen**
Ringelblumen-Salbe *(Calendula officinalis)*	Antiseptisch, kühlend, sicheres Mittel für Wunden und Verbrennungen 1. Grades.
Grüne Salbe (siehe Seite 184)	Antiseptisch, kühlend, fördert den Heilungsprozeß, entgiftend, antirheumatisch, sicheres Mittel für Wunden, Verbrennungen 1. Grades, Quetschungen, Insektenstiche, Verstauchungen.
Johanniskraut-Salbe *(Hypericum perforatum)*	Lindert Schmerzen, besonders wirksam bei Verletzungen der Oberflächennerven (eingeklemmte Finger, Schnittverletzungen der Fingerkuppen).
Salbei-Salbe *(Salvia officinalis)*	Antiseptisch, fördert Schorfbildung und Heilungsprozeß.
Tinkturen	
Arnika-Tinktur *(Arnica montana)*	Für die äußerliche Behandlung von Schwellungen.
Homöopathie	
Arnica	Zur innerlichen Anwendung bei Quetschungen und Schwellungen.
Ledum	Zur innerlichen Anwendung bei Schmerzen nach Stichverletzungen.
Staphisagria	Lindert Schmerzen bei ausgefaserten Fleischwunden.
Hypericum	Lindert Schmerzen bei Hautabschürfungen, fördert den Heilungsprozeß.
Ferr. phos.	Zur Kräftigung nach starken Blut- oder Flüssigkeitsverlusten.

HEILMITTEL FÜR SCHNITTE UND HAUTABSCHÜRFUNGEN

☐ Zum Stillen starker Blutungen: Sauberes Tuch auf die Wunde pressen.
☐ Die Wunde reinigen, Splitter, Schmutz u. ä. restlos entfernen, antiseptische Wundsalbe wie Ringelblumen-Salbe auftragen oder die Wunde mit antiseptischem Wasser auswaschen.
☐ Bei starken Schmerzen wie bei Hautabschürfungen Johanniskraut-Salbe auftragen.
☐ Bei starken Blutungen oder tiefen Schnitten: Salbei-Pulver *(Salvia officinalis)* in die Wunde streuen. Das Mittel stoppt die Blutung und fördert die Schorfbildung.
☐ Täglich den Heilungsprozeß genau überprüfen und das Pflaster oder den sterilen Verband wechseln.
☐ Zur Linderung des Schocks und zur Unterstützung der Heilung: Mittel aus Arnika oder Notfalltropfen (Rescue) aus dem Bach-Blütensortiment.
☐ Bei Stichverletzungen (Nadeln etc.): Ledum aus der Homöopathie zur innerlichen Anwendung.

Infizierte (septische) Wunden

☐ Roter Sonnenhut *(Echinacea purpurea)*, 3mal täglich 3 Tabletten (50 mg) oder als Tee zur Reduzierung der Eiterbildung. Babys erhalten die Hälfte der Dosis.
☐ Alternative: Das homöopathische Mittel Hepar sulfuricum, Standard-Dosis 3mal täglich.
☐ Umschläge aus Knoblauchpaste (Seite 101) zur Beschleunigung des Prozesses. Zudem ist Knoblauch ein natürliches Antibiotikum. Die Paste dünn auftragen, 20–30 Minuten einwirken lassen (nicht länger, weil das Knoblauchöl die Haut verbrennen kann), 3mal täglich.
☐ Alternative: Umschläge aus Papaya-Frucht. Paste aus dem Fruchtfleisch herstellen, dünn auftragen und 2–3 Stunden einwirken lassen.

HEILMITTEL FÜR INSEKTENBISSE UND -STICHE

Schmerzen durch Insektenbisse und -stiche werden deutlich gelindert und erträglicher, wenn schnell ein »Gegengift« auf die Wunde gegeben wird. Anschließend »Grüne Salbe« (Seite 184) oder eine ähnliche Salbe auftragen.

Gegengifte und Salben

☐ Bienenstiche sind »sauer« und lassen sich durch »basische« Mittel wie Natriumbikarbonat neutralisieren.
☐ Wespenstiche sind »basisch« und werden durch »saure« Mittel wie Weinessig oder Zitronensaft neutralisiert. (Merkhilfe: Bienenstich = Bikarbonat, Wespenstich = Weinessig).
☐ »Grüne Salbe« verhindert Hautreizungen und Juckreiz nach Insektenbissen, besonders von (Pferde-)Bremsen und Moskitos.

Homöopathie

Allgemeine Angaben zu Dosis und Gegenanzeigen siehe Seite 54.

Die Mittel nach den Reaktionen des Kindes auswählen, wenn verfügbar D 30-Potenzen geben, 3mal täglich.
☐ Verletzte Hautstelle wird kalt und taub oder sehr berührungsempfindlich: Ledum D 30.
☐ Schmerzen strahlen aus: Vom Fuß auf das Bein, von der Hand auf den Arm usw.: Hypericum D 30.
☐ Stechende Schmerzen und rasche Schwellung: Apis mellifica D 30.
☐ Stich oder Biß färbt sich rot und wird brennend heiß: Cantharis D 30.
☐ Stich oder Biß färbt sich bläulich und wird brennend heiß: Tarantula cubensis D 30.

Quetschungen, Verstauchungen und Knochenbrüche

Natürliche Heilmittel lindern vor allem die Begleitbeschwerden wie Schmerzen und fördern den Heilungsprozeß. Leichte Verletzungen können Sie zu Hause behandeln, bei schweren sollten Sie jedoch unverzüglich ärztliche Hilfe holen: Die natürlichen Heilmittel dann zunächst nur als Erste Hilfe und später zur Unterstützung des Heilungsprozesses geben.

Kopfverletzungen immer als Quetschung behandeln, um eine mögliche Gehirnerschütterung abzumildern, auch wenn keine sichtbaren Anzeichen für Quetschungen vorliegen. Zunächst aber das Kind sofort zum Arzt bringen, um die Diagnose abzuklären.

HEILMITTEL FÜR QUETSCHUNGEN, VERSTAUCHUNGEN UND KNOCHENBRÜCHE

Quetschungen

☐ Äußerliche Anwendung: »Grüne Salbe« auftragen oder Arnika-Tinktur auf die verletzte Stelle geben (Achtung: Niemals in offene Wunden!).
☐ Zur Einnahme: Homöopathisches Mittel Arnica.

Diese Mittel lindern Schmerzen und Schwellungen. Sie bringen außerdem tiefe Quetschungen an die Oberfläche und beschleunigen so die Heilung.

Verstauchungen

☐ Gleichzeitige Quetschungen wie oben behandeln.
☐ Schwellungen um die verstauchte Stelle: Äußerliche Anwendung von »Grüner Salbe« oder Arnika-Tinktur (Achtung: Niemals in offene Wunden geben).

Allgemeine Angaben zu Dosis und Gegenanzeigen für die folgenden homöopathischen Mittel siehe Seite 54.
☐ Rhus toxicodendron: Zunächst 6 Stunden lang stündlich, dann 3mal täglich, 2 Wochen lang.
☐ Verletztes Gelenk schwillt an und schmerzt stark, schon bei der leichtesten Bewegung: Bryonia D 30, 3mal täglich, bis die Schwellung abklingt.
☐ Verstauchung direkt neben einem Knochen: Ruta 3mal täglich 3 Wochen lang.
☐ Keine Besserung der Beschwerden: Hypericum, 3mal täglich 2 Wochen lang.
☐ Langanhaltende Beschwerden, ständige Schmerzen, Kind fühlt sich unwohl: Arzt aufsuchen!

Knochenbrüche

Knochenbrüche müssen sofort von einem Arzt versorgt werden!
☐ Bis der Arzt eintrifft oder Sie mit Ihrem Kind die Klinik erreichen: Das homöopathische Mittel Arnica oder die Bach-Blüten »Notfalltropfen« geben, um Schmerzen und Schwellungen zu lindern.
☐ Nach der konservativen Behandlung des Bruchs (Gipsverband o. ä.) zur Unterstützung des Heilungsprozesses: Beinwell-Tee *(Symphytum officinalis)*. 1 gehäufter Teelöffel getrockneter Blätter auf ¼ Wasser, 3mal täglich.
☐ Alternative: Calcium phosphoricum und Ruta aus der Homöopathie.

Andere Therapien

☐ Verstauchungen: Akupunktur ist besonders wirksam.
☐ Schwerheilende Knochenbrüche: Akupunktur und Geistiges Heilen.

Vorsicht

Manchmal verursachen Brüche kleinerer Knochen (in der Hand oder im Fuß) fast oder gar keine Beschwerden. Bringen Sie das Kind trotzdem zum Arzt. Auch wenn die Brüche ungerichtet ohne Schmerzen heilen, heißt das nicht, daß sie richtig zusammenwachsen. Schmerzen und andere Beschwerden in späteren Jahren können die Folge sein. Deshalb: In Zweifelsfällen immer zum Arzt!

Verbrennungen und Verbrühungen (einschließlich Sonnenbrand)

Verbrennungen werden durch trockene Hitze wie Feuer, Elektrizität und Chemikalien verursacht, Verbrühungen durch feuchte Hitze, wie kochende Flüssigkeiten oder Dampf.

Bei Verbrennungen 1. Grades werden nur die oberen Hautschichten verletzt, die verbrannte Stelle rötet sich, wird warm und berührungsempfindlich – manchmal entwickeln sich Blasen. Obwohl sie am Anfang sehr schmerzen, sind Verbrennungen 1. Grades nur selten gefährlich, es sei denn, mehr als fünf Prozent der Körperoberfläche sind verletzt (fünf Prozent entsprechen bei Säuglingen und Kleinkindern etwa 25 Prozent des Kopfes oder einem Unterarm). In diesen Fällen wie auch bei allen Verbrennungen 2. und 3. Grades unverzüglich ärztliche Hilfe suchen (Rettungswagen/Klinik). Bei Verbrennungen 2. Grades werden tiefere Hautschichten verletzt, es treten stets Blasen auf. Verbrennungen 3. Grades zerstören alle Hautschichten, rohes Gewebe wird sichtbar.

Beim Sonnenbrand (siehe Kasten) handelt es sich ebenfalls um Verbrennungen 1. Grades, zu denen noch Fieber und Schwellungen

ERSTE HILFE/HEILMITTEL FÜR VERBRENNUNGEN/VERBRÜHUNGEN

Sofortmaßnahmen

☐ Bei Verbrennungen/Verbrühungen 1. Grades: Sofort die verletzten Körperteile in kaltes Wasser tauchen, kaltes Wasser darüber laufen lassen oder eine Eispackung für zehn Minuten auflegen. Dadurch kann man Hitze und Schmerzen lindern und verhindern, daß die Verletzungen in tiefere Hautschichten vordringen.

☐ Kleidung: Mit zersetzenden Chemikalien getränkte Kleidung sofort entfernen, bei Verbrennungen/Verbrühungen 1. Grades das Kind *nicht* ausziehen, sondern sofort kaltes Wasser über die verbrühten Stellen laufen lassen. Geschmolzene, aber nicht verbrannte Kleidung vorsichtig ablösen. Verbrannte Kleidung *nicht* entfernen, da sie den Körper gegen Flüssigkeitsverlust und Infektionen schützt.

☐ Armbänder, Ketten, Ringe, Uhren u. ä. entfernen, falls sich Schwellungen entwickeln sollten.

☐ Brandblasen nicht öffnen, um Infektionen zu vermeiden.

☐ Verbrannte Stellen mit einem sterilen Tuch oder einem sauberen Tuch (Bettlaken) abdecken.

☐ Bei Verbrennungen/Verbrühungen 2. und 3. Grades sofort ärztliche Hilfe rufen (Notarztwagen). *Die verletzten Körperteile nicht in kaltes Wasser tauchen.* Bis der Arzt eintrifft: Schockbehandlung mit den Bach-Blüten-Notfalltropfen (Rescue). Ist das Kind bei Bewußtsein: Viel Flüssigkeit (Tee, Wasser, Saft) zum Trinken geben.

Heilkräuter und Heilpflanzen

Dosierung und Gegenanzeigen siehe Seite 40.

☐ Ist die Haut unzerstört: Aloe-vera-Gel oder eine andere natürliche Brandsalbe (»Grüne Salbe«, Weleda-Brandsalbe) auftragen.

☐ Bei Wunden: Ringelblumen-Salbe *(Calendula officinalis)*, am besten aus der Tube, nicht aus dem Tiegel, um eine Kreuzinfektion zu vermeiden. Ringelblumen wirken kühlend und antiseptisch.

Homöopathie

Dosierung und Gegenanzeigen siehe Seite 54.

☐ Brennende Schmerzen, Entzündungen und Blasenbildung: Cantharis D 3 oder D 6 stündlich.

☐ Stärkere Verbrennungen, zerstörte Haut, Blasenbildung, starke Schmerzen: Kali bichromicum D 3 oder D 6 alle 2 Stunden.

☐ Nässende und eiternde Brandwunden: Hepar sulfuris D 6 alle 4 Stunden.

SONNENBRAND

Folgende natürlichen Heilmittel helfen bei Sonnenbrand:
□ Zur Schmerzlinderung: Ringelblumen- und Johanniskraut-Salbe,
□ eine halbierte Tomate auf die verletzte Stelle,
□ das homöopathische Mittel Causticum D 6 einnehmen.
□ Zur Linderung von Fieber und Schwellungen: Apis mellifica D 6.

hinzukommen. Hier können natürliche Heilmittel wirksam helfen. Vorbeugung ist allerdings das beste Mittel: Das Kind langsam an die Sonne gewöhnen, immer einen Sonnenschutz verwenden und das Kind um die Mittagszeit stets im Schatten spielen lassen.

Operationen

Wenn Ihr Kind operiert werden muß, können natürliche Heilmittel vor und nach dem Eingriff die Genesung unterstützen und das körperliche wie seelische Operationstrauma lösen helfen.

Homöopathische Mittel sind in diesen Fällen besonders geeignet. Aber auch andere Verfahren wie etwa die Akupunktur können gute Dienste leisten. Die Hauptsache ist, daß die Energie in den Teil des Körpers gelenkt wird, der operiert werden soll, so daß er den Eingriff besser übersteht und der Heilungsprozeß beschleunigt wird. Die Chinesen haben übrigens festgestellt, daß Akupunktur nach der Operation die Genesungsphase halbiert und auch die Komplikationsrate mindert.

Schwere Geburt, Frühgeburt

Wenn Ihr Kind vor dem Termin geboren wurde oder sie beide eine schwere Geburt erlebten, dann kann es sein, daß Sie und Ihr Kind unter einer Art Schock stehen. Sobald die akute, mitunter lebensgefährliche Situation überstanden ist, sollten Sie einen Arzt für Naturheilkunde um Rat bitten – für sich selbst und für Ihr Kind. Homöopathie, Akupunktur und Bachblüten können in diesen Fällen helfen.

HEILMITTEL VOR UND NACH OPERATIONEN ODER NACH SCHWERER GEBURT

Homöopathie

Allgemeine Angaben zu Dosis und Gegenanzeigen siehe Seite 54.
□ Vor der Operation: Arnica, 3mal täglich, die letzten 2 Tage vor dem Eingriff.
□ Nach der Operation: Arnica alle 2 Stunden in den ersten 12 Stunden, danach 3mal täglich 2 Wochen lang.
□ Während der Behandlung mit Arnica ist eine Infektion der Wunde unwahrscheinlich. Falls doch: Hypericum.
□ Nach schwerer Geburt oder Frühgeburt: Arnica, 3mal täglich für Mutter und Kind als einfaches Erste-Hilfe-Mittel.

Bach-Blüten

Allgemeine Hinweise siehe Seite 66.
□ Die Notfalltropfen (Rescue-Tropfen) lindern das Operations- oder Geburtstrauma, 3mal täglich 1 Woche lang.
□ Auch die übrigen Bach-Blüten können bei emotionalen und mentalen Problemen helfen. Vergleichen Sie die Indikationen für jedes einzelne Mittel auf Seite 67 bis 71.

ANHANG – DIE NATÜRLICHE HAUSAPOTHEKE

Die meisten Haushalte besitzen eine »Hausapotheke«, in der sie Tabletten, Pillen, Salben, Pflaster und anderes aufbewahren. Wenn Sie sich für die Natürliche Medizin interessieren, sollten Sie sich eine Grundausstattung an natürlichen Heilmitteln zulegen.

Wie bereits erwähnt, entscheiden sich die meisten Menschen intuitiv für das für sie am besten geeignete natürliche Heilverfahren, etwa Heilkräuter oder Homöopathie. Die Grundausstattung der natürlichen Hausapotheke ist eine gute Ausgangsbasis, um den Umgang mit den Heilmitteln und ihren Wirkungen kennenzulernen. Und wenn Sie genügend Erfahrungen gesammelt haben, können Sie die Hausapotheke nach Ihren Vorstellungen erweitern.

Bringen Sie die Hausapotheke an einem leicht und bequem erreichbaren (aber nicht für Kinder) Platz an, so daß Sie mitten in der Nacht nicht erst große Suchaktionen starten müssen.

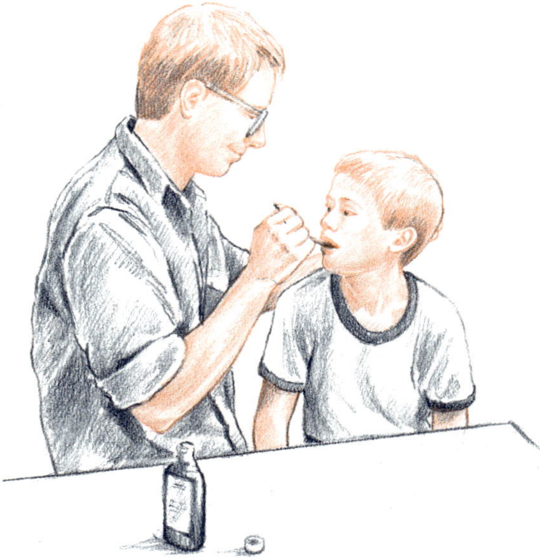

Kranke Kinder reagieren empfindlich auf Stimmungen: Deswegen wirken Medikamente immer besser, wenn sie in einer vertrauensvollen Atmosphäre verabreicht werden.

DIE GRÜNE SALBE

Dieses traditionelle Heilmittel wird auf der Grundlage von »Grünem« oder Holunderblätter-Öl *(Sambucus nigra)* hergestellt.

Etwa 150 bis 200 Gramm frisch gepflückter Holunderblätter so fest wie möglich in ein sauberes Einmachglas pressen. 500 ml reines Olivenöl hinzufügen, die Blätter müssen bedeckt sein, es darf keine Luft mehr im Glas sein. Den Deckel fest schließen und das Glas vier Wochen stehen lassen. Dann das Öl aus den Blättern pressen, entweder durch eine Mullwindel, ein spezielles Nylontuch oder eine Fruchtpresse. Die beiden letzten Hilfsmittel sind in Haushaltsgeschäften erhältlich und sehr nützlich bei der Herstellung von Tinkturen und Sirup.

Das Johanniskraut-Öl (Blätter und Blüten) gleichzeitig und nach demselben Rezept wie das Holunderblätter-Öl herstellen.

Zur Herstellung der »Grünen Salbe« brauchen Sie:

- ☐ 25 ml Holunderblätter-Öl
- ☐ 25 ml Johanniskraut-Blütenöl
- ☐ 8 Gramm Bienenwachs
- ☐ 20 Tropfen Eukalyptus-Öl
- ☐ 3 Tropfen Wintergrün-Öl *(Gaultheria procumbens)*

Die letzten drei Zutaten sind in gut sortierten Apotheken erhältlich.

Das Holunderblätter-Öl, das Johanniskraut-Blütenöl und das Bienenwachs in ein hitzebeständiges Glasgefäß (niemals ein Metallgefäß verwenden!) geben, das Glas in ein heißes Wasserbad stellen und solange rühren, bis das Bienenwachs geschmolzen ist. Dann das Eukalyptus-Öl und das Wintergrün-Öl hinzufügen, umrühren, die Mischung sofort abseihen und bedekken, damit sich die ätherischen Öle nicht verflüchtigen. Die Salbe abkühlen lassen und an einem kühlen dunklen Ort aufbewahren.

DIE GRUNDAUSSTATTUNG DER NATÜRLICHEN HAUSAPOTHEKE

Pflanzen und Kräuter

☐ Getrockneter gemahlener Salbei *(Salvia officinalis)* für Wunden.
☐ Arnika-Muttertinktur *(Arnica montana)*.
☐ Grüne Salbe.
☐ Brandsalbe.

Homöopathische Mittel

☐ Arsenicum album, Arnica und Rhus toxicodendron, jeweils D 6.
☐ Chamomilla D 3-Granulat für Zahnungsprobleme.

Bach-Blüten

☐ Notfalltropfen (Rescue)

Außerdem

Baumwollwatte, selbstklebendes Pflaster, Pinzette, Schere, sterile Mullbinden u. ä.

ERWEITERUNG

Heilpflanzen und Heilkräuter

Wenn Ihnen die Pflanzenmedizin besonders zusagt, ergänzen Sie die Hausapotheke um folgende Muttertinkturen (in 25-ml-Tropfflaschen):
☐ Gelber Enzian *(Gentiana lutea)*.
☐ Herzgespann *(Leonurus cardiaca)*.
☐ Kanadische Gelbwurzel *(Hydrastis canadensis)*.
☐ Katzenminze *(Nepeta cataria)*.
☐ Lobelie *(Lobelia inflata)*.
☐ Süßholz *(Glycyrrhiza glabra)*.
☐ Virginischer Ehrenpreis *(Leptandra virginica)*.

Sirupzubereitungen (gebrauchsfertig)

☐ Holunderblüten und Pfefferminze.
☐ Weißer Andorn und Anis.
☐ Wildkirsche.
☐ Hustenmixtur zum Beispiel aus Huflattich und Ysop.

Tabletten

☐ Baldrian *(Valeriana officinalis)* für Schlafprobleme.
☐ Roter Sonnenhut *(Echinacea purpurea)* für Ausschläge und Abszesse.

Getrocknete Kräuter (jährlich erneuern)

☐ Fenchelsamen *(Foeniculum vulgare)*.
☐ *Kamillenblüten (Anthemis nobilis/ Chamomilla matricaria)*.
☐ Lindenblüten *(Tilia europaea)*.
☐ Salbeiblätter *(Salvia officinalis)*.

Homöopathische Mittel

Am Anfang die zwölf Mineralstoffe* (siehe Seite 64).

Später sollten Sie sich folgende Mittel zulegen (jeweils D 6):
☐ Aconitum,
☐ Belladonna,
☐ Bryonia,
☐ Calcium carbonicum,
☐ Carbo vegetabilis,
☐ Gelsemium,
☐ Ferrum phosphoricum,
☐ Mercurius solubilis,
☐ Natrium muriaticum,
☐ Nux vomica,
☐ Pulsatilla,
☐ Silicea,
☐ Sulfur.
(Ferr. phos., Nat. mur. und Silicea auch als Mineralstoffe.)

Erweiterung Bach-Blüten

Alle 38 Bach-Blüten.

* In der Bundesrepublik als Mineralstoffe nach Dr. Schüßler oder Schüßler-Salze im Handel. (Anm. d. Übers.)

Weiterführende Literatur

In den vergangenen Jahren ist das allgemeine Interesse an der Natürlichen Medizin und daher auch das Angebot an Büchern zu diesem Themenbereich gewachsen. Etliche Bücher werden ständig ergänzt und erweitert, deshalb sollten Sie stets die neueste Auflage verlangen. Die folgende Liste erhebt keinen Anspruch auf Vollständigkeit, sie ist nur ein kleiner Ausschnitt aus einem großen Angebot. Fragen Sie auch Ihren Arzt nach weiterführender Literatur.

Heilpflanzen und Heilkräuter

Braun, H.: *Heilpflanzenlexikon für Ärzte und Apotheker*, Stuttgart
Heinz, Ulrich Jürgen: *Das Handbuch der modernen Pflanzenheilkunde*, Freiburg im Breisgau
Pahlow, M.: *Das Große Buch der Heilpflanzen*, München
Pistoia, M. / Biànchina, F. / Cobretta F.: *Der große BLV-Heilpflanzenatlas*, München
Steinbachs Naturführer: *Beeren, Wildgemüse, Heilkräuter*, München
Steinbachs Naturführer: *Wildblumen Mitteleuropas*, München

Homöopathie

Boericke: *Homöopathische Mittel und ihre Wirkungen. Materia Medica und Repertorium*, Leer
Deutsche Homöopathie-Union: *Wesen und Anwendung der Biochemie. Therapie mit Mineralstoffen nach Dr. Schüßler*, Karlsruhe
Kent, James T.: *Kent's Arzneimittelbilder. Vorlesungen zur homöopathischen Materia Medica*, Heidelberg
Kent, James T.: *Neue Arzneimittelbilder der Materia Medica Homoeopathica*, Heidelberg
Köhler, Gerhard: *Lehrbuch der Homöopathie*. Band 1 und 2, Stuttgart
Imhäuser, H.: *Homöopathie in der Kinderheilkunde*, Heidelberg

Bach-Blüten-Therapie

Bach, Edward Dr. / Peterson, Jens-Erik R.: *Heile dich selbst mit den Bach-Blüten*, München
Scheffer, Mechthild: *Bach-Blütentherapie. Theorie und Praxis*, München
Scheffer, Mechthild: *Selbsthilfe durch Bach-Blütentherapie*, München
Scheffer, Mechthild: *Erfahrungen mit der Bach-Blütentherapie*, München
Nora Weeks: *Edward Bach – Entdecker der Blütentherapie. Sein Leben, seine Erkenntnisse*, München

Massagen

Lidell, Lucinda / Thomas, Sara / Beresford Cooke, Carola / Porter, Anthony: *Massage. Anleitung zu östlichen und westlichen Techniken*, München

Bezugsquellen

Heilkräuter und Heilpflanzen(zubereitungen) sind in Apotheken und zum Teil auch in Reformhäusern und sonstigen Gesundheitsläden erhältlich. Die Homöopathischen Mittel können nur über Apotheken bezogen werden. Einige Mittel sind in niedriger Potenz verschreibungspflichtig, etwa Aconitum und Belladonna. Auch für die Bach-Blütenmittel verlangen deutsche Apotheken mitunter ein Privatrezept, in Österreich und der Schweiz sind sie dagegen rezeptfrei über die Apotheken zu beziehen. Bisweilen ergibt sich eine kurze Wartezeit, da die Mittel aus England importiert werden müssen.

Arztwahl

Leser aus der Bundesrepublik schauen am

besten im Branchenfernsprechbuch unter den Stichwörtern »Ärzte für Kinderheilkunde«, »Ärzte für Homöopathie« und »Ärzte für Naturheilverfahren« nach. In Österreich und den meisten Kantonen der Schweiz ist die Arztsuche etwas schwieriger, da die dortigen naturheilkundlich oder homöopathisch orientierten Ärzte keine Zusatzbezeichnung führen. Am besten in Apotheken nachfragen.

Adressen für weitere Informationen

Weitere Informationen über die einzelnen Heilverfahren, zur Arztwahl und versicherungstechnischen Fragen erhalten Sie bei folgenden Verbänden:

Naturheilverfahren und Homöopathie

Gesellschaft für Naturheilkunde e. V.
Postfach 40 20 27
8000 München 40
Telefon: 089 – 308 66 26

Zentralverband der Ärzte für Naturheilverfahren
Bismarckstraße 3
7290 Freudenstadt
Telefon: 07441 – 2151

Deutscher Zentralverein Homöopathischer Ärzte e. V.
Linkenheimer Straße 113
7500 Karlsruhe 31
Telefon: 0721 – 38 58 78

Bundesverband Deutscher Ärzte für Naturheilverfahren
Hainstraße 9
8600 Bamberg
Telefon: 0951 – 278 88/89

Gesellschaft der Ärzte für Erfahrungsheilkunde e. V.
Postfach 10 28 40
6900 Heidelberg
Telefon: 06221 – 49974

Bach-Blütentherapie
Weitere Informationen über die Bach-Blütentherapie geben die Dr. Edward Bach Centers.

Bundesrepublik
Dr. Edward Bach Center
German Office
Mechthild Scheffer Hp
Eppendorfer Landstraße 32
2000 Hamburg 20
Telefon: 040 – 46 10 41

Österreich
Arbeitskreis für Bach-Blüten-Therapie
Dr. Edward Bach Center
Austrian Office
Grinziger Allee 15
1190 Wien
Telefon: 0222 – 32 78 36

Schweiz
Dr. Edward Bach Center
Swiss Office
Alte Landstraße 57
8700 Küsnacht
Telefon: 01 – 911 09 11

REGISTER

Die wichtigsten Stellen für jedes wesentliche Stichwort sind durch **fette** Ziffern gekennzeichnet. *Kursive* Ziffern weisen auf Illustrationen hin.

Danksagung

Der Autor möchte sich bedanken: bei den Ärzten des Nanjing College of Traditional Chinese Medicine, die ihn unterrichteten; bei Chow Kwan Yun für ihren wertvollen Rat und viele neue Einblicke in die Homöopathie; und bei Nichola Guest für vielfache Hilfe.

Der Verlag möchte sich bedanken bei: Jo und Francis Lofthouse, Sam und Joshua Nall, Allan und Martin Parker, Lucilla Scott, Anna Zalewska und Hazel Beecher, die geduldig für die Illustrationen Modell gestanden haben; bei Michele Staple, Libby Hoseason, Rosanne Hooper und Philippa Underwood für redaktionelle Unterstützung; Jane Parker für das Register.

Fotonachweis

Seite 2, 3 Susan Griggs; Seite 9, 39, 122 Anthea Sieveking/Network; Seite 13 Ian West/Bubbles; Seite 19 Michael Boys/Susan Griggs Agency; Seite 30 Camilla Jessel; Seite 81 Loisjoy Thurston/Bubbles; Seite 122 Bubbles; Seite 132, 160 Sandra Lousada/ Susan Griggs Agency; Seite 134 Shona Woods.

Umrechnung der Maßangaben

Ein Tropfen = 0,04 ml (Seite 42)
Ein Kaffeetasse = 250 ml (Seite 40)
Ein Eßlöffel = 15 ml
Ein Teelöffel = 5 ml (Seite 40)
Ein Weinglas = 100 ml (Seite 41)